Fach-
buch
Klett-Cotta

Bindungspsychotherapie – Bindungsbasierte Beratung und Psychotherapie,
eine Reihe in zehn Bänden von Karl Heinz Brisch

Das Wissen der Bindungstheorie kann vielfältig für eine bindungsbasierte Beratung und Therapie in allen Altersstufen angewandt werden, wobei sich die Diagnostik und Behandlung je nach Lebensalter der Patienten ganz unterschiedlich gestaltet.

Anhand von vielen Beispielen aus der klinischen Praxis gibt die Reihe eine Einführung in die Grundlagen der Bindungstheorie und die diagnostischen Methoden und Schritte einer bindungsorientierten Beratung und Therapie vom Säuglings- bis ins Erwachsenenalter.

Jeder Band enthält

- ein Kapitel über die spezifischen Grundlagen der Bindungspsychotherapie für die jeweilige Altersstufe resp. Klienten oder Patientengruppe,
- zahlreiche ausführliche und kommentierte Therapiebeispiele.

Die Einzelbände behandeln folgende Themen:
1. Band: Schwangerschaft und Geburt
2. Band: Säuglings- und Kleinkindalter
3. Band: Kindergartenalter
4. Band: Grundschulalter
5. Band: Pubertät

Weitere Bände in Vorbereitung

Karl Heinz Brisch

Säuglings- und Kleinkindalter

Bindungspsychotherapie – Bindungsbasierte Beratung und Psychotherapie

Klett-Cotta

MIX
Papier aus verantwortungsvollen Quellen
FSC® C083411

Klett-Cotta
www.klett-cotta.de

Printed in Germany
Schutzumschlag: Roland Sazinger
Unter Verwendung eines Fotos von © Svetlana Fedoseeva – Fotolia.com
Gesetzt von Eberl & Koesel Studio, Altusried-Krugzell
Gedruckt und gebunden von CPI – Clausen & Bosse, Leck
ISBN 978-3-608-94824-0

Sechste Auflage, 2022

Bibliografische Information der Deutschen Nationalbibliothek
Die Deutsche Nationalbibliothek verzeichnet diese Publikation in der Deutschen Nationalbibliografie; detaillierte bibliografische Daten sind im Internet über <http://dnb.d-nb.de> abrufbar.

Inhalt

Dank

Ich danke allen Eltern und Kindern sowie Kolleginnen und Kollegen, durch die ich die verschiedensten Therapieerfahrungen machen konnte, denn diese sind in die Fallgeschichten dieses Buches eingeflossen. Ohne diese gesammelten klinischen Erfahrungen wäre es mir nicht möglich gewesen, dieses Buch zu schreiben.

Dank des großen Engagements von Herrn Dr. Beyer vom Verlag Klett-Cotta konnte auch dieser Band der Reihe zur Bindungspsychotherapie rasch beim Verlag realisiert werden. Ohne das große Engagement von Birgit Vogel, die wiederum schnell und zuverlässig aus meinen Diktaten die Rohfassung der Manuskripte zu diesem Buch erstellt hat, wäre diese Publikation nicht so schnell möglich gewesen. Ein besonderer Dank gilt Herrn Thomas Reichert, der trotz Zeitdruck das Lektorat übernommen hat und dessen Rückmeldungen und Korrekturvorschläge dieses Buch wesentlich leichter lesbar gemacht haben.

Vorwort

Das vorliegende Buch ist der zweite Band aus der Reihe »Bindungspsychotherapie – Bindungsbasierte Beratung und Therapie«. Er fokussiert auf die Entwicklungszeit des Säuglings- und Kleinkindalters. In diesem Buch werden zunächst wiederum die Grundlagen einer bindungsorientierten Psychotherapie ausführlich erläutert und die Besonderheiten für die Altersphase des ersten bis dritten Lebensjahres dargestellt. An vielen Fallbeispielen wird aufgezeigt, wie die unterschiedlichsten Symptome der Kinder mit den Lebensgeschichten und den frühen Bindungserfahrungen der Eltern aus deren eigener Kindheit zusammenhängen. Die bindungsorientierte Psychotherapie und Beratung sowie die vielfältigen methodischen Ansätze, einschließlich Traumatherapie und videobasierter Interaktionsdiagnostik und -behandlung, werden anhand von vielen Fallbeispielen dargestellt und sollen so für Leserin und Leser anschaulich werden. Ein besonderer Fokus der Behandlungsbeispiele liegt auf der Problematik, die entsteht, wenn Eltern durch ihre eigenen psychischen Probleme, psychiatrischen Erkrankungen, ja sogar Gewalttätigkeit in der Partnerschaft die Entwicklung ihrer Kinder gefährden.*

Besonders das Entwicklungsalter von der Geburt bis zu drei Jahren ist von sehr großer Bedeutung, weil hier die neuronalen Entwicklungsprozesse und die Vernetzung im Gehirn angelegt werden. Hierbei spielen besonders die frühen Erfahrungen der Kinder mit ihren Bindungspersonen eine große Rolle. Die Beispiele sollen verdeutlichen, wie zum einen frühe Störungen in dieser Zeit entstehen kön-

---

* Die in diesem Band wiedergegebenen Beispiele geben das in Therapien und Beratungen Erfahrene nicht eins zu eins wieder, sondern fassen klinische Erfahrungen aus Behandlungen jeweils in einer typischen Behandlung zusammen; sie geben somit die Problematik sowie die Art des Ansatzes einer bindungsbasierten Beratung und Therapie paradigmatisch wieder. Alle Namen sind frei erfunden.

nen, wie aber andererseits auch durch sehr zeitige Interventionen, die jeweils die Lebensgeschichte der Eltern mit einschließen, eine Veränderung für die Kinder und ebenso für die Eltern erreicht werden kann.

Dieser Band richtet sich an alle, die mit Eltern, Säuglingen und Kleinkindern arbeiten und diese auf ihrem Entwicklungsweg begleiten, wie etwa Kinderärzte, Allgemeinärzte, Hebammen, Kinder- und Jugendpsychiater, Psychiater und Psychotherapeuten, Krankenschwestern und Pfleger, Psychologen, Berater, Sozialarbeiter, Mitarbeiter und Mitarbeiterinnen des Jugendamtes sowie der Sozialdienste, Pädagogen, Heilpädagogen, Krankengymnasten, Erzieher und Seelsorger – und letztlich auch an junge Eltern.

Karl Heinz Brisch

Einleitung

Die ersten drei Lebensjahre, mit denen sich dieses Buch beschäftigt, sind für die Entwicklung eines Kindes von grundlegender Bedeutung, weil in dieser Zeit das psychische Fundament für das spätere Leben gelegt wird. Auf dem Boden einer sicheren Bindung kann eine gesunde motorische, kognitive, soziale wie auch emotionale Entwicklung des Kindes gelingen. Diese Phase kann allerdings von vielfältigen Schwierigkeiten und Störungen begleitet sein, indem der Säugling und das Kleinkind vielfältige Symptome entwickeln, welche die Eltern selbst, aber auch die Behandler zu Lösungen herausfordern.

Nach der Darstellung der allgemeinen Grundlagen einer Bindungspsychotherapie sowie der speziellen Form der Bindungspsychotherapie für Eltern mit Säuglingen und Kleinkindern beschreibe ich im zweiten Teil des Buchs die Bindungsentwicklung während der ersten drei Lebensjahre. Nachdem ich einleitend die gesunde Entwicklung beschreibe, werden Schutz- und Risikofaktoren dargestellt. Diese können in der einen oder anderen Weise die Bindungsentwicklung entweder unterstützen oder auch komplizieren, so dass die Eltern womöglich eine bindungsorientierte Hilfestellung und Therapie für sich selbst benötigen. Diese wird an den folgenden verschiedenen Therapiebeispielen verdeutlicht.

Im dritten Teil werden aus bindungstheoretischer Sicht verschiedenste Komplikationen und ihre bindungsorientierte Behandlung beschrieben. Hierbei gehe ich auch auf Erfahrungen der Eltern in ihrer eigenen Geschichte ein, die als Risikofaktoren die Entwicklung des Kindes beeinflussen können; Erfahrungen der Eltern von Vernachlässigung und Gewalt sowie auch psychiatrische Erkrankungen werden an Fallbeispielen in ihrer Bedeutung für die Entwicklung von Säuglingen und Kleinkindern erläutert. Trennungsängste, Verluste in der frühen Entwicklungszeit, die Eingewöhnung in die Krippe sowie weitere Störungen im Kontext von außerfamiliärer Betreuung sind wichtige Themen, mit denen Eltern heute konfrontiert sind und die sie sehr beschäftigen. Den Abschluss der Therapiebeispiele bilden Schilderungen der bindungsorientierten Begleitung von Eltern, die unter der Geschwisterrivalität ihrer Kinder leiden, oder auch von Eltern, welche sich um die Entwicklung von Mehrlingen, mit all den damit verbundenen Stressoren und Bindungsschwierigkeiten, sorgen müssen.

Im vierten Teil dieses Buches beschreibe ich die Möglichkeiten einer primären bindungsorientierten Prävention mit dem von uns entwickelten Programm »SAFE® – Sichere Ausbildung für Eltern«. Dieses Programm wurde bereits ausführlich in *Schwangerschaft und Geburt,* dem ersten Band dieser Reihe, erläutert, so dass hier nur noch Varianten des SAFE®-Programms bzw. SAFE®-Spezial-Kurse beschrieben werden, z.B. solche mit Beginn nach der Geburt, für Adoptiv- und Pflegeeltern, für Eltern mit frühgeborenen Kindern wie auch die Anwendung von SAFE®-Kursen im Mutter-Kind-Heim.

Das Buch schließt mit einer Zusammenfassung und einem Ausblick, der auf die bindungsorientierte Arbeit mit Eltern und Kindern im Kindergartenalter hinweist, wie sie in einem weiteren Band zur Bindungspsychotherapie bzw. bindungsbasierten Beratung und Therapie beschrieben werden soll.

TEIL 1

Bindungspsychotherapie

Allgemeine Grundlagen einer Bindungspsychotherapie und bindungsbasierten Beratung

Eine bindungsbasierte Beratung und Therapie – im Folgenden auch kurz Bindungspsychotherapie genannt – ist keine eigenständige Therapiemethode. Vielmehr geht es darum, eine bindungsorientierte Sichtweise in Diagnostik und Behandlung aufzunehmen. Sie kann mit sehr unterschiedlichen Therapieschulen und Methoden kombiniert und in sie integriert werden.*

Als grundsätzliche Voraussetzung, um mit einer bindungsbasierten Psychotherapie beginnen zu können, gilt, dass ein sicherer äußerer Rahmen gegeben sein muss. Zunächst sollten äußere Stressoren – besonders soziale Stressoren wie Arbeitslosigkeit, Armut, Wohnungslosigkeit, aber auch Stressoren durch nahe Bindungs- und Beziehungspersonen – so weit wie möglich reduziert werden. Weiterhin ist eine Grundvoraussetzung, dass ein sicherer »innerer Rahmen« gegeben ist. Damit ist gemeint, dass die betroffenen Klienten zu einer ausreichenden Stress- und Affektregulation im Alltag fähig sind. Hierzu sind eine gewisse emotionale Sicherheit und ein gewisses Maß an Stabilisierung notwendig.

Sind diese Voraussetzungen nicht gegeben, so ist eher an eine stationäre denn an eine ambulante Beratung oder Bindungspsychotherapie zu denken. Ein sicherer äußerer wie innerer Rahmen als Grundvoraussetzung für die Psychotherapie ist immer so frühzeitig und so

---

* Die ersten Seiten dieses Teils wiederholen Darstellungen aus dem ersten Band dieser Reihe, da sie die allgemeine Grundlage des Folgenden bilden und zu dessen Verständnis erforderlich sind, vor allem für Leserinnen und Leser, die den ersten Band nicht gelesen haben.

langfristig anzustreben wie irgend möglich (Brisch 2010 a, b; Grossmann & Grossmann 2012).

Ich beschreibe im Folgenden verschiedene Phasen der Bindungspsychotherapie.

Fünf Phasen der Bindungspsychotherapie

Phase 1: In der Anfangsphase ist es immer von großer Bedeutung, dass der Therapeut bzw. die Therapeutin einen sicheren emotionalen therapeutischen Bindungsrahmen herstellen kann. Bei den Klienten/Patienten gibt es die verschiedensten Bindungsstörungsmuster und auch Bindungsschwierigkeiten, wenn sie in der Anfangsphase mit dem Therapeuten einen therapeutischen Kontakt herstellen wollen. Hier ist es sehr wichtig, dass die Therapeuten die verschiedenen Muster der Bindung sowie auch der Bindungsstörungen kennen, um sich auf die bizarren Varianten der Interaktionsmuster und der Kontaktaufnahme einzustellen und dem Patienten dennoch die Möglichkeit zu geben, eine sichere Beziehung im Sinne einer therapeutischen Bindung herzustellen. Dies muss der Therapeut an erster Stelle leisten.

Wenn ein Patient – z. B. mit einem bindungsvermeidenden Muster – einen Termin, den er als dringlich bezeichnet und verabredet hat, nicht wahrnimmt, könnte ein Therapeut daraus schließen, dass er kein Interesse an der Therapie hat. Dies wäre aber ein Fehlschluss, da es bei bindungsvermeidenden Patienten nicht selten ist, dass sie zwar einen Therapiewunsch haben, gleichzeitig aber Therapietermine zu Anfang nur zögerlich, verspätet oder gar nicht wahrnehmen. Hier ist es erforderlich, dass der Therapeut im telefonischen Kontakt nachfragt und nicht gleich die Therapie daran scheitern lässt, dass der für den Erstkontakt vereinbarte Termin nicht wahrgenommen wurde.

Für die Herstellung einer therapeutischen Bindung ist es von großer Bedeutung, dass die Therapeuten mit maximaler therapeutischer Feinfühligkeit vorgehen. Dies heißt aber, dass sie die Fähigkeit hierzu vorher selbst durch entsprechende Ausbildung erworben haben müssen; es mag »Naturtalente« geben, die von Haus aus große Fähigkeiten zur therapeutischen Feinfühligkeit mitbringen, alle anderen Therapeuten müssen dies im Rahmen der Ausbildung anhand von entsprechenden Supervisionen, Feedbacks, Videotrainings und dergleichen lernen – andernfalls bestünde keine gute Voraussetzung, um eine sichere therapeutische Bindung herstellen zu können. Nach wie vor ist aber die Ausbildung in therapeutischer Feinfühligkeit nicht Kernbestandteil jeder therapeutischen Ausbildung – das gilt für alle therapeutischen Schulen.

Phase 2: Wenn sich der Patient in der therapeutischen Beziehung langsam sicherer fühlt, wird er beginnen, seine Lebensgeschichte und seine aktuellen Konflikte und Probleme etwas mehr zu explorieren, sprich: uns zu berichten. Es ist wichtig zu wissen, dass zwischen sich entwickelnder Bindungssicherheit und beginnender Exploration ein Gleichgewicht bzw. eine wechselseitige Abhängigkeit besteht – das heißt konkret: Wenn die Bindungssicherheit wächst, der Patient sich sicherer fühlt, wird automatisch die Explorationsfreude und -bereitschaft aktiviert. Umgekehrt bedeutet dies: Wenn der Patient in der Therapie Angst bekommt oder wir als Therapeuten ihm durch unsere Haltung, Gestik, Mimik, Art der Intervention Angst machen, wird er automatisch seine Explorationsfähigkeit und damit auch den Bericht über seine aktuellen Schwierigkeiten und Probleme oder seine Lebensgeschichte einschränken.

Von besonderer Bedeutung für die bindungstherapeutische Arbeit sind Trennungserfahrungen, Verluste sowie traumatische Erfahrungen, weil diese das Bindungssystem gemäß dem Ansatz der Bindungstheorie am meisten aktivieren. Die Exploration soll in der Therapie mehr an bindungsrelevanten Themen »entlanggehen« und diese auch fokussieren und weniger konfliktzentriert arbeiten. Es geht also weniger um Konflikte zwischen Wunsch und Angst, die sich aus verschiedenen lebensgeschichtlichen Perspektiven und aus verschiedenen entwicklungspsychologischen Phasen ergeben haben können, sondern um eine Bindungsanamnese, die speziell auf bindungsrelevante Themen fokussiert. Das Erwachsenen-Bindungsinterview (Adult Attachment Interview, AAI; vgl. Main et al. 2003) ist eine ausgezeichnete Möglichkeit, eine Bindungsanamnese sehr strukturiert durchzuführen. (Die Fragen des AAI sind auf S. 319–324 in Brisch 2010a nachzulesen.) In der Arbeit mit Schwangeren, werdenden Vätern und jungen Eltern kann das Bindungsinterview bei der Frage danach, ob die Betreffenden wichtige Menschen verloren haben, noch um die Frage nach verstorbenen Kindern – auch etwa Schwangerschaftsunterbrechungen, Fehl- und Totgeburten – ergänzt werden.

Phase 3: Der Patient macht in der Beziehung zum Therapeuten neue Bindungserfahrungen, erlebt entsprechend Sicherheit und emotionale Unterstützung, womit auch die therapeutische Bindungsbeziehung sich stabilisiert und wächst; gleichzeitig wird er aufgrund erster Enttäuschungen und Irritationen in der Bindungssicherheit in der Übertragung beginnen, alte Erfahrungen von Verlusten und Trennungen und stressvolle Erfahrungen auf den Therapeuten zu projizieren. Das heißt, es kommt zu einer Bindungsübertragung in der Therapie; dies bedeutet, dass der Patient seine Bindungswünsche und -ängste auf den Therapeuten überträgt und auch seine bisherigen Bindungserfahrungen – z. B. Bindungstraumatisierungen in der Beziehung mit frühen Bindungspersonen – in der Beziehung mit dem Therapeuten aktivieren und inszenieren wird. Besonders am Anfang und am Ende der Stunde kann das Thema »Trennung« relevant werden, bewirkt durch mit dem Setting verbundene Trennungen wie eben das Ende der Stunde, vorhergesehene Therapieunterbrechungen etwa durch Urlaube, unvorhergesehene Unterbrechungen z. B. durch Krankheiten des Therapeuten. All diese Trennungen können das Bindungssystem des Klienten »erschüttern«, etwa wenn der Patient traumatische Trennungserfahrungen erlebt hat, oder »stressen«, so dass er hierdurch in der Übertragung seine bindungsrelevanten Erfahrungen neu zeigen und für den Therapeuten auch offenlegen kann. Hier ist es wichtig, dass der Therapeut diese Inszenierung der Bindungsübertragung versteht, die in der Regel mit Angst, Wut, Enttäuschung und Hoffnung auf mehr Sicherheit und Stabilität verbunden ist.

Gleichzeitig werden auch Realtraumatisierungen aus der Kindheit oder der Vergangenheit des Patienten zum Thema werden, da er durch die Trennungserfahrungen aus der Therapie in der Regel, wie wir sagen, »getriggert« wird, so dass er alte, ungelöste traumatische Erfahrungen jetzt plötzlich wieder intensiver mit allen damit verbundenen Gefühlen wahrnimmt. (»Trigger« ist im Amerikanischen der Abzug am Gewehr. Wenn dieser bis zu einem Druckpunkt und schließlich darüber hinaus gespannt wird, dann löst sich beim Überschreiten des Druckpunktes die Kugel, der Schuss geht los und lässt sich nicht mehr aufhalten oder zurückhalten; ähnlich ist es mit alten unverarbeiteten Affekten: Werden sie durch andere Reize aus der Erinnerung wachgerufen, kommen sie immer mehr an die Oberfläche des affektiven Erlebens. Steigt der affektive Druck über den »Druckpunkt« an, dann kommt es zu einer plötzlichen affektiven Überflutung und einem Ausbrechen der Affekte, diese können weder »zurückgeholt« noch kontrolliert werden.)

Solche Triggerungen von früheren Verlusten und Trennungserfahrungen oder traumatischen Erfahrungen lassen sich erfahrungsgemäß nicht vermeiden; sie sind auch durchaus erwünscht, wenn erst einmal eine stabile therapeutische Bindungsbeziehung etabliert ist. Denn dann können die Erfahrungen mit eigenen unverarbeiteten Affekten in der therapeutischen Bindungsbeziehung gehalten, neu in einer geschützten sicheren therapeutischen Bindungsbeziehung prozessiert und verarbeitet und somit auch integriert werden. Jetzt hat der Klient – im Unterschied zu der früheren traumatischen Situation – eine therapeutische Bindungsperson zur Seite, so dass er sich nicht mehr vor den heftigen Affekten fürchten muss. Es wird nun möglich, alte traumatische Erfahrungen entsprechend zu prozessieren. Hierbei können weitere therapeutische Methoden, wie EMDR

(Eye Movement Desensitization and Reprocessing) (Hofmann 2014; Hofmann & Besser 2003; Brisch 2013b), Anwendung finden.

Es können viele therapeutische Methoden, auch kreative Methoden wie Kunst-, Musik- und Bewegungstherapie, angewandt werden, um Affekte, die noch nicht verarbeitet sind, zu integrieren. Grundsätzlich ist zu bemerken: Bei den alten unverarbeiteten Bindungstraumatisierungen, die der Klient – mit den entsprechenden seelischen Wunden – überlebt und überstanden hat, besteht das größte Problem darin, dass die mit diesen Erfahrungen verbundenen Affekte abgespalten oder dissoziiert wurden. In der therapeutischen Beziehung können diese Affekte mit den entsprechenden Erfahrungen wiederbelebt und aktiviert werden, z. B. auch durch die Bindungsübertragung. Aufgrund dieser Aktivierung wird es jetzt möglich, auf dem Boden einer hilfreichen, realen, sicheren therapeutischen Bindungsbeziehung die alten unverarbeiteten Affekte erneut zu verarbeiten und auch mit den entsprechenden Geschichten bzw. Narrativen der Erfahrung zu verbinden, so dass es zu einer Integration des Erlebten kommen kann.

Phase 4: Wenn mehr und mehr solcher alten affektiven Erfahrungen positiv verarbeitet und integriert werden können, hat der Patient (oder Klient) in der Regel mit seinen Affekten mehr »Luft« zum »Atmen und Handeln« und mehr Möglichkeiten für eine Veränderung seiner Realbeziehung. In der Regel berichten die Patienten dann, dass sie auch außerhalb der Therapie neue Erfahrungen mit Personen machen konnten. Gleichzeitig beginnt eine intensive Phase der Trauerarbeit. In der Regel können die Patienten jetzt realisieren, wie ihr Leben hätte verlaufen können, wenn sie diese oder jene traumatische Trennungs- und Verlusterfahrung nicht gemacht hätten.

Am Ende der Therapie wird es möglich zu sehen, dass der Patient seine ursprüngliche Bindungsrepräsentation – diese kann vermeidend, ambivalent oder auch desorganisiert sein – verändert hat und er in der therapeutischen Beziehung vielleicht zum ersten Mal ein inneres Gefühl von emotionaler Sicherheit erlebt und integriert sowie auch »emotional abgespeichert« hat. Wir sprechen dann von einer erworbenen Bindungssicherheit (»earned secure«; vgl. Main 1995) – von einer Sicherheit, die durch den therapeutischen Prozess erst auf den Weg gebracht wurde, sprich: durch die Therapie erst erworben oder gewonnen werden konnte.

In der Phase der Trauerarbeit kann es den Patienten phasenweise noch mal sehr schlecht gehen; sie sind depressiv, suizidal und hadern teilweise mit ihrem Schicksal, dass sie etwa in ihrer Kindheit durch solche Höllenqualen und schlimmen Erfahrungen hindurchgehen mussten und ihnen dadurch so viele Möglichkeiten, Entwicklungen in ihrem Leben versperrt geblieben sind. Es ist wichtig, dass diese Phase ausreichend bearbeitet und in der therapeutischen Beziehung erlebt werden kann, d.h. es ist genügend Raum für die Trauerarbeit erforderlich. Wenn ein Klient viele bindungsrelevante Trennungs- und Verlusterfahrungen durchgemacht hat, gibt es genügend Grund, auch hierüber real zu trauern. Oftmals sind die heftigen Gefühle von Schmerz und Trauer bisher noch nie in eine Beziehung eingebracht worden, so dass jetzt, in der therapeutischen Bindungsbeziehung, erstmals auch Trost, Unterstützung, Verständnis, Anerkennung des Leids und liebevolle Begleitung im Trauern erfahren werden können. Dies ist genau das Gegenteil von dem, was die Patienten oft vorher erlebt haben: nämlich Verleugnung des Schmerzes, reale Traumatisierung, keine Anerkennung der schmerzvollen und leidvollen Erfahrungen, die vielmehr bagatellisiert oder als solche verleugnet wurden.

Phase 5: Wenn mehr und mehr traumatisches Material und bindungsaffektgeladene Erfahrungen verarbeitet wurden, kann der Patient zunehmend außerhalb der Therapie explorative neue Wege gehen, sich auf neue Beziehungen, aber auch auf neue berufliche Aktivitäten und andere Weisen der explorativen Erkundung des Lebens einlassen. Zum ersten Mal kann er über einen Abschied von der Therapie nachdenken, gleichzeitig ist diese Phase dann aber auch von Ängsten im

Hinblick darauf geprägt, wie der Patient in der Lage sein wird, ohne die therapeutische Unterstützung und die Sicherheit der Therapie den Alltag zu leben und zu gestalten.

Intervallbehandlung

Aus diesem Grunde biete ich den Patienten immer wieder an, dass sie jederzeit in die Therapie zurückkehren können, wenn sie erneut Angst haben oder unvorhersehbare Dinge geschehen oder wenn sie feststellen sollten, dass der Schritt der Ablösung und Trennung von der Therapie und der Abschied zu früh erfolgt sind. Wenn die therapeutische Bindungsbeziehung von Sicherheit und Schutz geprägt war, werden Patienten immer wieder auf die therapeutische Beziehung zurückgreifen, wenn sie zu späteren Zeiten in Not, Angst und Schrecken geraten und ihnen diese Empfindungen so bedrohlich erscheinen, dass sie glauben, dies nicht alleine bewältigen zu können. Oftmals sind die Behandlungsphasen dann kürzer. Solche erneuten Kurzbehandlungen bezeichne ich dann als »Intervallbehandlungen«.

Es ist selbstverständlich, dass der Patient in solchen Fällen auf die sichere emotionale therapeutische Beziehung der früheren Therapie zurückgreifen kann, da die therapeutische Bindung in der Übertragungsbeziehung zwischen Therapeut und Patient mit dem Abschied am Ende der ersten Therapie nicht aufgelöst wird. Vielmehr nimmt der Patient die innere sichere Repräsentation aus der therapeutischen Beziehung mit in sein Alltagsleben hinein und kann dann auch bei schwierigen, komplexen, Angst machenden Situationen auf diese zurückgreifen, ohne dass er den Therapeuten real aufsuchen oder überhaupt kontaktieren muss. Wenn er die Situation aber nicht bewältigen kann und sie ihm als sehr stressvoll erscheint, ist es eine wichtige Erfahrung und Information für den Patienten, dass er sich dann selbstredend jederzeit wieder bei seiner »therapeutischen sicheren Basis« melden und an den vorigen therapeutischen Prozess anknüpfen kann.

Da die gesamte Vorgeschichte des Patienten mit seinen spezifischen Verletzungen bekannt ist, können solche therapeutischen Intervallbehandlungen in der Regel ohne größere Verzögerung und »Anwärmphase« beginnen. Es ist eine Erfahrung, die ich immer wieder mache, dass Patienten Platz nehmen und auch nach Jahren in der Therapie fortfahren, als ob sie gestern die letzte Stunde gehabt hätten (Brisch 2010 a; Bowlby 1995).

Spezielle Grundlagen der Bindungspsychotherapie für Eltern mit Säuglingen und Kleinkindern

Eltern mit Säuglingen und Kleinkindern sind, bezogen auf ihre Kinder, mitten im Bindungsaufbau. Während von ihnen gefordert ist, dass sie ein sicheres Bonding mit ihren Kindern entwickeln und diesen wiederum durch feinfühlige Interaktionen die Möglichkeit geben, sich sicher an sie, an Vater und/oder Mutter, zu binden, sind die Eltern gleichzeitig in hohem Maße mit den Problemen des Alltags beschäftigt. Das Baby muss gewickelt, gefüttert, gestillt, bei Krankheiten entsprechend gepflegt und unterstützt werden. Viele Kinderkrankheiten sind eigentlich nichts Besonderes, wenn sie aber das erste Baby betreffen, so ist alles – jeder Infekt, das Fieber, die verstopfte Nase, die erste Kinderkrankheit, das Impfen, der erste Durchfall, die erste Verstopfung – so neu, dass sich die Eltern oftmals überfordert fühlen. Selbst wenn sie bereits mehrere Kinder haben und gelassener auf diese Dinge reagieren, erweist sich doch vieles – wie Infekte und Zahnen und auch die Reaktion auf Kinderkrankheiten – als so unterschiedlich, dass sich die Eltern immer wieder neu auf das jeweilige Baby und seine Reaktionen einstellen müssen.

Die Besonderheit der bindungsorientierten Therapie und Beratung in dieser Altersphase des Kindes besteht darin, dass auf der einen Seite die Bindungsgefühle der Eltern und ihre Bindungserfahrungen aus der eigenen Kindheit, die ja teilweise sogar auf die vorsprachliche Zeit mit ihren eigenen Eltern zurückgehen, unbewusst aktiviert werden. Solchermaßen aktiviert werden Gefühle von Sicherheit, Versorgung, Ängste, Alleinsein, welche die Eltern selbst als Kind – sprich: als Säugling oder Kleinkind – erlebt haben. Dies führt dann andererseits dazu, dass die Eltern sich in der Auseinandersetzung mit ihrem Säugling und seiner Pflege, ihren jeweiligen Voraussetzungen entsprechend, sehr unterschiedlich verhalten.

Wie die Therapiebeispiele in diesem Band zeigen werden, können Eltern, die selbst Schutz und Sicherheit erfahren haben und eine sichere Bindung zu ihren eigenen Eltern aufbauen konnten, jetzt auch in der Regel feinfühliger auf die Signale ihres Kindes eingehen; sind sie durch Entwicklungsschritte der Kinder verunsichert, so sind sie in der Lage, rasch bei ihren eigenen Bindungspersonen, aber auch beim Kinderarzt oder in einer Babysprechstunde Hilfe zu holen.

Eltern, die eher bindungsvermeidend aufgewachsen sind und auf deren Signale in der eigenen Kindheit eher mit Zurückweisung reagiert wurde, versuchen oft, alleine mit den Sorgen zurechtzukommen, und melden sich dann erst sehr spät in der Kinderklinik oder beim Kinderarzt, greifen Hilfsangebote nicht auf, halten eine Beratung in einer Babysprechstunde oder Beratungsstelle für überflüssig. Sich Hilfe zu holen erleben sie als Versagen, da sie – tief verankert in ihrem Bindungssystem – dem vermeidenden Bindungsmuster entsprechend abgespeichert haben, dass sie eigentlich mit allen Aufgaben und Konflikten und Problemen alleine zurechtkommen sollten.

Bindungsambivalent gebundene Eltern werden dagegen eher übermäßig sensibel und relativ rasch auf kleinste Signale ihres Kindes reagieren, sich einerseits Hilfe holen wollen, andererseits aber – wegen der bindungsvermeidenden Anteile ihres Bindungsmusters – auch Termine wieder absagen oder einfach nicht erscheinen. Sie werden Hilfe suchen, doch gleichzeitig Schuldgefühle haben, da ihnen ein innerer Anteil sagt, dass sie eigentlich alle Aufgaben alleine bewältigen müssten.

Diese Verhaltensweisen sind für das medizinische Personal,

Sprechstundenassistentinnen, Helferinnen, aber auch für Psychotherapeuten und Ärzte eine besondere Herausforderung. Normalerweise ist das »Helfersystem« darauf eingerichtet, auf Hilferufe zu reagieren und dann unterstützend zur Verfügung zu stehen. Wenn aber diejenigen, die um Hilfe rufen, gleichzeitig signalisieren, dass sie keine Hilfe brauchen und alleine zurechtkommen, so ist dies ein klassisches Beispiel für eine Doppelbotschaft. Diese wird in einer durchschnittlichen, »normalen« Kommunikation nicht ausreichend verstanden, vielmehr besteht für alle im kommunikativen System Beteiligten die Gefahr, dass die Botschaften als verwirrend erlebt werden. Aus diesem Grunde müssen alle am Helfersystem Beteiligten – auch etwa der Vater, wenn nur die Mutter ambivalent gebunden ist, und die Krippenerzieherin – über solche Bindungsmuster Bescheid wissen, damit sie trotz der ambivalenten Botschaften ihr Angebot, auf Bindungssignale zu reagieren und Hilfestellung zu geben, aufrechterhalten, und zwar eben auch bei Absagen.

Nicht selten tauchen solche Eltern doch noch in der Praxis oder in der Kinderklinik auf, meist kurz vor Ende der Sprechzeit, oder sie rufen über die Notfallnummer an und melden sich mit »schlechtem Gewissen«: Eigentlich, so sagen sie dann, hätten sie versuchen wollen, alleine mit dem Problem zurechtzukommen – dem Fieber des Kindes, einer besonderen Erkrankung oder anderen Fragestellungen –, das Problem sei jetzt aber eskaliert und so benötigten sie daher jetzt dringend und sofort Hilfe und Unterstützung. Diese allen im Helfersystem wohlbekannten »schwierigen« Eltern sind eine echte Herausforderung, sie lösen Ärger und Unverständnis aus und stoßen nicht selten auf Zurückweisung oder Kritik, nach dem Motto: »Warum sind Sie denn nicht während der Sprechstundenzeit gekommen, wenn Ihr Kind bereits seit letzter Nacht fiebert?« Diese Frage ist natürlich berechtigt, eine bindungssichere Mutter in der gleichen Situation hätte längst während der Sprechstunde den Kinderarzt aufgesucht; die bindungsambivalente Mutter versucht aufgrund ihrer bindungsvermeidenden Anteile das Problem alleine zu lösen, solange sie irgendwie kann, um dann doch, oft relativ spät, Hilfe zu holen und den Notfalldienst zu beanspruchen – wobei sie nicht selten die Botschaft vermittelt, dass sie das Problem wahrscheinlich auch alleine hätte lösen können. Gerade solche Botschaften lösen dann bei den Beteiligten Ärger und Irritationen aus, weil sie in einem normalen Helfersystem nicht auf Anhieb verstanden werden; insbesondere ist den am Helfersystem Beteiligten nicht klar, auf welchen Bindungsmustern auf Seiten der Mutter oder der Eltern diese Verhaltensweisen beruhen.

Sind die Eltern durch frühere eigene Erfahrungen, womöglich aus der eigenen Säuglings- und Kleinkindzeit, traumatisiert, haben sie Gewalt, Vernachlässigung, sexuellen Missbrauch oder Schlimmeres erlebt, werden sie mit großer Wahrscheinlichkeit ein desorganisiertes Bindungsmuster aufweisen, das sich bei ihnen im Erwachsenenalter dann als Borderline-Persönlichkeitssymptomatik darstellen kann. Solche Eltern verhalten sich gegenüber den potentiellen Helfern aggressiv oder machen ihnen gleich Vorwürfe; sie werden etwa beim Kinderarzt oder der Babysprechstunde anrufen und sofort vorwurfsvoll fragen, warum sie nicht schon längst einen Termin bekommen hätten, warum sie so lange warten müssten, warum sie nicht sofort an die Reihe kommen – obwohl sie die Praxis gerade erst betreten haben. Sie sehen sich und ihr Kind als besonderen »Notfall«, der vorgezogen werden muss. Sie können ihre Angst, ihre Affekte, ihre Wut, Enttäuschung – die etwas mit ihren frühen eigenen Erfahrungen von Angst, Panik und Verlassenheit zu tun haben – selbst kaum steuern; sie sind leicht aufgebracht, vorwurfsvoll renitent oder resigniert und enttäuscht, ziehen sich manchmal zurück. Sie wechseln öfters den Arzt, die Beratungs- und Helfersysteme, spielen diese in deren Augen gegeneinander aus. Dies ist aber nur der Ausdruck ihrer enormen affektiven Erregung, die dadurch zustande kommt, dass das Baby mit seiner Not – bzw. seinen Symptomen – in ihnen eigene frühe Gefühle von Verlassenheit, Angst und Panik auslöst und diese dann auf das Helfersystem projiziert werden. Die Helfer werden dann beschimpft, weil sie unfähig seien, sich nicht auskennen würden, ja nicht einmal wüssten, wie man dem Baby in einer solchen Lage angemessen helfen könne.

In einer bindungsorientierten Beratung und Therapie ist es notwendig, solche Eltern auf dem Hintergrund ihrer frühen eigenen Erfahrungen zu sehen, denn nur wenn diese mit einbezogen und wahrgenommen werden, können die Helfer den Eltern mit Verständnis und entspannt begegnen. Vom gesamten System – von allen, die darin arbeiten – ist gefordert, dass die Affekte dieser Eltern gehalten und modifiziert werden; die Helfer dürfen nicht »mitagieren«, indem sie den Eltern etwa Vorwürfe machen, sie wegschicken oder kritisieren. Im schlimmsten Fall könnte ein Mitagieren der Helfer dazu führen, dass die Eltern mit ihrem Baby etwas erleben, was sie selbst als Säugling in ihrer Kindheit erlebt haben: Ihre Ängste wurden nicht gesehen, sie wurden alleine gelassen, zurückgewiesen und vernachlässigt. Auf diese Weise wäre die Geschichte der Eltern, forciert durch deren Verhalten, im medizinischen oder beraterischen System reinszeniert und wiederholt worden. Hoch emotional aufgeladene Eltern drängen die Helferinnen und Helfer geradezu in die Position, mitzuagieren und die eigenen Defizite und Erfahrungen zu wiederholen. Die von solchen Eltern in ihrer eigenen Kindheit gemachte und »abgespeicherte« Erfahrung, dass ihnen nicht geholfen wird, dass sie mit Einsamkeit und Verlassenheit selbst zurechtkommen müssen, erleben sie jetzt ähnlich in Bezug auf ihren Säugling, sie sind zutiefst enttäuscht, erschüttert, wütend, dass auch auf ihr Kind – so ihre Sicht – nicht angemessen eingegangen und ihm nicht rasch genug geholfen wird.

Andere Eltern mögen in einer solchen Situation aufgrund der frühen Erfahrung von Verlassenheit und Deprivation vielleicht resignieren. Sie werden sich dann gar nicht melden, sie nehmen Symptome ihres Säuglings eventuell gar nicht erst wahr bzw. registrieren sie nicht als bedrohlich. Solche Eltern würden sich konsequenterweise mit ihrem Kind überhaupt nicht ans Helfersystem wenden. Für den Säugling kann die Existenz eines solchen von Resignation und Alleinsein geprägten Anteils bedeuten, dass er ebenso vernachlässigt und in seiner Not nicht adäquat behandelt und gesehen wird, wie seine Eltern es selbst als Säugling erlebt haben. So wird auch verständlich, dass diese Eltern oft überhaupt nicht auffallen und erst durch Zufall oder auf Umwegen mit ihrem häufig kranken oder vernachlässigten Säugling Kontakt zum System der Jugendhilfe oder dem Gesundheitssystem bekommen, sodass erst relativ spät Hilfe organisiert werden kann. Unter diesen Umständen sind Säuglinge sehr gefährdet und können im schlimmsten Fall von Entwicklungsstörungen und Schäden betroffen sein, weil sie von den Eltern nicht ausreichend betreut oder auch von Vertretern der Hilfesysteme nicht versorgt werden konnten.

Für solche Eltern ist es besonders wichtig, dass im therapeutischen System Klarheit und Struktur herrscht und dass auch aufsuchende Hilfen angeboten werden. Alle beteiligten Helfer müssen sich sehr gut absprechen und austauschen, weil solche Eltern teilweise dazu neigen, parallel verschiedene Helfersysteme – wie Kinderklinik, Kinderarzt, Beratungsstelle, Jugendamt – aufzusuchen und mit ihrer Not zu konfrontieren. Manchmal zeigen diese Eltern gegenüber den Helfern eine gewisse Aggressivität und sind übermäßig besorgt, oder sie verleugnen, dass sie Hilfe brauchen, und versuchen sich auf verschiedenste Art und Weise den Helfersystemen zu entziehen. Dies geschieht dann auch durch einen Wechsel der Kinderklinik oder des Kinderarztes oder gar des Wohnortes; damit entziehen sie sich auch dem zuständigen Jugendamt.

Eine bindungsorientierte Beratung dieser Eltern ist dringend geboten, da sie durch den Säugling mit ihren eigenen frühen Erfahrungen von Einsamkeit, Verlassenheit und auch mit erlebter Gewalt und ähnlichen traumatischen Erfahrungen konfrontiert werden können, wenn er heranwächst, weint, bedürftig ist, Wutanfälle bekommt, wenn sie also mit der Anforderung konfrontiert sind, ihr Kind in einer solchen Situation zu versorgen, ihm Schutz und Sicherheit zu geben, verlässlich und liebevoll Grenzen zu setzen sowie emotional konstant verfügbar zu sein.

Im besten Falle werden die therapeutischen Helfer – der bindungsorientierte Berater, die Therapeutin, der bindungsorientierte Kinderarzt – für diese Eltern zu einer sicheren Basis, das gesamte System sorgt für Schutz und Sicherheit und Beziehungskonstanz sowie Klarheit und Austausch mit entsprechenden klaren Regeln und Verlässlichkeit. Dies ist dann die Grundlage, von der aus die jeweils spezifischen vorgebrachten Schwierigkeiten des Säuglings oder Kleinkindes mit den Eltern durch Beratung und therapeutisch angegangen werden können (siehe auch Brisch 2013c).

Die transgenerationale Weitergabe von Erfahrungen der Eltern an ihre Säuglinge und Kleinkinder

Ausführliche Längsschnittstudien zeigen, dass Bindungserfahrungen der Eltern aus der eigenen Kindheit in die Interaktionen mit ihrem Säugling und Kleinkind eingehen. Dies bedeutet, dass die Eltern im positiven Sinne Erfahrungen von Schutz, Sicherheit, Unterstützung, liebevoller Versorgung, feinfühliger Pflege, hilfreicher und feinfühliger Exploration der Welt mit ihrem Säugling wiederholen und entsprechend selbst feinfühlig auf die Signale ihres Säuglings oder Kleinkindes eingehen können.

Haben sie dagegen Erfahrungen gemacht, die von Angst, Zurückweisung, Einsamkeit, Alleinsein geprägt waren, bis hin zu Gewalt, Vernachlässigung, körperlichem und sexuellem Missbrauch, dann besteht ein großes Risiko, dass sie genau diese Erfahrungen mit ihrem Kind wiederholen, wenn sie diese nicht durch eine Beratung oder Psychotherapie verarbeiten konnten.

Hier wäre es von großer Bedeutung, dass die Eltern sich solche Erfahrungen bereits präventiv, etwa durch die Teilnahme an Elternprogrammen – z. B. in Form des SAFE®-Programms –, anschauen und sie dann auch in einer individuellen Beratung und Therapie verarbeiten. Es ist durchaus möglich, solchen Eltern in entsprechenden videobasierten Feinfühligkeitstrainings zu helfen, die Signale ihrer Säuglinge und Kleinkinder genauer und differenzierter wahrzunehmen, als sie dies selbst bei ihren Eltern erlebt haben. Für die individuelle Verarbeitung von schmerzlichen, ja traumatischen Erfahrungen ist darüber hinaus der geschützte Rahmen einer individuellen Psychotherapie indiziert. Auf diese Weise wird eine »Vernarbung« alter Erfahrungen, die mit großem Stress, Angst und Bedrohung verbunden waren, möglich. Wenn dies gelungen ist, können Eltern trotz ihrer schwierigen Voraussetzungen nach unserer therapeutischen Erfahrung feinfühlig auf ihre Säuglinge und Kleinkinder eingehen und diese so begleiten und betreuen, dass diese eine sichere Bindung an ihre Eltern entwickeln können.

Diese Erkenntnis ist für die meisten Eltern noch neu. Sie sind oft sehr darauf konzentriert, dass sie all die schmerzlichen Erfahrungen in keiner Weise mit ihrem eigenen Säugling wiederholen wollen; schon während der Schwangerschaft sowie für die Zeit nach der Geburt nehmen sie sich sehr bewusst vor, ihr Baby gesund und auch bindungsorientiert mit großer Feinfühligkeit zu versorgen und ihm eine sichere Entwicklung zu ermöglichen. Mit ihrem eigenen Baby soll sogar ein Teil der eigenen schmerzlichen Kindheit wieder »heilen«, vergleichbar Mythologien und Religionen, in denen die Geburt eines Kindes einen Neuanfang und eine Form der Rettung und Heilung symbolisiert.

Leider haben Eltern oft kaum eine andere Möglichkeit, als sich so zu verhalten, wie sie das selbst erlebt haben, weil sie keine positiven alternativen, neuen Erfahrungen gemacht haben und auch keine Ressourcen haben, auf die sie zurückgreifen könnten. Es ist für Eltern dann ein schmerzliches Erlebnis, wenn sie feststellen, dass sie – trotz guter Absichten – in Situationen, in denen etwa ihr Säugling weint oder ihr kleines Kind einen Wutanfall bekommt, ihre eigenen Gefühle und Affekte nicht mehr kontrollieren können und »ausrasten« bzw. von Gefühlen überschwemmt werden. In einer solchen Situation werden sie dann versuchen, auf irgendeine Weise den »Trigger«, den auslösenden Grund, nämlich das Weinen oder den Wutanfall des Kindes, unter Kontrolle zu bringen und den stressvollen Situationen auf diese Weise zu entkommen. Dies kann aber bedeuten, dass sie weglaufen, den Säugling anbrüllen, ihn schütteln, ihm Gewalt antun, auf jeden Fall nicht feinfühlig oder den Signalen des Säuglings entsprechend reagieren. Die Eltern sind dann selbst sehr betroffen, erschrocken, verzweifelt, weil sie genau das wiederholt haben, was sie in ihrer eigenen Kindheit schmerzlich erlebt haben, trotz besseren Wissens. Die Erfahrung ist, dass solche affektiven Verstrickungen mit dem eigenen Kind allein auf kognitiver Ebene – durch guten Vorsatz – nicht zu bewältigen oder auch zu verhindern sind, dass es vielmehr auf verschiedenste Art und Weise zu »Wiederholungen« kommt.

Versuche, der Situation zu entkommen, bzw. Abwehrstrategien sehen dann – über das oben Gesagte hinaus – manchmal so aus, dass Eltern ihr Kind einfach in ein Zimmer schieben, obwohl es in Panik schreit, es im kalten Winter auf den Balkon schicken oder ihm mit dem Entzug der Bindungsbeziehung drohen. Eine Mutter droht dem Kleinkind dann vielleicht damit, dass sie es nicht mehr lieb habe, weggebe, es ins Heim müsse, von bösen Männern mitgenommen werde oder Ähnliches. Natürlich löst dies beim Kind große Ängste aus. Es wird auf jeden Fall versuchen, seine Gefühle zu unterdrücken, nicht mehr zu weinen, alles ganz schnell »wieder gut zu machen«, um den Kontakt zur Bindungsperson nicht zu verlieren, denn ohne seine Bindungsperson könnte es nicht überleben.

Andere Bindungspersonen – wie Freunde, Paten, aber auch Tagesmütter, Erzieherinnen in Krippen – könnten hier hilfreich sein und das Kind bei stressvollen Erfahrungen beschützen. Die positiven, vielleicht Sicherheit gebenden, schützenden alternativen Erfahrungen in anderen Beziehungen können ein Gegengewicht darstellen, wenn die Eltern mit ihrem Kind frühere eigene Erfahrungen reinszenieren, und könnten einen Teil dieser stressvollen Erfahrungen des Säuglings oder Kleinkindes ausgleichen.

Wichtig wäre es aber, dass sich die Eltern auf jeden Fall sehr früh

Unterstützung und Beratung in einer Eltern-Kind-Erziehungs-Beratungsstelle oder in einer Sprechstunde für Säuglinge und Kleinkinder – entweder in der Beratungsstelle oder bei niedergelassenen Kolleginnen und Kollegen – holen. Eine solche Beratung kann sich darauf konzentrieren, an welchen Punkten die Eltern »getriggert« werden. Wenn sie selbst die Auslöser für ihren großen Stress kennen und wissen, an welchen Stellen sie an ihre eigenen schmerzlichen frühkindlichen Erfahrungen aus der Zeit mit ihren Eltern erinnert werden, ist schon viel geholfen.

Allerdings stammen die frühen Erfahrungen vieler Eltern aus einer Zeit, in der Erinnerung und Sprache noch nicht in einer bewusstseinsnahen Form abgespeichert werden; vielmehr werden die frühen Erfahrungen in sogenannten prozeduralen Erinnerungsspuren abgebildet, d.h. sie werden sehr körpernah abgespeichert. Der Körper erinnert sich an die Erfahrungen mit entsprechenden körperlichen Reaktionen, es fällt aber sehr schwer, sich bewusst daran zu erinnern und diese Erinnerung gar noch in Sprache zu fassen. Auf diesem Hintergrund sind dann auch kreative Therapiemethoden mit Musik, Kunst, Bewegung, Tanz und ähnlichen Ausdrucksformen und Erfahrungsmöglichkeiten manchmal eher in der Lage, einen Zugang zu diesen Erinnerungsspuren zu finden. So können diese einen nicht direkt auf Sprache basierenden Ausdruck finden und besser verarbeitet werden. Den Eltern kann dann – selbst bei frühen unbewussten, abgespaltenen Erfahrungen oder sprachlich noch nicht zu fassenden Erlebnissen – geholfen werden, im Anschluss an die Therapie selbst auch feinfühliger und bezogener mit dem eigenen Baby umzugehen und eine bindungssichere Entwicklung zu unterstützen (Brisch 2013a, d; Rauwald et al. 2013; Brisch 2012).

TEIL 2

Bindungsentwicklung im Säuglings- und Kleinkindalter

Gesunde Entwicklung

Die gesunde Bindungsentwicklung des Säuglings zeichnet sich dadurch aus, dass er durch vielfältige feinfühlige Interaktionserfahrungen mit der Mutter bzw. dem Vater oder anderen Bindungspersonen während des ersten Lebensjahres beginnt, sich an diese zu binden. Entsprechend den unterschiedlichen Variationen der Feinfühligkeit, die von sehr feinfühlig bis weniger feinfühlig oder gar grob unfeinfühlig reichen können, wird der Säugling eine Bindungshierarchie entwickeln. Das heißt, er wird diejenige Person zu einer Hauptbindungsperson machen, die besonders feinfühlig mit ihm umgeht. Dagegen werden andere Bindungspersonen, die vielleicht weniger Zeit mit ihm verbringen, oder solche, die zwar viel Zeit mit ihm verbringen, aber in den Interaktionen weniger feinfühlig sind, erst die zweite oder dritte Stelle in seiner »Bindungspyramide« einnehmen. Dies bedeutet, dass sich der Säugling immer dann, wenn er Angst hat, sich in Gefahr befindet, Schrecken erlebt und in Not ist, an seine Bindungsperson wendet. Ist die Hauptbindungsperson verfügbar, wird er sich an diese wenden und bei ihr Schutz und Sicherheit holen. Körperkontakt ist die beste Art, einem Säugling eine beruhigende Erfahrung zu vermitteln, wenn er durch Angst und Gefahr gestresst ist, vielleicht weint – und voraussichtlich auch aktiv körperliche Nähe sucht.

Steht die Hauptbindungsperson nicht zur Verfügung, wendet sich der Säugling der Bindungsperson, die an zweiter Stelle steht, oder der an dritter Stelle zu. Er lässt sich auch von einer dieser beiden trösten, auf den Arm nehmen, aber in der Regel dauert es länger, bis diese Person dem Säugling die Angst nehmen und ihn beruhigen kann und bis der Säugling wieder zu einem emotionalen Gleichgewicht zurückfindet, von dem aus er die Umwelt erneut erkunden kann.

Die Bedeutung der sicheren Bindung in der Evolution des Menschen und die Entwicklung des Säuglings

Ursprünglich soll die sichere Bindung eines Säuglings oder Kleinkindes an seine Eltern dafür sorgen, dass er oder es eine Chance hat, in Bedrohungs- und Gefahrensituationen zu überleben. Wäre ein Säugling alleine den Unbilden der Umwelt und den wilden Tieren ausgeliefert gewesen, so hätte er es nie geschafft zu überleben. Daher sind Bindungspersonen nötig, die ihn – angesichts seiner Hilflosigkeit – schützen, nähren, ihm helfen, in einer gefährlichen Umwelt heranzuwachsen.

Diesem Prinzip kommt in Bezug auf Sicherheit und Entwicklung offensichtlich grundlegende Bedeutung zu, es muss sehr früh in die genetischen Bausteine Eingang gefunden haben, als grundlegendes, biologisch basiertes motivationales Prinzip. Dass bei Bindungspersonen nach Schutz und Sicherheit gesucht wird, finden wir sowohl beim menschlichen Säugling als auch bei allen Säugetieren, ja sogar bei Vögeln. Das heißt, die Bindungssicherheit und die Suche nach Bindung durch Fürsorgepersonen sind vermutlich sehr früh in der Evolution als Überlebensvorteil genetisch verankert worden. Säuglinge, die dieses Verhalten nicht gezeigt haben, hatten dementsprechend keine große Chance zu überleben. Bindungsverhalten, das in lautem Weinen, Rufen, Nachlaufen, Protest bei Trennung von der Bindungsperson zum Ausdruck kommt und das der Säugling in Gefahrensituationen und bei Angst gegenüber seiner Bindungsperson zeigt, ist daher überlebensnotwendig.

Unmittelbar nach der Geburt ist der Säugling in einer Entwicklungsphase, in der sein Bindungsverhalten noch nicht sehr ausgeprägt und spezifisch ist, d. h. er lässt sich noch von jedem auf den Arm nehmen und trösten; er ist auch noch gar nicht in der Lage, ein größeres Spektrum an Bindungssignalen zu zeigen. Weinen ist eine Möglichkeit, Stress zum Ausdruck zu bringen, aber Protest, Rufen – später auch Nachlaufen – sind ihm in dieser frühen Entwicklungsphase noch nicht oder nur sehr eingeschränkt möglich.

Ab der sechsten Lebenswoche beginnt der Säugling, sozial zu lächeln und immer deutlicher spezifisch mit den Personen, die ihn versorgen, Kontakt aufzunehmen. Das soziale, interaktive Lächeln des Säuglings, das auf ein menschliches Gegenüber bezogen ist, kann ca. um die 6. Lebenswoche erstmals beobachtet werden, ist aber zwischen der 6. und der 12. Lebenswoche noch sehr unspezifisch, d. h. der Säugling lächelt jeden an, der freundlich mit ihm kommuniziert und interagiert. Später wird das Lächeln bis zum 6./7. Lebensmonat immer spezifischer, indem der Säugling sich in Bezug auf verschiedene Personen sehr unterschiedlich verhält und besonders auf seine Bindungspersonen mit einem Lächeln und positivem Affektausdruck reagiert; diese Reaktion tritt dann bei fremden Personen nicht mehr auf. Um den 8. Lebensmonat beginnt der Säugling zu fremdeln. Er unterscheidet jetzt genauer zwischen seinen spezifischen Bindungspersonen, die ihm vertraut sind und ihm Sicherheit geben, und anderen Personen, die er als fremd und nicht bekannt oder bedrohlich identifiziert. Jetzt lächelt er noch differenzierter, bevorzugt im Kontakt mit den ihm bekannten Bindungspersonen, und wendet sich manchmal weinend, zumindest aber ängstlich scheu von Personen ab, die er nicht kennt oder die ihm als bedrohlich erscheinen.

Sein Bindungsverhalten wird also bis zum 6./8. Lebensmonat immer spezifischer und der Säugling kann jetzt sehr deutlich zwischen bedeutungsvollen wichtigen Bindungspersonen und anderen Personen unterscheiden. Bis zum 12. Lebensmonat ist das Bindungsverhalten so spezifisch geworden, dass der Säugling seine »Bindungspyramide« ausgebildet hat. Das heißt, er kann inzwischen genau erkennen, bei wem er sich bindungssicher fühlt und vor wem er Angst hat, wer ihn am schnellsten trösten kann und damit zu seiner Hauptbindungsperson geworden ist und wer ihn an zweiter oder dritter Stelle trösten darf, wenn seine Hauptbindungsperson nicht verfügbar ist.

Die Eltern können dann – wenn sie seine sicheren Bindungspersonen geworden sind – sehr deutlich sehen, wie der Säugling von ihnen als sichere Basis aus die Umwelt erkundet und seinen Aktionsradius immer mehr erweitert, sich von ihnen wegbewegt. Diese Erkundung geschieht innerhalb der Wohnung oder draußen, wenn er z.B. auf dem Spielplatz Neues entdeckt, immer aber mit einer Rückversicherung bei der sicheren Basis. Das heißt, der Säugling bewegt sich z.B. von der Mutter oder dem Vater weg, hält unterwegs inne, blickt zurück und holt sich über den Blickkontakt das Einverständnis, dass er weiter erkunden darf. Er will wissen, ob die Erkundung für ihn sicher ist oder ob ihm bei deren Fortsetzung Gefahr droht. Ist der Blick von Mutter oder Vater ängstlich oder auch warnend, wird er seine Exploration unter Umständen unterbrechen und zu seiner Bindungsperson als sicherer Basis zurückkehren.

Im zweiten Lebensjahr wird das Kleinkind den Radius zwischen Bindungssicherheit und Erkundung immer mehr erweitern. Wenn es an seine Eltern sicher gebunden ist, wird es von ihnen als sicherer Basis aus seine Umwelt erkunden, spielen, sich neugierig verhalten und bei Erlebnissen, bei denen es Gefahr und Bedrohung empfindet und Angst bekommt, zu dieser Basis – zu seiner Bindungsperson – zurückkehren.

Ist das Kind dagegen bindungsambivalent, wird es sich nicht so weit entfernen, hat vielmehr Angst, erlebt auch Angst in der Ablösung, wenn es die Bindungsperson beobachtet und eventuell deren ängstlichen Gesichtsausdruck wahrnimmt. Wenn es sich weiter von der Bindungsperson wegbewegt, sieht es deren sorgenvollen Blick und wird dann schneller wieder zurückkehren und seine explorativen Möglichkeiten nicht ausschöpfen.

Hat sich das Kind bindungsvermeidend entwickelt, wird es eher pseudoselbständig (d.h. ohne Rückversicherung bei der Bindungsperson) explorieren, wird oft aber auch in seiner Exploration eingeschränkt sein, weil es sich letztendlich nicht bindungssicher fühlt und sein Bindungssystem innerlich aktiviert ist. Wenn das Kleinkind Angst und Gefahren erlebt, wird es vielleicht zur Mutter zurückkehren wollen, auf halber Strecke aber innehalten und dann wieder vorgeben, explorieren zu wollen. Es wird also seine Bindungssignale und seine Not der Bindungsperson nicht wirklich mitteilen, weil es aus Erfahrung weiß, dass diese auf seine Bindungssuche eher mit Zurückweisung reagieren wird. Dieses bindungsvermeidende Verhalten stabilisiert sich dann auch bei weiteren Explorationen und Erfahrungen im Lauf des zweiten Lebensjahres.

Insgesamt ist das zweite Lebensjahr dadurch geprägt, dass die Bindungsmuster sich ausbauen und stabilisieren. Beim sicher gebundenen Kleinkind sehen wir jetzt immer umfassendere Erkundungen und mehr neugieriges Verhalten, das dazu dient, sich die gesamte Umwelt zu erschließen, in Details kennenzulernen und sich auch weiter von der Bindungsperson wegzubewegen. Beim bindungsambivalenten Kleinkind sehen wir, dass es nur in geringerem Ausmaß exploriert und sich von der Mutter entfernt. Der Abstand zur Mutter bleibt so geringer, es findet auch häufiger ein »Monitoring« statt, d.h. der Säugling schaut öfter zur Mutter zurück, um sich bei ihr rückzuversichern. Gefahrvolle Explorationen, die Schutz und Unterstützung von Seiten der Bindungsperson benötigen, werden vermieden. Der bindungsvermeidende Säugling schließlich exploriert sehr weit und in großen Kreisen und entfernt sich immer weiter weg von der Mutter als der bindungssichere – bis dahin, dass es keine Rückversicherung bei ihr mehr gibt und das Kind scheinbar pseudosicher in der Welt unterwegs ist.

Das desorganisiert gebundene Kind, dessen Entwicklung von einer beginnenden emotionalen Psychopathologie begleitet ist, wird sehr widersprüchliche Bindungssignale zeigen: Im Laufe des ersten Lebensjahres wird es bei Angst und Gefahr manchmal zur Bindungsperson hinlaufen, dann wieder weglaufen, auf halber Strecke stehen bleiben, sich umdrehen, sich zu Boden werfen, Wutanfälle bekommen; wenn die Mutter es trösten und auf den Arm nehmen will, wird sich dieses Kind möglicherweise von der Bindungsperson abwenden oder sie schlagen, beißen oder in einen tranceartigen Zustand verfallen. Alle diese Verhaltensweisen können sich sehr schnell abwechseln und daher für die Bindungsperson und mögliche Beobachter sehr verwirrend sein.

Schon im zweiten Lebensjahr sehen wir gegenüber der Hauptbindungsperson, aber auch gegenüber anderen Ersatz- oder weiteren Bindungspersonen ein sehr auffälliges desorganisiertes Bindungsverhalten. Trennungssituationen werden manchmal mit lautem Weinen und Protestgeschrei kommentiert; es ist aber auch möglich, dass das gleiche desorganisierte Kind auf Trennungssituationen überhaupt nicht reagiert oder die Trennung oder das Weggehen der Bindungsperson scheinbar gar nicht bemerkt.

In der Regel wissen Bindungspersonen mit desorganisierten Kindern nie, wie ihr Kind in einer bindungsrelevanten Situation reagieren wird, was für sie großen Stress bedeutet und sie stark verunsichert. Sie suchen im Verhalten ihres Kindes nach einem Muster, finden aber in bindungsrelevanten Situationen jedes Mal andere Verhaltensweisen. Manchmal sehen wir Anzeichen eines bindungssicheren Verhaltens, dann vermeidendes Verhalten, dann aber auch wieder sehr auffälliges Verhalten wie tranceartige Zustände, Wutanfälle oder panikartiges Weinen, mit deutlich ängstlichem Gesichtsausdruck – z.B. gerade dann, wenn die Bindungsperson nach einer kurzen Trennung zum Kind zurückkommt. Das tranceartige Verhalten kann manchmal bis hin zu dissoziativen Zuständen reichen, die mit deutlichem motorischem und affektivem Erstarren verbunden sind (Brisch 2010a; Grossmann & Grossmann 2012).

Schutz- und Risikofaktoren

Die zuvor beschriebene Entwicklung kann durch vielfältige Faktoren beeinflusst werden. Zu den Schutzfaktoren zählen insbesondere die psychische Gesundheit der Eltern – also von Mutter *und* Vater – sowie eine unterstützende familiäre Atmosphäre. Hier hat besonders die Großfamilie eine Bedeutung. Auch ein erweiterter Freundeskreis und eine sogenannte »Wahl«-Familie für Eltern, die fernab von ihrer eigenen Ursprungsfamilie leben, können im Sinne eines Schutzfaktors wirken und hilfreich sein. In vielfältigen Studien wurde nachgewiesen, dass soziale Unterstützung, Begleitung, Entlastung, Hilfe bei der Lösung von Problemen, aber auch bei der Versorgung des Kindes sehr zur Entspannung der Eltern-Kind-Beziehung beitragen und ebenso die Entwicklung einer sicheren Bindung des Kindes fördern können. Eine stabile sozioökonomische Grundlage mit wenig sozialen Konflikten und ohne Spannungen und Nöte, insbesondere durch finanzielle Engpässe oder auch Armut, wirkt sich sehr positiv aus. Eine körperlich gesunde Entwicklung des Kindes, die ja von den meisten Eltern als selbstverständlich vorausgesetzt wird, aber nicht immer gegeben ist, ist ebenso ein Schutzfaktor.

Dabei muss der Körper des Säuglings und des Kleinkindes vielfältige Adaptationen durchlaufen: Das Baby muss sich mit vielen Keimen und Viren auseinandersetzen, eine spezifische Immunität aufbauen. Zudem muss es sich an vielfältige Alltagsbedingungen in unterschiedlichen Gruppen anpassen: So muss es z.B. eventuell weitere Bindungspersonen akzeptieren und zu diesen eine emotionale Bindung aufbauen. Hierzu gehören sowohl Familienangehörige wie auch Krippenerzieherinnen und Tagesmütter.

Zu den Risikofaktoren gehören wirtschaftliche, soziale und emotionale Armut. Besonders die wirtschaftliche Armut, wie sie häufig alleinerziehende Frauen betrifft, etwa wenn die Partner und Väter die Zahlung von Unterhalt verweigern und wenn sie sozial kaum durch Partner oder Freunde unterstützt werden, ist hier von großer Bedeutung. Noch immer ist nicht allen Frauen klar, dass sie sich dann unmittelbar ans Jugendamt bzw. ans Sozialamt wenden müssen, um von dort Unterstützung zu erhalten. Für alleinerziehende Frauen ist es nicht nur schwieriger, trotz dieser Widrigkeiten zum Baby eine emotional sichere Beziehung in einem möglichst entspannten Kontext aufzubauen, sondern sie sind zudem mit vielfältigen anderen Problemen konfrontiert; sie müssen sich z.B. darum kümmern, wie und ob sie alleine mit dem Baby die Wohnung halten können, oder müssen nach einer neuen Wohnung suchen, die eventuell für das Baby angepasst und kindersicher sein muss oder auch einfach nur größer sein sollte. Aber auch die materiellen Fragen – wie der tägliche Lebensunterhalt zu sichern ist – können eine enorme Belastung darstellen.

Angesichts solcher Belastungen, die ja materiell *und* emotional wirken, ist der sichere Bindungsaufbau zum Kind gefährdet und es können sich hieraus emotionale interaktionelle Störungen entwickeln. Die psychische Gesundheit der Mutter bzw. des Vaters ist ein Schutzfaktor; psychische Belastungen oder psychische bzw. psychiatrische Erkrankungen eines Elternteils oder von Mutter und Vater stellen dagegen einen Risikofaktor dar. Die psychische Erkrankung eines Elternteiles bedeutet immer eine hohe Belastung für die Eltern-Kind-Beziehung, ebenso für die Partnerschaft. So kann sie zu Problemen führen, die sich zu großen Stressfaktoren in der Eltern-Kind-Beziehung entwickeln und damit auch die emotionale Bindungssicherheit des Kindes gefährden.

Risiko- und Schutzfaktoren betreffen zudem das Wesen eines Kindes. Sind die Kinder in ihrem Temperament meistens fröhlich und lassen sich nicht so schnell aus der Ruhe bringen, scheint dies ein Schutzfaktor zu sein, während es ein Risiko für ihre Entwicklung bedeutet, wenn Kinder irritabel sind und auf kleinste Reize hin weinen und sich schlecht beruhigen lassen. Sie fordern die emotionalen Ressourcen der Eltern ganz besonders, weil diese ständig auf kleinste Reize hin ihr aufgeregtes Kind beruhigen müssen, das unter Umständen länger weint als andere Kinder. Hieraus kann sich ein Teufelskreis ergeben: Die Eltern werden immer dünnhäutiger bzw. haben immer weniger emotionale Ressourcen und weniger Kraft, um das aufgeregte Baby, das auf kleinste Reize irritiert weint, zu beruhigen; das Baby wiederum spürt die Anspannung der Eltern, wird selbst hierdurch irritiert und angespannt und weint schließlich, um seinen eigenen Stress auf diese Weise abzuführen. Hieraus ergibt sich eine »Stressspirale«, die einerseits zu einem äußerst aufgeregten gestressten Baby und andererseits zu ebenso gestressten Eltern führt – eine gefährliche Konstellation, in der im schlimmsten Fall ein Elternteil anfängt, das Baby oder Kleinkind anzuschreien oder sogar zu schütteln, und ihm damit Schaden zufügt.

Ein weiterer Risikofaktor ist das Fehlen sozialer Kontakte, sozialer Unterstützung in einem erweiterten Freundes- und Familienkreis und ein Mangel an Einbindung in soziale Netzwerke mit Freunden und Bekannten. Die Evolution hat es nicht vorgesehen, dass eine Mutter ihr Kind etwa als Alleinerziehende im 10. Stockwerk eines Hochhauses in einem Zweizimmerappartment großziehen muss. Von der Evolution her sind wir »Gruppenbrüter« – entsprechend erziehen Frauen ihre Babys etwa in steinzeitlichen Kulturen in Papua-Neuguinea gemeinsam mit Partnern und in einer unterstützenden und hilfreichen Gruppe von stillenden Frauen (Brisch 2000, 2007; Opp & Fingerle 2007).

Die Bedeutung des Vaters

Väter sind für die Entwicklung von Kindern von größter Bedeutung. Oftmals kann man lesen, dass sie besonders für die Entwicklung von Jungen wichtig seien, damit diese sich im Sinne einer guten männlichen Identitätsentwicklung mit dem Vater identifizieren können. Die Forschung zeigt aber, dass die besonderen Auseinandersetzungen und emotionalen Interaktionserfahrungen, die Kinder mit männlichen Identifikationsfiguren wie dem Vater erleben und machen können, sowohl für die Jungen als auch für die Mädchen äußerst wichtig sind (Hopf 2014). Sie weist darauf hin, dass besonders die triangulären Interaktionserfahrungen, die sich spannungsvoll in dem Dreieck von Vater, Mutter und Kind entwickeln, sowie die sich daraus ergebende Dynamik und Spannungswechsel von größter emotionaler Bedeutung für die Entwicklung des Kindes sind, damit es später auch in Gruppen von mehreren Kindern interagieren und verschiedenste Kontakte aufbauen kann (Brisch 2014).

In der Bindungsforschung hat sich gezeigt, dass die Väter – über die für die Identität wichtige Auseinandersetzung mit dem männlichen Gegenüber hinaus – in der Interaktion gänzlich andere Funktionen und Aufgaben übernehmen, z. B. dem Kind durch ihre feinfühlige Art und Weise der Unterstützung helfen, die Umwelt zu erkunden. Forschungen zeigen, dass feinfühlige Hilfestellungen bei der Erkundung, die die Väter ihren zweijährigen Kindern gaben, die Bindungssicherheit der Kinder im Jugendalter – mit 16 Jahren – am besten voraussagen ließen (Grossmann et al., 2002). Auch die feinfühlige Pflege der Väter, die sie heute teilweise ebenso intensiv wie die Mütter und mit diesen gleichberechtigt durchführen, kann auf die spätere Bindungssicherheit des Kindes schließen lassen. Wir untersuchen dies gerade in unserer SAFE®-Präventionsstudie. Die SAFE®-Mentoren berichten, dass die Väter besonders zur Exploration ermutigen, mehrere Versuche des Kindes tolerieren, auch angstbesetzte Interaktionserfahrungen der Kinder gut begleiten und unterstützen können. Dabei ist es erforderlich, dass die Väter dies feinfühlig tun, d. h. sie müssen in der Lage sein, die Signale des Kindes bei der Exploration zu erkennen, sie richtig zu interpretieren und angemessen und prompt darauf zu reagieren. Können sie dies nicht leisten und verhalten sich vielmehr übergriffig, dominant, ignorieren die Signale der Kinder, gehen darüber hinweg und setzen ihre eigenen Spiel- und Explorationsinteressen durch, so entwickelt sich eher keine sichere Bindungsbeziehung zum Vater.

Im besten Fall wird der Vater heute zu einer weiteren sicheren Bindungsperson, die für Schutz, Sicherheit und Vertrauen steht und an die das Kind sich bei Angst und Gefahr ebenso wenden kann wie an die Mutter. Vater und Mutter stehen dann in der »Bindungspyramide« (vgl. den nächsten Abschnitt zur Bedeutung weiterer Bindungspersonen und der Bindungspyramide) auf ähnlicher Höhe nebeneinander (Dammasch & Metzger 2006; Garstick 2012, 2013; Hopf 2008).

Die Bedeutung weiterer Bindungspersonen und die Bindungspyramide

Im Laufe der ersten Lebensjahre kann ein Säugling bzw. Kleinkind zu verschiedenen Bindungspersonen eine Bindungsbeziehung entwickeln. Während sich der Säugling in den ersten Lebensmonaten vielleicht noch bevorzugt auf eine Bindungsperson konzentriert, oft die Mutter, können bereits im ersten Lebensjahr weitere Bindungspersonen hinzukommen, wie z. B. der Vater, die Großmutter, die Tagesmutter, die Krippenerzieherin oder auch die Babysitterin. In der Regel, so die Bindungsforschung, kann ein Kind im Laufe des ersten Lebensjahres zu etwa vier Bindungspersonen eine Bindungsbeziehung aufbauen. Diese Bindungspersonen werden voneinander unterschieden und stehen dem Säugling im Prinzip alle für Schutz und Sicherheit zur Verfügung, sodass sich das Kind, wenn es Angst hat, an sie wenden kann.

Da die verschiedenen Bindungspersonen sich dem Kind gegenüber in den Interaktionen jeweils unterschiedlich feinfühlig (oder nicht feinfühlig) verhalten, macht es auch verschiedene interaktionelle Erfahrungen, die von feinfühlig über weniger feinfühlig bis grob unfeinfühlig reichen können. Entsprechend der Qualität der erlebten Interaktionserfahrungen sind die Bindungspersonen für das Kind in einer Hierarchie angeordnet. Demgemäß steht, wie schon vorne angedeutet, eine Hauptbindungsperson an der Spitze der Bindungspyramide, es gibt eine zweitbeste Bindungsperson, eine drittbeste und so weiter. Die Hauptbindungsperson kann das Kind in Zeiten der größten Not und in Situationen der Angst am besten und schnellsten trösten und ihm Schutz und Sicherheit gewähren. Hat es in solchen Situationen, die sein Bindungssystem aktivieren, die Wahl zwischen der primären, sprich: seiner Hauptbindungsperson, und der zweiten Bindungsperson, so wird sich das Kind immer an seine Hauptbindungsperson wenden.

Für die zweit- bzw. auch die drittbeste Bindungsperson ist dies oft ein wenig frustrierend; wenn nämlich die primäre Bindungsperson in der Nähe ist und das Kind dies auch weiß, wird es bei Angst und Gefahr so lange protestieren, bis diese es auf den Arm nimmt und tröstet. Die zweit- und drittbesten Bindungspersonen können das Kind nur trösten und unterstützen, wenn die Hauptbindungsperson nicht in der Nähe bzw. nicht für das Kind erreichbar (etwa im Haus) ist. In letzterem Fall aber kann das Kind lernen, sich an die weiteren Bindungspersonen zu wenden, und mit diesen die Erfahrung machen, dass sie es ebenso, mit der ihnen jeweils eigenen Feinfühligkeit, trösten können. In der Regel dauert es etwas länger, bis der Trost wirkt, und es kann sein, dass das Kind noch eine Weile protestiert und jammernd nach der Hauptbindungsperson verlangt, bevor es sich von einer weiteren Bindungsperson beruhigen lässt.

Es ist wichtig, sich klarzumachen, dass rein das Verwandtsein nicht bedeutet, dass sich eine Bindungsbeziehung entwickelt – nur weil man Vater, Großmutter oder Tante ist, entsteht noch keine Bindungsbeziehung. Zwischen dem Baby und den Bindungspersonen, auch dem Vater, muss es intensive feinfühlige Interaktionen geben, damit sie in der Bindungspyramide überhaupt vorkommen. Dies trifft natürlich genauso für die Mutter zu. Allgemein gilt: Wer Bindungsperson werden möchte, muss mit dem Baby Zeit mit Interaktionen verbringen, es muss mit der entsprechenden Person Interaktionserfahrungen machen können. Wenn der Säugling schon ab der 6. Woche in der Krippe versorgt wird, wird wahrscheinlich die Krippenerzieherin, wenn sie einigermaßen feinfühlig ist, zur Hauptbindungsperson werden. Unter diesen Umständen wird das Kind die Mutter oder den Vater erst als zweit- oder drittbeste Bindungspersonen anerkennen, oder sie kommen – im schlimmsten Fall – in der Bindungspyramide gar nicht vor.

Wir erleben heute, dass Kinder sich jederzeit von ihrer Krippenerzieherin trösten lassen, aber nicht von ihrer Mutter, ihrem Vater oder anderen Familienmitgliedern, weil sie mit diesen so wenig Zeit verbringen und in dieser Zeit auch noch unfeinfühlige Interaktionserfahrungen machen, sodass diese potentiellen Bindungspersonen für sie in der Bindungspyramide gar nicht als Schutz- und Sicherheitspersonen zur Verfügung stehen. Dadurch entwickeln die Kinder in den ersten Lebensjahren von ihren biologischen Eltern gar kein inneres Arbeitsmodell von Bindung, das mit der Erfahrung von Schutz und Sicherheit verbunden ist. Es ist für Eltern immer wieder frustrierend, wenn sie erleben, dass sie zwar die biologischen Eltern, aber deswegen für ihr Kind noch keine emotionalen, sozialen Eltern, sprich: keine Bindungspersonen, sind. Viele Eltern gehen heutzutage davon aus, dass sie unmittelbar in das Bindungssystem des Kindes aufgenommen werden, wenn dieses sie als seine Eltern erkennt. Eltern verbringen heute aber unter Umständen mit ihren Kindern so wenig Zeit, dass – selbst bei feinfühligster Interaktion – die Anzahl der Erfahrungen, die ein Kind mit seinen Eltern machen kann, zu gering ist, um die vielfältigen, vielleicht feinfühligen Bindungserfahrungen, die es mit einer Krippenerzieherin machen kann, ausgleichen bzw. mit diesen mithalten zu können.

Umgekehrt gilt aber auch, dass der häufige Wechsel von Bindungspersonen in der Krippe, die sich eine Stelle als Erzieherin teilen, verhindert, dass das Kind diese vielen Personen als Bindungspersonen in einer Hierarchie anordnen kann. Selbst wenn die Krippenerzieherinnen einigermaßen feinfühlig sind, reichen auch hier die Zeiten, die das Kind mit der Erzieherin verbringen kann, kaum zur Entwicklung einer sicheren Bindung aus.

Wir machen z. B. die Erfahrung, dass es in einzelnen Krippen zwar zwei Erzieherinnenstellen zur Betreuung von 12 bis 16 Kindern (in manchen Krippen sogar von 20 Kindern!) gibt, dass sich aber mehrere Teilzeitkräfte diese zwei Stellen teilen, so dass das Kind über die Woche hinweg manchmal mit 8 bis 10 Erzieherinnen in unterschiedlichen Teilzeitkonstellationen Kontakt hat. Dies überfordert die Bindungs- und Beziehungsfähigkeiten eines Säuglings oder Kleinkindes, sodass dieser bzw. dieses hier kaum eine Möglichkeit hat, die einzelnen Erzieherinnen in einer hierarchischen Bindungspyramide einzuordnen. Das Kind wird immer wieder beginnen, einzelne Bindungspersonen zu präferieren, die dann aber am nächsten Tag oder noch am Nachmittag desselben Tages nicht mehr zur Verfügung stehen, weil dann andere Erzieherinnen das Kind betreuen. Dagegen sind kontinuierliche, wiederkehrende Beziehungserfahrungen mit einer Person über einen längeren Zeitraum und mit feinfühligen Interaktionen ein Garant dafür, dass das Kind eine sichere emotionale innere Bindungsbeziehung verinnerlichen und entsprechend ein sicheres Arbeitsmodell von Bindung aufbauen kann. Dies wird sich dann auch in entsprechenden Verhaltensweisen des Kindes gegenüber dieser spezifischen Bindungsperson ausdrücken. Die Wahrscheinlichkeit, dass das Kind bei ständig wechselnden Bindungspersonen eine Bindungsstörung mit Promiskuität entwickelt, d. h. dass es mit jeder Bindungsperson, die sich ihm potentiell zur Verfügung stellt, ohne Differenzierung mitgeht, sich von dieser auf den Arm nehmen oder trösten lässt, dass die Bindungspersonen somit relativ austauschbar und beliebig sind, ist sehr groß (vgl. die Abschnitte zu Bindungsstörungen in Teil 3).

Gleiche Überlegungen gelten natürlich auch für den Kita-Bereich, also dort, wo die Kinder nicht nur ergänzend, sondern fast den ganzen Tag betreut werden. Wenn Kinder bereits nach wenigen Lebenswochen fünf Tage die Woche etwa 10 Stunden am Tag in der Kita verbringen, können sie zwar potentiell mit den Erzieherinnen viele emotionale interaktionelle Erfahrungen machen, diese können aber nicht stabil verinnerlicht werden, wenn das Kind in dieser Zeit wechselnde Teilzeiterzieherinnen kennenlernt. Steht ihm hingegen beständig eine Erzieherin oder eine andere Betreuungsperson zur Verfügung, die ihm einigermaßen feinfühlig begegnet und es pflegt und hegt, wie dies vielleicht am ehesten noch bei einer Tagesmutterversorgung gewährleistet ist, so kann die Betreuungsperson – die Erzieherin, Tagesmutter, Großmutter etc. – in der frühen Versorgung des Kindes zu einer weiteren wichtigen Bindungsperson werden. In diesem Fall werden die Bindungspersonen aus der Fremdbetreuung in die Bindungspyramide mit »eingebaut« und können auf diese Weise vielleicht ebenso für Schutz und Sicherheit stehen wie die primären Bindungspersonen.

Ein Netzwerk von Bindungspersonen in einer Bindungspyramide gewährleistet für das Kind maximalen Schutz. Sollte eine Bindungsperson, wie etwa die Hauptbindungsperson, bei Angst und Gefahr gerade nicht zur Verfügung stehen, so kann das Kind auf die zweitbeste oder drittbeste Bindungsperson oder auf diese folgende Bindungspersonen aus der Bindungspyramide zurückgreifen, um sich mit deren Hilfe – wenn auch vielleicht nicht so schnell und nicht so dauerhaft – zu beruhigen und die emotionale Erfahrung von Sicherheit zu machen.

Auf der Basis dieser Überlegungen ist ein Tagesmutterkonzept für die Bindungsentwicklung des Kindes eher förderlich, weil die Tagesmutter mehr emotionale und interaktionelle Präsenz ermöglicht, indem sie in der Regel tagtäglich da ist und – anders als die oft wechselnden Erzieherinnen – mit dem Kind die meiste Zeit gemeinsam verbringt. Hinzu kommt, dass die Bereiche interaktioneller Erfahrungen in einem häuslichen Milieu überschaubarer sind als in einer Krippe mit 12 und mehr Kindern (Grossmann & Grossmann 2012).

TEIL 3

Behandlungsbeispiele

Schreistörungen und exzessives Schreien

Schreien ist ein ganz natürliches Ausdrucksmittel von Säuglingen und Kleinkindern, um einen inneren Stresszustand anzuzeigen. Wann immer Kinder in diesem Alter größeres Unwohlsein empfinden, fangen sie an zu nörgeln, zu quengeln, schließlich lauter zu weinen, bis sie dann möglicherweise sehr laut und schrill schreien, um damit einen extremen »Alarmzustand« anzuzeigen. Da im Säuglings- und Kleinkindalter noch nicht mittels der Sprache auf differenzierte Art und Weise Dinge und Umstände benannt werden können, die den Kinder Unwohlsein bereiten, bleibt ihnen als letzte »Überlebensmöglichkeit« nur die Fähigkeit, mit lautem Weinen oder Schreien darauf hinzuweisen, dass sie sich in einem extremen Stresszustand befinden und irgendetwas für sie überhaupt nicht passend ist.

Die Ursachen hierfür können vielfältig sein: Hunger, Durst, Angst, Langeweile, Über- oder Unterstimulation, Krankheit, Schmerzen, Alleinsein, Trennung von der Bindungsperson – um nur einige wenige aufzuzählen. Alle diese Zustände führen in einen extremen Dysstress des Kindes, der wie beschrieben nach außen signalisiert wird. Die Kinder gehen davon aus, dass ihre Bindungspersonen das Schreien hören, richtig interpretieren und angemessen und prompt darauf reagieren, indem sie den Stresszustand in seiner Ursache erkennen und diese Ursache beenden. Dies bedeutet z.B., dass die Bindungsperson erkennt, dass ein schreiender Säugling Hunger hat, und mit Stillen oder Nahrungsangebot hierauf reagiert. In einem anderen Fall kann das Schreien Angst in der Nacht vor dem Alleinsein und das Fehlen der Bindungsperson ausdrücken. Dann ist nicht das Stillen die richtige Lösung, um das Weinen zu besänftigen, sondern der Säugling erwartet ein anderes Verhalten der Bindungsperson, nämlich Nähe, Zuwendung geben, Körperkontakt und eine feinfühlige Beruhigung z.B. mit Worten und Streicheln.

Feinfühlige Bindungspersonen werden sehr damit beschäftigt sein, die verschiedenen Arten des Schreiens des Säuglings und sein Weinen zu differenzieren, zu entschlüsseln und jeweils passende angemessene Antworten zu finden und diese Antworten zudem in der Dosierung und Intensität feinfühlig abzustimmen. Ein »Zuviel« an Antwort kann – obwohl es die richtige Antwort ist – ebenso wie ein »Zuwenig« an Antwort (z.B. Nahrungsangebot) unfeinfühlig sein und zu einem weiteren Quengeln und Schreien Anlass geben.

Das Schreien des Säuglings dient somit, zusammenfassend gesagt, dem Überleben und ist von der Natur so eingerichtet, dass er auf jeden Fall von seinen Bindungspersonen wahrgenommen wird und diese entsprechend gezwungen sind, darauf zu reagieren. Das Weinen setzt erhebliche physiologische Reaktionen bei denjenigen in Gang, die es hören – selbst wenn man nicht Vater oder Mutter eines Babys ist, werden entsprechende Stresshormone ausgeschüttet, und man überlegt automatisch, welche Ursachen das Weinen haben und wie das Baby beruhigt werden könnte.

Entsprechend ihrer Vorgeschichte aus der Schwangerschaft gibt es Babys, die bereits bei der Geburt sehr leicht »irritabel« sind. Dies bedeutet, dass sie bei herabgesetzter Stresstoleranz nur eine geringfügige Stimulation durch Stress benötigen – also z.B. aufgrund von Hunger, Durst, Langeweile oder Alleinsein –, um bereits mit Quengeln und Weinen, ja sogar Schreien zu reagieren. Für diese Babys ist es von größter Bedeutung, dass sie feinfühlige Bindungspersonen haben, die ihre Signale entsprechend differenziert wahrnehmen und dann auch die Intensität der Stimuli – je nachdem, was notwendig ist – angemessen nach unten oder nach oben regulieren. Da solch ein »irritables« Baby weniger Reize braucht, um »gestresst« zu sein, müssen z.B. die Spielanregungen, die Wartezeit bis zum Stillen, die Frequenz des Stillens oder auch die Intensität von Körperkontakt und

Zuwendung seiner Stresstoleranz angepasst werden. Wie im ersten Band meiner Buchreihe zur Bindungspsychotherapie – *Schwangerschaft und Geburt* – beschrieben, können vielfältige Störungen in der Schwangerschaft, sowohl auf Seiten des Babys als auch auf Seiten der werdenden Eltern, dazu führen, dass die neuronale Stressregulation im Gehirn des Babys ganz anders angepasst wird und sich auf einem viel sensibleren Niveau einstellt als bei Babys mit normaler Stresstoleranz.

Grundsätzlich ist es wichtig, dass die Eltern zur Kenntnis nehmen, dass der Säugling im ersten Lebensjahr noch kaum in der Lage ist, Stress selbst zu regulieren, sondern diese Fähigkeit zur Selbstregulation stressvoller Erfahrungen erst durch das Erleben der Koregulation durch feinfühlige Bindungspersonen entwickelt. Indem die Erwachsenen die Signale richtig interpretieren und durch gute koregulatorische Antworten, die zu den Signalen feinfühlig passen, dem Säugling vermitteln, dass er verstanden wird, und seinen Stress auf diese Weise besänftigen, erfährt der Säugling, wie eine Bindungsperson ihm dabei hilft, Stresssignale zu regulieren. Da die Bindungsperson in der Regel auch noch über die Art der stressvollen Erfahrung spricht, den Stress mit Worten benennt, also z.B. sagt: »Oh je, bist du so aufgeregt, hast du dich so erschreckt!«, oder: »Meine Güte, bist du so hungrig!«, »Hast du solche Angst, alleine zu sein?«, lernt der Säugling zusätzlich die richtigen Worte für seinen jeweiligen Stress. Auf diese Weise kann er mit der Zeit immer besser differenzieren, was die einzelnen Stresszustände bedeuten.

Im zweiten und dritten Lebensjahr, wenn die aktive Sprachentwicklung rasch voranschreitet, sehen wir zusätzlich, wie die Kleinkinder in stressvollen Situationen nicht mehr nur weinen oder schreien, sondern ihren Stress auch bereits spezifisch in Sprache zum Ausdruck bringen und dann sehr laut protestieren, indem sie etwa ihren Bezugspersonen sagen, dass sie Hunger oder Angst haben, wütend oder auch frustriert sind, weil sie bestimmte Dinge nicht erkunden können, weil ihnen Grenzen gesetzt wurden. Sie können also in diesem Alter sehr gezielt durch sprachliche Äußerungen, die an die Bindungsperson gerichtet sind, zum Ausdruck bringen bzw. der Bindungsperson durch genaueres Verbalisieren und Benennen sowie Zeigen vermitteln, was als so stressvoll erlebt wird.

Diese Fähigkeit, die wir, wie gesagt, vor allem im zweiten und dritten Lebensjahr des Kleinkindes wahrnehmen, hatte sich bereits in der zweiten Hälfte des ersten Lebensjahres entwickelt; zu dieser Zeit konnte der Säugling aber noch nicht so differenziert mit Worten reagieren, sehr wohl aber schon durch Zeigen genau darauf hinweisen, woher der Stress vielleicht kam. So hat sich ein Kind möglicherweise den Kopf gestoßen, weint laut und zeigt genau auf die Stelle des Kopfes, wo die Beule ist oder der Schmerz wahrgenommen wird. Je älter das Kind wird, umso differenzierter werden die Hinweise auf die Ursachen, die zu Weinen und Schreien oder zu großem Stress führen. Können die Kinder sprechen und ihren Stress mit Worten kommentieren, ist es für die Bindungsperson natürlich viel leichter, darauf zu reagieren.

Die Fähigkeit aber, ihren Stress spezifisch in Worte zu fassen und differenziert in der Beziehung zu ihren Bindungspersonen zum Ausdruck zu bringen, ist den Säuglingen nicht von Natur aus gegeben, sondern sie konnte erlernt werden, weil eine Bindungsperson ihren Stress differenziert erkannt und dann durch feinfühlige Regulation beendet und zusätzlich mit Sprache benannt hat. Sind Bindungspersonen unfeinfühlig, nicht verfügbar, kann niemand auf den Stress des Säuglings eingehen, wird er in seinem Stress vollkommen überfordert, alleingelassen und haben wir es sogar mit Zuständen von emotionaler und körperlicher Vernachlässigung zu tun, dann machen Kinder diese Erfahrung der Koregulaton von Stress nicht. Sie verbleiben sowohl im Säuglingsalter als auch im Kleinkindalter in einer Situation, wo sie von Stressattacken überfordert und überwältigt werden, und beginnen lauthals zu schreien, ohne dass ihre Stresssignale differenziert beantwortet werden bzw. differenziert beantwortet werden können. Für Außenstehende ist es dann extrem schwierig, solche

Kinder zu beruhigen, weil sie – anders, als man es im zweiten und dritten Lebensjahr erwarten würde – nicht in der Lage sind, in irgendeiner Weise sprachlich oder gestisch mitzuteilen, was ihnen fehlt, wodurch der Stress ausgelöst wurde und warum sie weinen.

Wenn diese Fähigkeit in dieser Altersphase nicht erlernt wird, bleibt das Problem womöglich zeitlebens bestehen. Wir kennen die Fälle von Erwachsenen, die kaum oder gar nicht in der Lage sind, ihren Stress zu benennen oder sich selbst zu beruhigen, weil sie dies in der frühen Kindheit nie in einer hilfreichen Bindungsbeziehung gelernt haben.

Beispiel: Diagnostik und Therapie bei einem Säugling mit unstillbaren Schreiattacken

Frau S. meldete sich in unserer Ambulanz an, weil ihr Säugling, die kleine Janine, mit seinen sechs Monaten immer noch Attacken hatte, in denen er oft stundenlang weinte, manchmal schrill schrie, wodurch Frau S. sehr beunruhigt war. Sie schilderte, dass Janine schon in den ersten Lebenswochen oft lange herumgetragen werden musste, sich schlecht selbst beruhigen konnte, häufig Phasen hatte, in denen sie zwei Stunden lang weinte, bevor sie auf dem Arm der Mutter einschlief.

Frau S. war deshalb sehr verzweifelt, sie war erschöpft, wusste sich keinen Rat mehr; sie hatte inzwischen verschiedenste Hausmittel ausprobiert, aber weder ein Stillen nach Bedarf noch das Stillen im Vier-Stunden-Rhythmus hatte zu einer wirklichen Veränderung geführt. Frau S. hatte inzwischen auch eine Wahrsagerin aufgesucht, die ihr erklärt hatte, dieses Kind habe einen sehr starken Willen und werde einmal Großes vollbringen. Diese Vorhersage half ihr aber nicht, mit den aktuellen Schreiphasen umzugehen, die sie inzwischen selbst sehr aggressiv machten. Dies war auch der Grund, warum sich Frau S. an uns gewandt hatte, denn sie befürchtete, sie könnte bei einem der nächsten Schreianfälle »ausrasten« und ihr Baby schütteln, schlagen oder einfach weglaufen.

Es zeigte sich, dass Frau S. selbst mit den Nerven am Ende war, keine eigenen Ressourcen mehr hatte, um sich in irgendeiner Weise gut kontrollieren und regulieren zu können.

Aus der Vorgeschichte ergab sich, dass Frau S. nicht geplant schwanger geworden war; sie hatte zuvor eine sehr zufriedenstellende Beziehung mit ihrem Partner erlebt. Beide Eltern waren berufstätig und wollten zwar in ferner Zukunft ein Kind, aber eigentlich nicht zu dem Zeitpunkt, als sie schwanger geworden war. Inzwischen hatte sich der Vater des Kindes und Partner von Frau S. von ihr getrennt und war ausgezogen, weil er, wie Frau S. meinte, die stundenlangen Beschäftigungen mit Janine und die abendlichen Schreiphasen nicht mehr ausgehalten hatte. Nur in einem Nebensatz bemerkte sie, der Vater habe eine neue, kinderlose Partnerin, mit der er sich viel besser verstünde.

Die Kränkung, die es für sie bedeutete, dass sie verlassen worden war, konnte Frau S. nicht benennen, noch konnte ich dies ansprechen, da sie mir nonverbal vermittelte, dass dieses Thema tabu sei. Frau S. war ganz auf das Schreien ihres Kindes fixiert und erwartete einen Ratschlag, der ein Wunder bewirken würde – dass Janine nämlich aufhören würde zu schreien und zu einem pflegeleichten Baby würde.

Es wurde sehr schnell klar, dass bereits die Feststellung der Schwangerschaft und auch die folgenden Schwangerschaftsmonate von starken Ambivalenzen und Belastungen, von Streit, Auseinandersetzungen zwischen den Partnern gekennzeichnet gewesen waren. Frau S. hatte auch phasenweise überlegt, ob sie die Schwangerschaft nicht beenden sollte. Von Anfang an war sie sich unsicher, ob der Partner zu der Schwangerschaft und zu ihr stünde oder ob – zumindest zum damaligen Zeitpunkt ihrer Beziehung – eine Partnerschaft nur ohne Kind möglich wäre.

Schließlich hatte sich Frau S. dann doch für die Schwangerschaft und das Kind entschieden, musste aber erkennen, dass es in ihrem Leben eigentlich für Schwangerschaft und Kind noch keinen rechten Platz gab. Beruflich war sie extrem eingespannt und hatte noch ein großes Projekt zu beenden, das sie eigentlich über das gesamte nächste Jahr beschäftigen sollte. Mit verschiedenen Kolleginnen und Kollegen konnte sie dann ein Arrangement treffen, dass sie doch noch einen Teilabschluss dieses großen Projekts erreichen konnte, all dies war aber mit sehr viel Aufregung und intensiver Arbeitsbelastung verbunden. So arbeitete Frau S. während der Schwangerschaft oft 12 und mehr Stunden, konnte sich kaum um das in ihr heranwachsende Kind kümmern. Nach ihrer Auffassung war dies auch nicht notwendig gewesen, da ihr Kind ja im Mutterleib gut versorgt gewesen sei.

Während der Anfangsphase der Schwangerschaft hatte sie unter Schwangerschaftserbrechen und Morgenübelkeit gelitten, dies legte sich jedoch im weiteren Verlauf der Schwangerschaft und erst gegen deren Ende traten zunehmend häufiger vorzeitige Wehen auf, sodass Janine dann auch vier Wochen vor dem errechneten Geburtstermin »vollkommen ungeplant« entbunden wurde. Janine musste noch eine kurze Zeit zur körperlichen Stabilisierung in der Kinderklinik bleiben, konnte dann aber mit der Mutter nach Hause gehen, ohne dass größere Komplikationen oder Schwierigkeiten aufgetreten waren.

Von Anfang an war Janine aber ein sehr unruhiges Kind: leicht irritabel, kleinste Reize, Geräusche, Ablenkungen vom üblichen Tagesplan führten zu einer sehr stressvollen Reaktion. Frau S. berichtete, dass Janine immer aufgeschreckt sei, gezuckt habe, alles wahrnehmen wollte, ständig nach außen orientiert gewesen sei. Gleichzeitig hatte sie den Eindruck, dass jeder Reiz für das Kind eigentlich »zu viel« sei. Frau S. fiel in dieser Zeit selbst zunehmend »in ein Loch«: Sie fühlte sich alleine, denn emotional hatte sich der Partner längst von ihr zurückgezogen; wahrscheinlich hatte er, wie sie inzwischen vermutete, bereits eine neue Beziehung begonnen. Das Thema »neue Beziehung und andere Partnerschaft« war für Frau S. sehr schwierig, sodass sie in den weiteren Gesprächen zuerst nicht darüber sprechen wollte und konnte.

Frau S. war nach der Schwangerschaft erschöpft, fühlte sich wenig unterstützt, hatte keine Hilfe. Sie war – nach dem Auszug ihres Partners – eine alleinerziehende Mutter mit einem kleinen irritablen Baby, das viel schrie, viel herumgetragen werden musste und »keinen Rhythmus fand«. Frau S. suchte sehnsüchtig nach einem Stillrhythmus: Einmal stillte sie nach Bedarf, dann nach drei oder nach vier Stunden, sie selbst fühlte sich aber so »unter Strom« stehend und gestresst, dass sie ihrem Kind keinen ruhigen Rhythmus anbieten konnte. Der Versuch – unter Anleitung der Hebamme –, alle vier Stunden zu stillen, misslang, da Janine oft nach zwei Stunden herzzerreißend weinte und Frau S. es nicht aushalten konnte, sie noch zwei weitere Stunden warten zu lassen. So entwickelte sich, wie beschrieben, eine sehr chaotische Stillfrequenz ohne Stillrhythmus.

Diagnostisch wurde deutlich, dass Frau S. durch die ungeplante Schwangerschaft mit der andauernden Arbeitsbelastung und körperlichen Überforderung schon während der Schwangerschaft sehr angespannt gewesen war. Die – »ganz unerwartete« – Frühgeburt des Kindes hatte sie »überrollt und überfordert«, denn eigentlich hatte sie ja vor der Geburt in ihrem Projekt noch Verschiedenes zu Ende bringen wollen. So plötzlich und »unvorbereitet« das Büro verlassen und sich um das kleine Baby kümmern zu müssen war für sie eine Überforderung; sie fühlte sich alleine, deprimiert, erlebte keine ausreichende Hilfestellung durch den Partner, und es war nicht verwunderlich, dass sich der vorgeburtliche Stress jetzt, nach der Geburt, fortsetzte.

Frau S. war in dieser angespannten Situation nicht in der Lage, die Signale ihres Kindes differenziert zu erkennen und emotional beruhigend darauf zu reagieren, sodass sich ein Teufelskreis entwickelte: Sie erlebte durch das Weinen ihres Kindes zunehmend Stress, konnte dadurch die Signale ihres Kindes immer weniger feinfühlig entschlüsseln und darauf reagieren, das Kind blieb unruhig oder weinte noch mehr und sie erlebte durch das ständige Weinen ihres Kindes noch mehr Stress und wurde noch verzweifelter – dies reichte bis hin zu aggressiven Phantasien gegenüber ihrem Kind.

Schon, dass sie ihre Not und andeutungsweise ihre Frustration und ihre Wut darüber, verlassen worden zu sein, zum Ausdruck bringen konnte, verhalf Frau S. dazu, sich etwas zu entspannen. Es entlastete sie angesichts der Schuld- und Schamgefühle, die sie wegen ihrer Unfähigkeit, das Weinen ihres Babys zu erkennen und adäquat zu beantworten, und des Verlusts des Partners hatte.

Frau S. war eine Frau, die – wie sie selbst sagte – bisher eigentlich immer alles »unter Kontrolle« gehabt und sich fähig und kompetent gefühlt hatte, zumindest im Beruf. In Partnerschaften und Beziehungen dagegen war sie, wie sie meinte, nicht so »erfolgreich«. Jetzt war sie darauf angewiesen, eine Beziehung zu ihrem Baby, ja eine Bindung aufzubauen: Letzteres hatte sie bisher eigentlich in Beziehungen eher vermieden. Frau S. war, wie das Bindungsinterview zeigte, bindungsvermeidend gebunden und hatte zu einem wahrscheinlich ebenso bindungsvermeidenden Partner eine Beziehung aufgebaut. Solange sie nicht schwanger war, konnten beide auf der Basis ihrer Bindungsmuster eine gut funktionierende Partnerschaft leben, in der sie punktuell Nähe und Sexualität zugelassen hatten. Jetzt aber forderte das Baby eine konstante emotionale Verfügbarkeit und Bindung, was Frau S. in ihrem Beziehungsangebot vollkommen überforderte. Sich ab und zu zu distanzieren oder auch eine Bindung an Janine zu vermeiden, war jetzt nicht mehr so einfach möglich.

Therapeutisch überlegten wir, dass Frau S. Hilfestellung und Entlastung bekommen sollte. Sie war einverstanden, dass wir das Jugendamt informierten, damit eine Fachfrau der Frühen Hilfen sie besuchen und unterstützen konnte. Es ergab sich die Möglichkeit der Hilfe durch eine Kinderkrankenschwester, die einen SAFE®-Kurs absolviert hatte. Hierbei stand vor allem die Wahrnehmung von Janines Signalen im Vordergrund, damit Frau S. feinfühlig unterscheiden konnte, welche Bedürfnisse das Kind mit seinem Schreien zum Ausdruck brachte und wie sie adäquat reagieren konnte. Es dauerte nicht sehr lange, bis Frau S. gut in der Lage war, die Signale des Kindes zu verstehen; dabei war es hilfreich, dass sie dank ihrer guten intellektuellen Differenzierungsfähigkeiten die therapeutischen Angebote sehr gut umsetzen konnte.

Zusätzlich wurde sie in Einzelgesprächen betreut, damit sie einen Teil ihrer Wut und ihrer Enttäuschung über die »verlorene Partnerschaft« verarbeiten konnte und auch darin unterstützt wurde, die Art des Umgangs zwischen Janine und ihrem Vater zu klären. Bisher gab es noch keine Umgangsregelung für den Vater. Frau S. erlebte es als Stress, dass dieser jederzeit ohne Ankündigung »auftauchte«, um Janine zu sehen. Es war für sie sehr entlastend, dass in den Einzelgesprächen eine Regelung des Umgangs – bezüglich dessen Häufigkeit und Dauer – thematisiert wurde, sodass diese Überlegungen dann in einer Beratung mit beiden Elternteilen auch dem Vater vermittelt werden konnten. Dieser war bereit, sich auf ein strukturierteres Angebot zum Umgang mit seiner Tochter einzulassen. Dies wiederum entlastete Frau S. sehr, denn die Probleme – sowohl im Hinblick auf den Umgang des Vaters mit Janine als auch bezüglich der Wahrnehmung und der Befriedigung von Janines Signalen – waren für sie jetzt überschaubarer geworden und damit besser zu handhaben.

Durch die positiven Erfahrungen in den Einzelgesprächen wurde es für Frau S. auch vorstellbar, in naher Zukunft eine eigene psychotherapeutische Behandlung in Angriff zu nehmen. Sie hatte sich dies schon früher öfter überlegt, es aber immer wieder verworfen, weil sie, beruflich so eingespannt, dafür »keine Zeit« gehabt hatte. Entlastend war für Frau S. auch, dass sie eine feste Verabredung mit einer Babysitterin treffen konnte, die zweimal in der Woche zunächst mit Janine spielte, dann mit ihr auch ins Freie ging. Mit ihr kam eine weitere Bindungsperson hinzu. Frau S. konnte jetzt wieder mehr für sich selbst sorgen und ihren eigenen Interessen nachgehen. Nachdem Veronika, die Babysitterin, als weitere Bindungsperson eingeführt war und sich – aufgrund ihres feinfühligen Umgangs mit dem Kind – rasch eine sichere Bindungsbeziehung zu Janine entwickelte, konnte Frau S. sogar davon lernen, wie Veronika auf Janines Signale antwortete. Veronikas Unterstützung verschaffte der Mutter zudem den Freiraum, sich zu Vorgesprächen für eine ambulante Therapie anzumelden; diese brachten Frau S. eine deutliche emotionale Entlastung.

Die Schreiphasen von Janine wurden nach zwei Wochen langsam kürzer. Janine zeigte zunehmend auch ein deutliches Bindungsverhalten gegenüber Frau S., die jetzt auch differenzierter auf deren Bedürfnisse eingehen konnte. Frau S. freute sich sehr, dass Janine in der beginnenden Phase des Fremdelns sehr deutlich zeigte, dass sie sie als Mutter allen anderen Pflegepersonen vorzog. Die erwähnten Vorgespräche zur eigenen Therapie, für die sich Frau S. entschieden hatte, sorgten für eine weitere Entspannung der Mutter-Kind-Situation.

Zu diesem Zeitpunkt konnten wir die Eltern-Säuglings-Therapie mit Frau S. und Janine beenden und ihr anbieten, dass sie sich bei Problemen jederzeit erneut an uns wenden konnte. Wir boten Frau S. an, wenn Janine zwei Jahre alt war, zu untersuchen, welche Art des Bindungsmusters sie bis dahin entwickelt hatte. Inzwischen hatte sich Frau S. durch Lektüre auch über die verschiedenen Bindungsmuster und die Entwicklung einer sicheren Bindung von Säuglingen und Kleinkindern informiert. Überhaupt war die Form der kognitiven Auseinandersetzung – über Lesen und den Erwerb von Wissen – für Frau S. eine gute Möglichkeit, sich mit dem Thema »Bindung« vertraut zu machen.

Tatsächlich meldete sich Frau S. einige Monate später bei uns, weil sie das Gefühl hatte, dass Janine eine sichere Bindung an sie entwickelt habe, worauf sie sehr stolz war. Im Bindungstest der »Fremden Situation« konnten wir dies bestätigen. Es war sehr schön zu sehen, wie Janine in Anwesenheit ihrer Mutter explorieren konnte, wie deutlich sie auf eine Trennung von Frau S. mit Bindungsverhalten – wie Weinen, Rufen, Nachlaufen – reagierte und wie gezielt und feinfühlig Frau S. ihr Kind durch Körperkontakt trösten konnte. Frau S. meinte abschließend, dass sie durch die Herausforderung der Mutterschaft und der Bindungsentwicklung mit Janine vielleicht für sich selbst eine große Chance für ihre eigene Entwicklung gefunden hatte. Sie konnte jetzt einiges über die Therapie berichten und sagte, dass sie dort vieles aus ihrer eigenen Kindheit – wie die wenig feinfühligen Erfahrungen mit ihren eigenen Bindungspersonen – neu betrachten und »nacharbeiten« konnte.

Essstörungen

Das Füttern eines Babys ist ein hoch differenzierter Prozess. Die Bindungsperson muss zunächst einmal in der Lage sein wahrzunehmen, dass ein Säugling oder ein Kleinkind Hungersignale sendet. Sind die Säuglinge noch sehr klein, weinen sie, wenn sie Hunger haben. Das Weinen zeigt aber, wie dargestellt, nicht nur Hunger, sondern auch anderen Stress an, den das Baby hat. Die Mutter muss also lernen zu erkennen, wie genau ihr Baby signalisiert, dass es Hunger hat.

Egal ob die Mutter stillt oder später mit dem Löffel füttert oder ob das Kleinkind beginnt, kleine Brotstückchen selbständig zu essen – Füttern und Essen sind eine hoch komplexe Interaktion. Beim Stillen, wenn das Baby an der Brustwarze saugt, muss die Mutter etwa in der Lage sein wahrzunehmen, wann es eine Pause beim Trinken machen möchte, wann es zu ihr aufschaut und mit ihr emotional interagiert. Jede Form von Druck, emotionalem Stress, aktiver Manipulation von Seiten der Mutter oder des Vaters führt in der Regel zu einer Irritation des Babys. Es muss freiwillig saugen, schlucken, trinken – es besteht keinerlei Möglichkeit, das Baby hier in irgendeiner Weise zu manipulieren. Das Saugen und das Schlucken der Milch sind ab der Geburt – das Saugen sogar schon intrauterin – ein aktiver, selbständiger Akt des Babys. Seine selbständige Aktivität ist auch später für das Füttern mit dem Löffel oder das eigenständige Essen des Kleinkindes erforderlich. Weder kann man einen Säugling zum Trinken oder zum Essen zwingen, weil er letztendlich selbst entscheiden wird, ob und wann er schluckt, noch darf man dies – womöglich mit Gewaltanwendung – tun.

Dies gilt insbesondere, wenn es um das Stillen an der Brust geht, weil hier durch Körperkontakt ein emotional dichter Austausch mit der Mutter stattfindet und sich dem Baby damit auch ihre emotionale Befindlichkeit gegenüber ihm und auch ihre sonstige emotionale Situation vermittelt. Ist die Mutter emotional gestresst oder auch nur angespannt, hat dies unmittelbar Einfluss auf die Milchproduktion oder auch die Möglichkeit, beim Stillen entspannt auf das Trinken und Saugen des Babys zu reagieren. Wenn das Baby Trinkpausen macht und ins Gesicht der Mutter schaut, wird es sowohl in der Mimik als auch in der Intonation sowie der Prosodie der Sprache, darüber hinaus in der gesamten Körperspannung der Mutter während des Stillens wahrnehmen, in welcher emotionalen Verfassung sich diese gerade befindet. Ist die Mutter emotional angespannt, so spiegelt sich dies unmittelbar in ihrer Körperspannung wider, und das Baby wird dies aufnehmen. Seine Anspannung wird größer, sodass es nicht mehr entspannt trinken kann. Es kommt sozusagen zu einem Austausch von Spannungen zwischen Mutter und Kind, die während des Körperkontakts beim Stillen wie zwei kommunizierende Röhren miteinander verbunden sind. Ist der Stress auf Seiten der Mutter groß und ist sie körperlich sehr angespannt, wird sich der Stress unmittelbar auch auf das Baby übertragen. Ist sie dagegen entspannt, wird auch ein angespanntes, hungriges Baby entspannter werden, vor allem, wenn es dann Nahrung aufnimmt und sein Hunger gestillt wird. Umgekehrt gilt: Beginnt das Baby zu trinken und ist sehr angespannt, weil es Hunger hat, während auch die Mutter aus verschiedenen Gründen sehr angespannt ist, so wird das Trinken an der Brust zu einer hoch angespannten Interaktionserfahrung. Das Baby trinkt dann bei großer körperlicher Anspannung, schluckt dabei Luft und trinkt unregelmäßig. Es ist dann nicht verwunderlich, wenn das Baby anschließend mehr Blähungen hat, bis zu kolikartigen Beschwerden. Oft trinken die Babys bei einer solchen Anspannung in unregelmäßigen Episoden, hören auf zu trinken, können vor lauter Aufregung nicht länger »am Stück« trinken und sind sehr mit dem erlebten Stress beschäftigt. Die Mutter muss sehr differenziert wahrnehmen, wann das Baby an der Brust saugen möchte, wann es Pausen zum Verschnaufen braucht, wann es aber auch Pausen macht, um mit ihr emotional zu interagieren.

Das Stillen bedeutet nicht nur die Aufnahme von Kalorien, sondern es ist immer ein ganzheitlicher interaktioneller Akt. Wenn es feinfühlig abläuft, ist es sehr bindungsfördernd. Andererseits kann ein Baby auch bindungssicher werden, ohne jemals gestillt worden zu sein, weil es vielfältige feinfühlige Interaktionsweisen gibt, über die es sich sicher an eine Bindungsperson binden kann. Wäre das Stillen die Voraussetzung für Bindungssicherheit, wie die Psychoanalyse ursprünglich angenommen hat, so wäre es unmöglich, dass Väter oder auch andere Bindungspersonen (Pflege- und Adoptiveltern oder Tagesmütter) eine sichere Bindung zu einem Baby oder Kleinkind aufbauen.

Wird das Baby im fortgeschrittenen Säuglingsalter mit dem Löffel gefüttert, so ist auch hier ein feinfühliges Erkennen seiner Signale von größter Bedeutung. Wann hat das Baby Hunger, wann öffnet es den Mund, wann ist die Nahrung zu heiß, zu kalt, in welcher Menge, in welcher Geschwindigkeit, in welcher Dosierung will das Baby gefüttert werden? Entscheidend ist, dass seine Signale während jeder Fütterung variieren können. Das Baby ist nicht immer gleich hungrig, möchte dann einmal mehr, einmal weniger essen, hat nicht immer gleich viel Durst, manche Nahrungsangebote schmecken ihm besser als andere. Das heißt: Das Baby beginnt hier bereits zu differenzieren und sehr unterschiedliche Signale zu senden. Es ist keineswegs so, dass das Baby, das heute zügig seinen Brei aufisst, den gleichen Brei am nächsten Tag in der gleichen Geschwindigkeit und in der gleichen Art der Interaktion zu sich nehmen wird. Dasselbe Baby kann am nächsten Tag eine ganz andere Essinteraktion zeigen, die wesentlich unruhiger ist, etwa weil es jetzt angespannt ist, geimpft wurde, krank wird, schlecht geschlafen oder viel zu verarbeiten hat. Vielleicht ist dasselbe Baby tags darauf nicht bereit, den gleichen Brei so schnell wie zuvor zu essen, weil es ihn jetzt nicht mehr mag und etwas anderes essen möchte.

All dies ist feinfühlig herauszufinden. Weil das Baby ja noch nicht spricht, kann die Mutter seine Signale nur ansatzweise richtig interpretieren, sie muss dies also immer wieder neu ausprobieren und muss zu einer erfolgreichen »Enträtslerin« der Signale ihres Kindes werden. Ohne dieses Interesse, die Neugier und die Fähigkeit zum Entschlüsseln und Erraten der Signale des Babys kann das Füttern sehr schnell zu einem stressvollen Zwangsakt werden, was im schlimmsten Fall zur Gewalt und zu einer »Füttervergewaltigung« führen kann.

Auch Väter können feinfühlig füttern, die Signale ihres Kindes wahrnehmen, sich feinfühlig abstimmen. Unter Umständen tun sie dies feinfühliger, weil oftmals nicht eine solche emotionale Verstrickung mit dem Baby besteht wie bei den Müttern. Nach wie vor ist die Nahrungsaufnahme des Babys für die mütterliche Identität von großer Bedeutung: Ein Baby gut zu stillen, zu füttern und damit auch körperlich gedeihen zu lassen ist für das Selbstwertgefühl der Mutter wichtig; ihr Kind gut ernähren zu können scheint das Selbstwertgefühl von Müttern wesentlich mehr zu bestimmen als das von Vätern bzw. Männern.

Besonders bei Frühgeborenen ist die Gewichtszunahme des Säuglings von großer Bedeutung. Jedes Gramm, das er zunimmt, vergrößert die Chance zu überleben und auf eine gesunde Entwicklung. Aus diesem Grunde ist der Druck, dass ihre Kinder gut essen, für Eltern von Frühgeborenen oder ehemaligen Frühgeborenen besonders groß. Sie geraten nicht selten unter großen Stress, wenn ihre Babys einmal die Nahrung verweigern oder schlecht essen. Das Thema beschäftigt die Eltern weiterhin, wenn die Kinder das Kleinkindalter erreicht haben; auch jetzt haben Mutter und Vater oft Angst, dass die zögerliche oder schlechte Nahrungsaufnahme die Entwicklung des Kindes bedrohen könnte. Gelegentlich fürchten sie immer noch, dass ihr Kind sterben könnte.

Auf diesem Hintergrund bedarf es bei Frühgeborenen während des Fütterns besonders feinfühliger Interaktionen zwischen Eltern und Kind. Frühgeborene sind durch die vielfältigen Irritationen – etwa durch häufiges Intubieren, Absaugen, Beatmen –, die sie während der Behandlungszeit in der Intensivmedizin erlebt haben, oft gegenüber jeder Berührung im Nasen-Rachen-Raum hoch sensibel. Gelegentlich sind die Kinder auch traumatisiert. Kleinste Reize können beim Frühgeborenen – oder ehemaligen Frühgeborenen – massiv abwehrende Bewegungen und Verhaltensweisen hervorrufen. Hier ist umso mehr Geduld von Seiten der Eltern erforderlich, sodass sie auch auf die abwehrenden Signale in Ruhe eingehen können. Dies bedeutet, dass die Eltern auf gar keinen Fall zwangsweise füttern oder über diese Signale der Abwehr hinausgehen sollten. Vielmehr muss das Frühgeborene lernen, dass es in seinen Signalen gesehen wird, auch in seinen Abwehrsignalen, die ja während der Zeit der neonatologischen Behandlung oft nicht beachtet werden konnten, um sein Überleben sicherzustellen.

Während bei diesen Interventionen nicht auf Feinfühligkeit geachtet werden konnte, weil es schlicht ums Überleben des Frühgeborenen ging, können die Eltern im ersten und zweiten Lebensjahr des Kindes, nachdem sein Überleben gesichert ist, lernen, seine Signale feinfühlig adäquat wahrzunehmen, besonders in der Füttersituation auf die hohe Sensibilität im Nasen-Rachen-Raum zu achten und die Abwehrsignale zu respektieren. Wenn das Frühgeborene die Erfahrung macht, dass seine Ablehnung und die Abwehrsignale respektiert werden, wird es mit der Zeit Zutrauen entwickeln und eher von selbst anfangen, zu essen und die angebotene Nahrungsmenge oder das Nahrungsangebot aufnehmen, statt grundsätzlich mit Abwehr zu reagieren, wenn irgendetwas nur in die Nähe des Mund-Nasen-Rachen-Raums kommt. Andernfalls wird das Baby – egal, ob es um Nahrung oder andere Stimuli geht – eher den Kopf abwenden und den Mund fest schließen, die Lippen aufeinanderpressen und die basalen Abwehrmechanismen, die angeboren sind, einsetzen. Dann könnte sich aus der – nachvollziehbar – sehr sensiblen Reaktion auf Stimuli im Mund-Nasen-Rachen-Raum eine Essstörung entwickeln, die eventuell vermeidbar gewesen wäre. Zumindest brauchen Eltern und Kind rasche Hilfe und therapeutische Maßnahmen, wenn sich eine solche Dynamik entfaltet.

Beispiel: Stress bei der Nahrungsaufnahme eines Frühgeborenen
Exemplarisch soll hier die Problematik einer Essstörung bei einem Frühgeborenen beschrieben werden. Ähnliche Dynamiken und Interaktionsschwierigkeiten können aber auch bei Reifgeborenen auftreten.

Sabine war inzwischen 14 Monate alt. Sie war in der 28. Schwangerschaftswoche mit einem Gewicht von 800 g zur Welt gekommen und hatte sich dank der Maßnahmen der Intensivmedizin auf der Frühgeborenenstation sehr gut entwickelt. Die Eltern waren sehr stolz darauf, dass sich Sabine dank ihrer guten Pflege im ersten Lebensjahr so gut entwickelt hatte und deutlich gewachsen war. Sie war inzwischen auch motorisch schon so fit, dass sie während des Fütterns immer öfter selbst einen Löffel nehmen und halten wollte. Die Eltern waren aber jetzt besorgt, weil Sabine angefangen hatte, zunächst die Flasche, dann auch den Brei zu verweigern, und sich am Essenstisch zuletzt Kampfsituationen entwickelt hatten. Aus diesem Grunde suchten sie die ambulante Sprechstunde auf und wollten sich beraten lassen, wie sie am besten mit diesen abwehrenden Impulsen ihres Kindes umgehen konnten.

Im Erstgespräch zeigten sich beide, Mutter und Vater, sehr besorgt. Sie fragten sich, ob sie den Impulsen von Sabine, den eigenen Löffel halten zu wollen, nachgeben sollten oder ob sie sie auf ihrem Schoß festhalten und die Arme fixieren sollten, damit sie das Füttern nicht stören konnte.

In einer Situation, die als Video aufgenommen wurde, demonstrierten sie, wie die Mutter Sabine beim Füttern auf dem Schoß hielt: Den einen Arm des Kindes klemmte sie unter ihrem Arm ein und den anderen fixierte sie mit ihrer Hand, während der Vater gleichzeitig Sabines Beine festhielt, damit sie »sich nicht groß bewegen und nach dem Teller mit dem Brei treten« konnte. Angespannt und erregt versuchten die Eltern, mit dem Löffel möglichst viel Nahrung in Sabine »hineinzubekommen«. Der Vater kontrollierte dabei, wie viel das Kind aß, und gab den Takt an, die Mutter fütterte relativ rasch und zügig, ohne dabei eine Miene zu verziehen oder ein Wort zu sprechen. Die ersten Löffel aß Sabine noch sehr willig und hungrig, zappelte dabei ganz aufgeregt, dann fing sie zunehmend an, das Essen zu verweigern, indem sie den Kopf wegdrehte und den Mund schloss. Jetzt versuchten die Eltern mit mehr oder weniger Gewalt, den Löffel mit dem Brei doch noch zwischen Sabines Lippen zu zwängen, um ihr auch den restlichen Brei einzuflößen. Schließlich sollte sie wachsen, gedeihen und »leben«! Die Eltern hatten nach wie vor große Angst, Sabine würde vielleicht »nicht überleben«.

Nach dem Füttern sprach ich die Eltern darauf an, ob sie sich noch daran erinnern konnten, wie sie zum ersten Mal realisiert hätten, dass sie ein frühgeborenes Baby zur Welt gebracht hatten bzw. was das bedeutete. Beide waren bei dieser Frage sehr aufgelöst, die Mutter brach in Tränen aus und berichtete, dass sie mehrmals in der Woche noch davon träume, wie sie sich auf der Intensivstation befand und immer wieder Angst und Panik hatte, Sabine würde nicht überleben.

Es wurde deutlich, dass das Geschehen der »Frühgeburt« noch nicht verarbeitet war. Die Mutter zeigte viele Symptome einer posttraumatischen Belastungsstörung wie Ängste und Alpträume. Diese Ängste konnten etwa durch die Essensverweigerung von Sabine wieder hervorgerufen werden. Immer wenn Sabine anfing, den Mund zuzumachen, dachte die Mutter, sie werde jetzt aufhören zu essen und letztendlich doch noch sterben. Das heißt: Wenn Sabine sich weigerte zu essen oder beim Essen nur einmal den Kopf wegdrehte oder eine Pause machen wollte, so löste dies bei der Mutter Panik aus und war für sie gleichbedeutend mit: »Mein Kind stirbt«. Durch diesen großen Stress, den Sabine in der Füttersituation unmittelbar erlebte, wurde die Situation auf dem Schoß der Mutter verständlicherweise immer angespannter. Über den Körperkontakt vermittelte sich ihr die ängstliche Anspannung der Mutter und das Mädchen erlebte immer mehr Stress, ohne eine Ahnung zu haben, was dessen Auslöser gewesen war.

Wir konnten mit der Mutter vereinbaren, dass wir sie in einzelnen Sitzungen traumatherapeutisch behandeln würden, damit sie diese ausgeprägte Angst, dass ihr Kind noch sterben würde, verarbeiten konnte. Der Vater konnte, wie sich zeigte, mit der Füttersituation wesentlich entspannter umgehen, hatte weniger Angst ums Leben seiner Tochter und geriet beim Füttern nicht so sehr in Stress, wenn Sabine den Kopf wegdrehte. Sabine indes schien uns ein sehr kompetenter Säugling zu sein, der altersadäquat anfing, sich für den Löffel zu interessieren, den Löffel beim Essen selbst halten wollte und auch bereits in der Lage war, im Hochstuhl zu sitzen. Wir besprachen daher mit den Eltern, dass wir den nächsten Videofilm über die Mutter-Kind-Interaktion beim Füttern aufnehmen und anschließend besprechen wollten.

Hierzu baten wir die Eltern, Sabine in einen Hochstuhl zu setzen; sie hatten entsprechend unserem Wunsch einen weiteren Löffel mitgebracht. Sabine zeigte sehr schnell Interesse am Brei, wollte den Löffel selbst hineinstecken und zum Mund führen. Dies war aber schwierig, weil sie ihren Mund noch nicht »zielsicher« erreichen konnte. Mit einer kleinen Hilfestellung konnte die Mutter Sabine aber helfen, den Löffel selbst zum Mund zu führen und den Brei zu sich zu nehmen. Dies löste bei Sabine große Freude aus, sie war ganz begeistert und versuchte gleich, den nächsten Löffel zu füllen und zum Mund zu führen. Durch dieses Verhalten ihrer Tochter erhielten die Eltern unmittelbar ein Feedback. Die Mutter war glücklich, dass Sabine selbst essen wollte; teilweise nahm die Mutter den Brei auf den Löffel, manchmal auch Sabine, gelegentlich versuchte Sabine, die Mutter zu füttern, gelegentlich war es umgekehrt, so dass ein lebendiges »Fütterspiel« entstand. Alle Beteiligten waren sehr froh darüber, wie deutlich Sabine jetzt selbst essen wollte und wie sie zeigte, dass sie es auch schon konnte. Die Mutter konnte kaum glauben, dass Sabine schon in der Lage war, selbständig zu sitzen und selbst zu bestimmen, wie viel Brei sie sich nehmen wollte. Es war wichtig, den Eltern klarzumachen, dass es im Moment nicht auf die Menge des Breis ankam, die Sabine aß, sondern darauf, dass sie selbstbestimmt mit dem eigenen Löffel essen konnte.

Mit Hilfe der traumatherapeutischen Behandlungsmethode EMDR (Eye Movement Desensitization and Reprocessing) wurde mit der Mutter in einigen Sitzungen an dem Erlebnis der Frühgeburt gearbeitet. Es wurde rasch möglich, die angstbesetzten, stressvollen Erfahrungen zu verarbeiten. Die Mutter berichtete daraufhin, dass sie entspannter sei und auch schon längere Zeit keine Alpträume von der Intensivstation gehabt habe. So konnten wir die Eltern aus der ambulanten Behandlung entlassen, aber mit dem Angebot, sich bei Schwierigkeiten jederzeit erneut vorstellen zu können.

Beispiel: Unsicherheit einer Mutter im Hinblick auf die Ernährung ihres Kleinkindes – nach vorhergegangenen Fehlgeburten

Das folgende Beispiel zeigt, wie Eltern aufgrund ihrer eigenen Problematik Ängste auch bezüglich der Ernährung ihres Kindes entwickeln und wie hier geholfen werden kann.

Miriam war schon eineinhalb Jahre alt. Sie war ein gesundes, reifgeborenes Kind, das den Eltern große Freude bereitete. Ihre Mutter, Frau M., hatte sich bei uns gemeldet, weil sie Schwierigkeiten mit dem Abstillen hatte. Sie bat um eine Ernährungsberatung in der Frage, mit welcher Menge Brei sie ihr Kind abends füttern müsste, damit es durchschlief. Als wir Frau M. das erste Mal sahen, war sie sehr angespannt und auf einen Ernährungsplan fixiert. Sie war etwas frustriert, weil sie von der Allgemeinpädiatrischen Ambulanz zu uns in die Kinderpsychosomatik überwiesen worden war. Sie brauchte doch nur einen Ernährungsplan, und den müsse man ihr in einer hochdifferenzierten Universitätsklinik doch geben können, bei so vielen Fachleuten – warum sollte sie ihr Anliegen jetzt in einer psychosomatischen Abteilung erneut vortragen?

Es zeigte sich, dass Frau M. sehr klare Vorstellungen davon hatte, wie das Füttern ablaufen sollte. Insbesondere ging sie davon aus, dass sie getrost abstillen könne, wenn Miriam abends pro Mahlzeit eine bestimmte Menge Brei und damit eine größere Menge Kalorien zu sich nehmen könnte. Frau M. hatte bereits begonnen, tagsüber weniger zu stillen. Miriam war auch schon in der Lage, selbst Brei zu essen und auch mit den Eltern am Tisch zu sitzen; sie wurde immer neugieriger auf die Speisen auf dem Teller ihrer Eltern und probierte einige von ihnen. Dies freute die Eltern sehr. Lediglich die Abend- und Nachtsituation war für die Mutter noch ein großes Problem. Sie wollte nachts nicht mehr stillen und die nächtlichen Stillmahlzeiten durch eine ordentliche Breimahlzeit am Abend ersetzen, damit »Miriam gut durch die Nacht käme«.

Auf meine Frage, ob Miriam denn in der Nacht gefährdet sei oder ob es Sorgen gäbe, dass Miriam die Nacht nicht überstünde, brach die Mutter in Tränen aus. Sie berichtete, Miriam sei sicherlich ein besonderes Kind. Frau M. schilderte sehr bewegt, dass sie zuvor aus den verschiedensten Gründen drei Fehlgeburten gehabt und eigentlich aufgrund der Schwierigkeiten mit den Vorschwangerschaften und auch ihres Alters gar nicht mehr damit gerechnet hatte, noch einmal schwanger zu werden – obwohl ihr Mann und sie sich ein Kind gewünscht hätten. Jetzt seien sie so glücklich, dass Miriam da sei und gesund aufwachse. Lediglich das häufige Stillen während der Nacht sei für sie im Moment noch ein Problem.

Es wurde deutlich, dass die Mutter die vorausgegangenen Fehlgeburten noch nicht ausreichend verarbeitet hatte. Besonders die Vorstellung, dass sie nachts nicht mehr stille und nicht mehr aufstünde, um zu sehen, wie es Miriam ginge, ob sie »gesund schlafe«, war für sie sehr schwierig. Einerseits wollte sie zwar mit den nächtlichen Stillmahlzeiten aufhören, zugleich konnte sie andererseits bei der Vorstellung, dass Miriam die ganze Nacht durchschlafen sollte, nicht entspannt sein, weil sie befürchtete, das Kind könnte am anderen Morgen »tot im Bett liegen«. Die Angst vor einem plötzlichen Kindstod war extrem groß, und allein eine solche angstbesetzte Phantasie rief der

Mutter – verbunden mit großem Stress und Erregung – die Bilder von den drei verstorbenen Kindern ins Gedächtnis.

An diesem Thema der vorausgegangenen und nicht verarbeiteten Fehlgeburten, die traumatisch erlebt worden waren, konnte ich in Einzelstunden mit der Mutter arbeiten. Der Vater war seinerseits sehr engagiert und durch den Verlust der Kinder zwar auch sehr belastet, aber nicht in diesem Maße traumatisiert. Er war für die Mutter sehr hilfreich und konnte sie unterstützen, was sie sehr entlastete. Die beschriebene Ambivalenz im Hinblick auf ein mögliches Durchschlafen Miriams wurde in den Therapiestunden sehr deutlich. Letztendlich zeigte sich darin, dass der Wunsch, von der Kinderklinik einen »Plan zum Füttern mit angereichertem Brei für die Nacht« zu bekommen, einen vielfältigen psychodynamischen Hintergrund hatte. Erst als wir diesen Hintergrund in der Psychotherapie der Mutter bearbeitet hatten, konnte diese anfangen abzustillen. Es war dann nicht mehr wichtig, wie viel Brei Miriam am Abend gegessen hatte und ob sie nachts noch einmal aufwachte und dann, nachdem sie mit einer Flasche gefüttert worden war, die restliche Nacht durchschlief.

Die Eltern waren sehr erleichtert, dass sie das »Fütterproblem« auf diese Weise hatten lösen können und dass Miriam sich weiterhin gesund entwickelte. Die Nächte bereiteten der Mutter zwar immer noch etwas Stress, aber sie führten bei ihr nicht mehr zu Alpträumen und schon gar nicht dazu, dass sie nachts aufstehen musste, um Miriam wie zu früheren Zeiten zu stillen. Es war für die Mutter dann sehr erleichternd, dass auch der Vater nachts aufstand, um der Tochter die Flasche zu geben. Ein Satz des Vaters, dass Miriam gut getrunken habe, es ihr gutgehe und sie ganz friedlich wieder eingeschlafen sei, genügte, damit sie ruhig weiterschlafen konnte. Ohne die ständige Angst und bei entspannteren Nächten mit längeren Schlafphasen konnte sich Frau M. nun an der Entwicklung ihrer Tochter erfreuen.

Schlafstörungen

Die allermeisten Eltern erhoffen sich sehnsüchtig, dass ein Säugling im Laufe des ersten Lebensjahres möglichst bald durchschläft. Aus Studien ist aber bekannt, dass Säuglinge während des ersten Lebensjahres im Mittel sieben Mal nachts aufwachen und sich in der Regel dann auch in irgendeiner Weise bemerkbar machen, meistens durch Weinen. Nur wenige Säuglinge wachen auf, liegen wach im Bett, ohne dass sie weinen, und schlafen dann auch von selbst wieder ein. Leider ist die Erwartung der Eltern, dass Säuglinge »normalerweise« im ersten Lebensjahr durchschlafen, falsch, so dass sie oft frustriert und enttäuscht sind, wenn ihr Kind nachts mehrmals aufwacht und weint.

Wenn die Mütter stillen, hadern sie zu Anfang noch nicht mit den Aufwachphasen ihres Babys; sie stellen sich darauf ein, dass der Säugling Hunger hat und deshalb weint, dass er auch nachts gestillt werden muss. Im Laufe der Zeit, besonders im zweiten Halbjahr des ersten Lebensjahres, gehen sie aber davon aus, dass der Säugling jetzt alt genug sei, um durchzuschlafen. In Eltern-Säuglingsgruppen entsteht oft eine Konkurrenz, welcher Säugling am schnellsten und am längsten durchschläft. Der »Durchschläfer« ist in der Gruppe der »Held«. Aber all diese Versuche, das Baby zum Durchschlafen zu bringen, beruhen auf falschen Erwartungen und entsprechen nicht den natürlichen Schlaf-Wach-Rhythmen von Babys.

In früheren Jahrzehnten haben sich Mütter nicht damit beschäftigt, ob die Babys nachts wach lagen oder schliefen. Es galt vielmehr der Grundsatz: Babys sollen nachts nicht aufgenommen werden, um sie nicht zu verwöhnen. Daher ließen Mütter ihre Babys nachts weinen und stundenlang »durchschreien«, so dass die Babys nach der dritten durchgeweinten Nacht resignierten und sich nicht mehr durch Weinen bemerkbar machten – sie signalisierten nicht mehr, wenn sie Hunger hatten, nicht, wenn sie in Not waren, Angst vor dem Alleinsein, Schmerzen hatten. Unsere Großmütter konnten dann gut sagen, dass ihre Babys »immer und von Anfang an nachts durchschliefen«. In

Wirklichkeit haben auch diese Babys nicht durchgeschlafen, nur haben sie sich – wegen der fehlenden Feinfühligkeit der Großeltern und deren Sorge, das Baby zu verwöhnen – nachts nicht mehr bemerkbar gemacht.

Diese – für deutsche Eltern relativ typische – Angst, ein Baby oder Kleinkind zu verwöhnen, geht auf das Buch von Johanna Haarer *Die deutsche Mutter und ihr erstes Kind* zurück. Dieser Erziehungsratgeber wurde jeder deutschen Mutter von den Nazis an die Hand gegeben. Das Buch ist durchgehend eine Anleitung, wie man ein Baby frühzeitig abhärten soll und kann, damit es nicht verwöhnt wird. Es geht nicht um Feinfühligkeit und die Entwicklung einer sicheren Bindung, sondern genau um das Gegenteil: Abhärtung, Frustrationstoleranz, Gehorsam, Unterwerfung. Wenn man Krieger erziehen möchte, ist diese Anleitung sicherlich hilfreich, weil die Säuglinge bereits sehr früh lernen, ihre Bedürfnisse zu dissoziieren. Dies bedeutet, dass das Gehirn in Situationen von extrem großem Stress, etwa wenn das Baby Ohnmacht, Hilflosigkeit und Todesangst empfindet, alle Gefühle, Ängste, Schmerz etc., abschaltet und nicht mehr wahrnimmt. Eine solche Dissoziation ist eine uralte Reaktionsweise unseres »Reptiliengehirns« im Bereich unseres Stammhirns, der wir weiterhin, über die Evolution vermittelt, immer wieder folgen.

Leider wurde Haarers Buch – bereinigt um einige faschistische Inhalte – auch nach dem Krieg in vielen Städten Müttern nach der Geburt ihres Babys als Geschenk überreicht. Der veränderte Titel des Buches war *Die Mutter und ihr erstes Kind*. Die letzte Auflage des Buches war 1987! Somit spuken die Anleitungen zum frühen Training von Frustrationstoleranz im Babyalter auch noch in den Köpfen der heutigen Eltern herum. Der Spruch: Wenn man Babys nachts lange schreien lässt, »kräftigt das die Lungen«, deswegen solle man sie getrost schreien lassen, ist in den Gehirnen von deutschen Eltern tief verwurzelt und wird – leider – über Generationen weitergegeben.

Stattdessen müsste es heißen: Wenn Babys nachts schreien oder weinen, haben sie immer einen Grund dafür. Es ist unbedingt notwendig und die Pflicht der Eltern, dieses Weinen zu verstehen und angemessen und prompt darauf zu reagieren, damit das Baby sich versorgt und sicher fühlen kann. Denn diese Erfahrung fördert sein Gefühl von Sicherheit und Urvertrauen in seine Eltern und letztlich in die Menschen, die es auf dieser Welt noch treffen wird. Das damit wachsende Gefühl von Bindungssicherheit ist eine der besten Grundlagen für eine gesunde körperliche, soziale und emotionale Entwicklung des Kindes! Denn wir wünschen uns ja liebevolle Eltern für die nächste Generation von Kindern – und keine Krieger mehr!

Beispiel: Übertragung von Problemen der Mutter auf einen Säugling mit Schlafstörungen

Frau R. wandte sich an mich, weil sie wegen des Schlafverhaltens von Michaela ganz verzweifelt war. Michaela schlafe abends gegen 8 Uhr ein, wache dann aber in der Nacht mehrfach auf und lasse sich nach dem Stillen oder Wickeln nicht mehr ablegen. Sie klammere dann und sie, Frau R., trage Michaela schließlich durch die Wohnung, bis beide erschöpft zusammen auf der Couch einschliefen. Frau R. befürchtete, dies könnte jetzt über Jahre so weitergehen, weil sie bereits ein erstes Kind hatte, ihren jetzt 6-jährigen Sohn, der über die ersten zwei Lebensjahre ein Schreibaby gewesen war. Sein nächtliches Schreien habe die gesamte Familie – und besonders auch die Partnerschaft – fast an den Rand des Zusammenbruchs gebracht. Deshalb war Frau R. jetzt hoch alarmiert und gestresst, ebenso ihr Partner, der Vater von Michaela, weil die Eltern nichts mehr fürchteten als ein erneutes Schreibaby.

Der behandelnde Kinderarzt hatte mich persönlich angerufen und mich darum gebeten, die Behandlung von Frau R. und ihrer kleinen Tochter Michaela zu übernehmen. Die Mutter und das Baby seien wunderbar, aber das Schlafproblem habe die ganze Familie an den Rand der Belastbarkeit gebracht und er wisse sich auch keinen Rat mehr. Er bat mich dringend darum, ihm diese Familie »abzunehmen«.

Als ich Frau R. sah, hatte sie dunkle Ringe unter den Augen, war erkennbar müde, erschöpft. Sie berichtete, wie sie schon abends Angst hatte, Michaela ins Bett zu legen, weil sie befürchtete, die Nacht könnte wieder so ablaufen wie die Nächte zuvor und sie an den Rand der Verzweiflung bringen. Frau R. schilderte sehr differenziert, dass es kein größeres Problem sei, Michaela abends – nachdem diese gewickelt und gestillt sei – zum Einschlafen zu bringen. Sie habe ein ziemlich festes Ritual: Oft sitze sie noch neben Michaela, spreche ein Gute-Nacht-Gebet, singe ein Gute-Nacht-Lied; manchmal halte sie noch die Hand ihrer Tochter, manchmal reiche es aber auch aus, wenn sie nur neben der Wiege sitze und diese noch ein wenig schaukele. In der Regel wache Michaela dann gegen Mitternacht auf, oft seien die Eltern gerade erst ins Bett gegangen, manchmal bliebe Frau R. aber auch gleich wach, weil sie sich schon auf das nächtliche Aufwachen und die schwierige Nacht eingestellt habe.

Seit einiger Zeit lege sie sich ebenfalls kurz nach acht Uhr hin und versuche einzuschlafen, damit sie vor Mitternacht ein wenig Nachtschlaf bekommen könne; in der Regel sei sie aber dann selbst noch so aufgedreht – obwohl sie gleichzeitig todmüde sei –, dass sie doch nicht einschlafen könne. Sie liege dann im Bett, wälze sich hin und her, sei schon voller Anspannung und beschäftige sich damit, wie die Nacht verlaufen werde. Etwa um Mitternacht wache Michaela auf, weine, werde gestillt und von ihr gewickelt – also eine relativ normale Aufwachzeit. Dann aber beginne der nächtliche »Terror«. Michaela lasse sich nicht mehr ablegen, klammere sich an sie; dunkle Zimmer halte sie ganz schlecht aus, sobald sie mit ihr in das verdunkelte Kinderzimmer gehe, beginne sie zu weinen. Wenn sie aber das Licht anlasse, könne Michaela natürlich erst recht nicht einschlafen. So laufe sie, Frau R., mit ihrer Tochter auf dem Arm durch den Raum, singe, summe, wiederhole die Rituale Hunderte von Malen, ohne ihre Tochter ablegen zu können. Michaela schlafe bei ihr auf dem Arm oder auf dem Bauch ein, wenn sie sich mit ihr auf die Couch lege, aber die »Trennung« gelinge nicht mehr.

Im Bindungsinterview stellt sich dann heraus, dass sich Frau R. auf die Frage, wann sie das erste Mal von ihren Eltern getrennt gewesen sei, relativ deutlich erinnert, dass dies bei einem Krankenhausaufenthalt wegen einer Mandeloperation der Fall war, als sie vier Jahre alt war. Kurz danach habe die Mutter sich noch einmal von ihr getrennt, weil sie das nächste Kind entbunden habe.

Sie könne sich bezüglich der Mandeloperation noch an die schrecklichen Nächte im Krankenhaus erinnern, als sie »mutterseelenallein« sein musste. Bis heute sehe sie noch die Bilder, wie die Mutter weggehe und sie am Fenster des Krankenzimmers stehe und ihr zuwinke, hinterherrufe und weine, die Mutter aber darauf nicht mehr reagiere und plötzlich verschwunden gewesen sei. Sie habe die ganze Zeit über schreckliche Angst gehabt, dass die Mutter nie mehr wiederkomme und sie alleine im Krankenhaus zurücklasse. Weil sie nachts panische Angst gehabt habe, habe sie nie schlafen können. Bis heute seien Trennungen für sie ein »Gräuel«: alleine schlafen, in fremden Betten übernachten, Urlaub in fremden Wohnungen machen – allein der Gedanke daran bereite ihr großen Stress. Sehr schnell wurde klar, dass Frau R. bis heute unter den Folgen eines frühen Trennungstraumas litt. Obwohl seit dem Krankenhausaufenthalt wegen ihrer Mandeloperation 30 Jahre vergangen waren, spürte sie die Panik und Angst, in der Nacht alleine zu sein, und davor, dass die Mutter nicht wiederkam, als ob es gestern passiert wäre.

Wir arbeiteten sehr gezielt an dieser Angst, auch mit zwei EMDR-Sitzungen. Daraufhin ging es Frau R. wesentlich besser, sie konnte emotional ruhiger über das Thema »Trennung, Alleinsein und Nacht« sprechen. Frau R. rief mich während der ersten 14 Tagen der Therapie jeweils abends an und besprach mit mir, wie die Nacht mit Michaela verlaufen werde; ich stand ihr als sichere therapeutische Bindungsbasis zur Verfügung, um ihr zusätzlich zur emotionalen Sicherheit die Möglichkeit zu geben, nochmals über ihre Ängste und die Erwartungen bezüglich der bevorstehenden nächtlichen Trennung von Michaela zu sprechen. Insgesamt konnte sie das Thema aber schon besser in

Worte fassen, nachdem wir mit EMDR an den traumatischen, abgespaltenen Verlassenheitsängsten gearbeitet hatten.

Die abendlichen Telefonate mit mir vor der kommenden nächtlichen Trennungssituation beruhigten Frau R. und brachten sie in einen entspannteren affektiven Zustand. Sie selbst berichtete an einem der Abende, dass ihre Angst vor der bevorstehenden Nacht und der Dunkelheit sowie der Trennungssituation mit Michaela jetzt nicht mehr so groß sei. Am nächsten Morgen rief mich Frau R. an und erzählte, dass ihr in der vergangenen Nacht die Trennung leichter gefallen sei, sie habe nur noch zehn Minuten bei Michaela im Zimmer gesessen, bevor diese dann eingeschlafen sei. Im Gespräch wurde sehr deutlich, dass die eigene Sorge und die eigene Angst vor der Trennung und dem nächtlichen Alleinsein bei Frau R. so viel Stress und alte Erfahrungen aktiviert hatten, dass sie schon deshalb stark angespannt war; und diese Anspannung und Angst hatten sich dann nachts auf Michaela übertragen, als die Mutter sie auf dem Arm hatte und sich von ihr trennen sollte.

Als Frau R. dies nochmals realisierte, wurde ihr klar, wie eng der emotionale Austausch zwischen Mutter und Kind war, und sie konnte den Zusammenhang zwischen den eigenen Ängsten aus früherer Zeit, deren Aktivierung und der Übertragung ihrer Anspannung auf ihr Kind verstehen. Wenn Michaela auf dem Arm der Mutter deren emotionale und wahrscheinlich auch körperliche Anspannung wahrnahm, erlebte sie diese höchstwahrscheinlich als Signal von Alarm, Panik und Aufgeregtsein der Mutter, letztendlich also als Signal von Gefahr, Bedrohung und Furcht. So war es gut verständlich, dass Michaela sich an die Mutter klammerte, weinte, in Stress und manchmal geradezu in Panik geriet, somit die affektive Situation, die unbewusst von der Mutter auf sie übertragen worden war, zum Ausdruck brachte.

Hier lag also eine Reinszenierung der Trennungssituation vor, welche Frau R. als 4-jähriges Kind mit ihrer Mutter erlebt hatte. Die nächtliche Trennungssituation war viel schwieriger zu bewältigen als die zum Einschlafen während des Tages, weil Nacht und Dunkelheit bei

Frau R. offensichtlich die alten Gefühle von panikartiger Angst vor dem Alleinsein und Verlassenwerden reaktivierten, und diese übertrugen sich auf die kleine Michaela. Ähnliches hatte sich höchstwahrscheinlich schon beim ersten Kind von Frau R. abgespielt, sodass ihr kleiner Sohn aus diesem Grund über zwei Jahre lang ein sogenanntes Schreibaby war.

Durch die emotionale Sicherheit in der therapeutischen Beziehung, die von mir mit Frau R. relativ rasch aufgebaut werden konnte, sowie durch das Verstehen der nächtlichen Ängste mit Hilfe des Bindungsinterviews konnte mit Frau R. gezielt an diesen gearbeitet werden. Durch eine Traumatherapie wurde es möglich, dass sie ihre alte ungelöste affektive Erfahrung von Trennungs- und Verlustangst verarbeitete und sich entsprechend die Beziehung zur Tochter Michaela beruhigte; das sogenannte Problem der Schlafstörung konnte sich »auflösen«.

Spielstörungen

Spielen gehört zu den besonderen Interaktionen, die man als Eltern mit einem Baby erfahren kann. Säuglinge und Kleinkinder sind aber noch nicht in der Lage, über längere Zeit ausdauernd alleine, geschweige denn in einer Gruppe mit andern Kindern gemeinsam konstruktiv zu spielen. Hierzu benötigen sie die Unterstützung einer hilfreichen Begleitperson; in der Regel sind dies die Eltern, Großeltern, Tagesmütter oder Krippenerzieherinnen sowie andere Bindungs- und Bezugspersonen.

Säuglinge können sich auf die Exploration von Spielsachen einlassen, wenn sie sich emotional sicher fühlen. Dies tun sie ganz besonders dann, wenn sie eine Bindungsperson in ihrer Nähe haben, der sie vertrauen und die für sie eine sichere Basis ist. Vom Schoß der Mutter aus können sie sich dann etwa dem Spielzeug zuwenden und anfangen, dieses im Detail zu erkunden. In der Regel wollen sie die Spielsachen auch der Mutter zeigen, ihren Spaß mit der Mutter teilen, gemeinsam mit der Bindungsperson explorieren. Ähnlich verhalten sich die Kinder bei anderen Bindungspersonen aus der Bindungshierarchie, also etwa gegenüber dem Vater oder der Großmutter oder einer Krippenerzieherin.

Sobald die emotionale Sicherheit hergestellt ist, wird automatisch das Bedürfnis nach einer Erkundung der Welt und damit auch der Spielsachen aktiviert. Damit die Säuglinge und Kleinkinder aber die Spielsachen sehr differenziert erkunden können, brauchen sie dabei eine feinfühlige Unterstützung. Dies bedeutet, dass der erwachsene Spielpartner das Kind nicht mit seinen eigenen Spielideen und Angeboten übergehen und nicht über es bestimmen bzw. es dominieren oder das Kind beim Spielen sich selbst überlassen sollte, denn all dies würde es überfordern. Immer wieder sind Eltern überrascht, weil Kinder im ersten Lebensjahr nicht wenigstens eine Stunde lang alleine spielen und sich mit schönen Spielsachen nicht alleine beschäftigen können. Für die Kinder ist es nicht so wichtig, wie schön, teuer oder besonders die Spielsachen sind, für sie kommt es eher darauf an, Dinge erkunden zu können und dies im Beisein einer hilfreichen Bindungsperson zu tun, die emotionale Sicherheit vermittelt.

Sobald die Kinder Angst bekommen, sich emotional unsicher fühlen, werden sie Blickkontakt, eventuell sogar Körperkontakt und die Unterstützung der Bindungsperson suchen, aber nicht in der Lage sein, weiter differenziert zu erkunden und zu spielen. Man sieht dann gelegentlich, wie sie da sitzen, sich nicht mehr von der Stelle bewegen und auch den Raum nicht mehr erkunden, sondern sich nur mit einem kleinen Detail der Spielsachen beschäftigen und mehr oder weniger stereotyp bestimmte Handlungen wiederholen. Sie schauen dann manchmal auch vor sich hin, quasi ins Leere, wie in Trance versunken. Auf diese Weise wird der Stress dieser Kinder erkennbar.

Exploratives Spiel zeichnet sich dadurch aus, dass die Kinder die Dinge weiter erkunden, auseinandernehmen, immer differenzierter mit der Erkundung fortfahren und auf diese Weise zu verstehen geben, dass sie großen Spaß daran haben, sich – voller Neugier – mit der Welt und den Dingen vertraut zu machen. Hier und da brauchen sie kleine Hilfestellungen, wozu sie in der Regel die Erwachsenen hinzuziehen, denen sie durch Zeigen vermitteln, wo sie Hilfe und Unterstützung brauchen.

Es ist zudem von großer Bedeutung, dass die Erwachsenen beim Spiel emotional beteiligt und nicht nur körperlich anwesend sind. Die emotionale Verfügbarkeit des Erwachsenen bewirkt, dass das Kind eine affektive Reaktion seiner Bindungsperson auf sein Spiel bekommt. Wenn ihm etwas gelingt, wird es dies gerne zeigen wollen, und es erwartet vom Erwachsenen eine freudige Reaktion, Lob, Unterstützung, Anerkennung. All dies stärkt und fördert Selbstwirksamkeit und Selbstwertgefühl, das auf diese Weise durch die Bestätigung der Bindungsperson – etwa den Glanz in ihren Augen – bei einer gelungenen Aktion des Kindes wächst. Bei solch einem positiven Verlauf der Exploration entwickelt sich ein sich selbst verstärkender Kreislauf: Die Kinder wollen immer mehr spielen, dabei knüpfen sie gerne an Vertrautes an und bauen darauf auf. Sie freuen sich über die positiven Reaktionen und die Beteiligung der Erwachsenen. Es ist für Kinder absolut langweilig und wenig hilfreich, wenn sie keine emotionale Reaktion der Erwachsenen erkennen. Die Annahme von Eltern, es genüge, wenn die Kinder im Raum mit ihnen zusammen seien, sie könnten sich dann in Ruhe alleine beschäftigen, sie, die Eltern, seien ja schließlich anwesend, trifft nicht zu, weil die Kinder die Eltern nicht nur körperlich, sondern noch mehr emotional im Kontakt erleben wollen, wenn sie – die Kinder – spielen.

Das gemeinsame Spiel unter gleichaltrigen Säuglingen und Kleinkindern gelingt in der Regel nur sehr begrenzt, weil die Gleichaltrigen nicht die oben genannten Fähigkeiten zur Begleitung des Spiels haben und insofern die Rolle der Erwachsenen nicht übernehmen können.

Spielen Kinder aus verschiedenen Altersgruppen miteinander, also etwas ältere Geschwister mit dem jüngeren Säugling oder Kleinkind, so kann sich hieraus – für einen begrenzten Zeitraum – schon ein gemeinsames Spiel entwickeln. Dies ist besonders möglich, wenn der Altersunterschied nicht zu groß ist, sodass z.B. die Spielzeuge des Kleinkindes auch die älteren Geschwister noch interessieren, und wenn Letztere über gute empathische Fähigkeiten verfügen. Dies bedeutet, dass sie Rücksicht nehmen können, Spielsachen problemlos mit anderen teilen und dem Säugling überlassen sowie mit dem Baby emotional im Kontakt sind, sich an seinen Erfolgen beim Spiel freuen, es loben, ganz ähnlich, wie dies erwachsene Spielbegleiter tun sollten. Es ist schön, zu beobachten, wenn ein solches Spiel unter Kindern verschiedener Altersgruppen gelingt und die Phantasie stark beteiligt ist, sich Spielskripte offenbaren, die von den Kindern gemeinsam entwickelt werden, wenn Rollenspiele entstehen, in denen dem Baby oder Kleinkind von den Älteren eine Funktion zugewiesen wird, sodass es einbezogen ist, statt als störend erlebt zu werden. Geschwisterkinder mit großem Altersabstand zum Kleinkind und jugendliche Babysitter können unter ähnlichen – wie den oben beschriebenen – Voraussetzungen wie Erwachsene mit den Säuglingen und Kleinkindern spielen.

Dabei ist die gemeinsame Spielerfahrung mit allen positiven Gefühlen des Austauschs, des Kennenlernens, des Erkundens der Welt das Schönste, was man mit Kindern überhaupt erleben kann. Kinder zeigen einem schon im Säuglingsalter die Welt mit ihren Augen und so auf ganz andere Art und Weise. Die Eltern hatten vielleicht vor, über mehrere Kilometer eine Wanderung mit ihrem Kleinkind zu unternehmen, das sich freute, an der Hand zu laufen; jetzt aber erkundet es Schritt für Schritt spielerisch die kleinen Dinge dieser Erde: den Kieselstein, den Marienkäfer, das Gänseblümchen, die Pusteblume, die Pfütze, die Erde, die sich so unterschiedlich anfühlen oder sogar jeweils anders »schmecken« kann, je nachdem, woraus sie besteht; oder es bleibt stehen und lauscht dem Zwitschern von Vögeln. All dies sind neue visuelle und akustische sowie multisensorische Erfahrungen, die das Kind macht und die es mit den Bindungspersonen teilen möchte.

Wenn die Eltern aber frustriert sind, weil sie ihre Ziele, nämlich die Wanderung, durch das Erkunden ihres Kindes nicht verwirklichen können, gelingt die Spielerfahrung nicht. Wenn die Kinder sich umgekehrt in ihrem Erkunden der Welt gesehen und gespiegelt sowie wahrgenommen fühlen, wenn sie dort angemessen Grenzen aufgezeigt bekommen, wo sie sich gefährden könnten – etwa wenn sie etwas in den Mund stecken wollen, das giftig ist –, sind sie überaus glücklich und hoch motiviert, gleich zur nächsten »Wanderung« wieder mitzukommen. Die Erwachsenen müssen hier ihre Aktivitäten auf das Niveau des Kindes »herunterfahren«; dies bedeutet Feinfühligkeit im besten Sinne: sich einzustimmen, einzufühlen und sich auf das Beobachtungsniveau des Kindes zu begeben und nicht die eigenen Aktivitäten und Ideen dominierend dem Kind gleichsam »überzustülpen«. Und dies gilt fürs spielerische Erkunden der Welt, etwa bei Spaziergängen mit den Eltern, genauso wie fürs Spielen im engeren Sinne.

Es kommt also nicht auf die Fülle von Spielsachen, von Spielaktivitäten an, sondern auf das *gemeinsame* Erkunden der Welt. Hierbei heißt es immer: »Lass mich die Welt erkunden, soweit ich dies alleine tun kann; sei bei mir, unterstütze mich, erfreue dich an meiner Exploration und nimm wahr, wie ich die Welt mit meinen Augen sehe. Auf diese Weise lernst du als Erwachsener die Welt selbst noch mal mit neuem Blick kennen und kannst dich auch an kleinen Details dieser Welt gemeinsam mit mir erfreuen.«

Das folgende Beispiel zeigt Schwierigkeiten in der Spielinteraktion zwischen einem Kind und einer Mutter, die auf die betreffenden Bedürfnisse des Säuglings nicht adäquat einzugehen vermag.

Beispiel: Probleme beim Spielen zwischen einer alleinerziehenden Mutter und ihrem Säugling

Frau P., alleinerziehende Mutter, rief mich an und bat um einen Rat. Sie sei ganz verzweifelt, weil ihr acht Monate alter Sohn Jonas nicht einmal eine Stunde lang alleine spielen könne, obwohl er so schöne Spielsachen habe. Wenn sie mit ihm im Spielzimmer auf dem Boden säße, könne er sich gut beschäftigen. Wenn sie ihm eine Zeitlang beim Spielen zugeschaut habe, habe sie doch auch das Recht, wenigstens eine Stunde lang mal ihren eigenen Tätigkeiten nachzugehen, sich etwa an den Computer zu setzen. Sie sage ihm dann immer, dass sie im Nebenzimmer sei, und er solle jetzt mal schön alleine weiterspielen, aber dies tue er nicht. Er krabbele dann zu ihr ins Zimmer, schleppe alle Spielsachen herbei, breite diese zu ihren Füßen aus und wolle mit ihr weiterspielen. Dies ärgere sie, weil sie doch auch Zeit für sich brauche und nicht nur spielend mit ihrem Kind im Spielzimmer sitzen könne. Das Leben einer Mutter könne doch nicht nur darin bestehen, zu wickeln, zu stillen und den Rest des Tages spielend auf dem Boden zu liegen. Sie wollte von mir möglichst anhand einer Tabelle in Erfahrung bringen, wie lange ein Kind in welchem Alter in der Lage sein müsste, alleine zu spielen.

Ich vereinbarte mit Frau P. einen Termin, damit wir uns das Problem des Spielens mit Jonas genauer anschauen könnten. Sie wirkte etwas enttäuscht, weil sie doch eigentlich nur eine Zeitangabe und kein Gespräch wollte. Als wir uns kennenlernten, sah ich eine junge Mutter, die mit ihrem hübschen, blond gelockten acht Monate alten Sohn zu mir in die Sprechstunde kam. Sie betonte nach wie vor, dass sie doch nur einen raschen Rat und eine Tabelle mit Zeitangaben haben wollte. Als ich dann genauer nachfragte und Frau P., als sie über ihre Kindheit sprach, Tränen in den Augen hatte, wurde deutlich, dass wir etwas mehr Zeit benötigen würden. Wir vereinbarten das nächste Gespräch, in dem ich mir für sie alleine – ohne Jonas – Zeit nehmen wollte.

In diesem Gespräch, in dem ich u. a. mit ihr auch ein Bindungsinterview durchführte, berichtete Frau P., dass ihre Eltern zeitlebens, solange sie sich erinnern konnte, immer intensiv und hart gearbeitet hätten. Sie seien nach Deutschland eingewandert und hätten es sich zum Ziel gemacht, dass es ihren Kindern einmal besser gehen sollte. So habe sie auch als Kind von Anfang an gelernt, dass sie gute Leistungen in der Schule erreichen musste, um erfolgreich zu sein. Sie habe dann ein hervorragendes Abitur gemacht und ein erfolgreiches Studium absolviert.

Sie habe jetzt einen sehr gut bezahlten Job, der ihr Spaß mache, und wolle in diesem auch weiter aktiv sein und Erfolg haben. Einfach nur zu spielen, die Zeit »zu verbummeln« und mit Sinnlosem zuzubringen, so etwas habe man in ihrer Familie nie toleriert. Leistung, Erfolg und das Erreichen von Zielen, die man sich gesteckt habe, seien die Leitlinien in ihrer Familie gewesen, an denen sie sich orientiert hätte. All ihre Geschwister seien ähnlich erfolgreich und hätten ebenfalls Abitur und Studium geschafft, so dass sie ihren Eltern sehr dankbar seien, nach diesen Maßstäben erzogen worden zu sein.

Gleichzeitig klang etwas Wehmut in der Stimme von Frau P. mit, als sie mir dies alles erzählte. Auf meine vorsichtige Nachfrage, wann denn die Eltern Zeit für Spiel und Muße gehabt hätten, schwieg sie lange und sagte dann: »Es war gut so, wie es war, wir haben viel gelernt, wir sind alle sehr tüchtig und erfolgreich geworden.« In einem weiteren Gespräch wurde dann doch ihre Traurigkeit darüber deutlich, dass sie, anders als sie es sich als Kind oft gewünscht hätte, wenig Zeit zum Lesen, für sich, ihre Lieblingsbücher hatte und dass ihre Schulbücher viel wichtiger waren. Sie hätte sich gewünscht, dass ihre Eltern – ähnlich wie andere Eltern – mit ihren Kindern auch einmal ins Schwimmbad gegangen wären oder auf den Jahrmarkt oder abends gemeinsam mit ihnen, den Kindern, Gesellschaftsspiele gespielt hätten. Heimlich habe sie sich immer davongeschlichen, um bei ihrer Freundin und deren Familie bei Spieleabenden mitzumachen. Dies durften aber ihre Eltern nicht wissen, und deshalb habe sie immer gesagt, sie sei bei ihrer Freundin, um zusammen Vokabeln zu lernen und sich gegenseitig abzuhören.

Im weiteren Gespräch zeigte sich, dass Frau P.s Eltern bei ihren Kindern die gesamte frühe Erfahrung in Bezug auf Spiel, Erkundung der Welt, auch alle nicht zweckgebundenen Aktivitäten unterbunden hatten und ihre Kinder sehr gezielt auf die Schule und das »Tüchtigsein im Leben« vorbereitet hatten. Momente und Zeiten der Muße, in denen es darum ging, das Leben zu genießen, den eigenen inneren Spielbedürfnissen nachzugehen, hatten die Eltern komplett unterdrückt, ja sogar »unter Strafe« gestellt. Frau P. war gar nicht klar, dass es so etwas wie einen »Spieltrieb«, also ein Interesse des Kindes am Spiel und spielerischen Erkunden der Welt, gab. Ihr Sohn Jonas bedeutete daher für sie eine große Herausforderung. Wir konnten Stück für Stück erarbeiten, dass das spielende Kennenlernen der Welt für Säuglinge mit großem Spaß und Vergnügen verbunden sein konnte, wenn diese erfuhren, wie die Mutter emotional daran beteiligt war und sich ebenso wie sie daran erfreute. Frau P. meinte aber, dies sei ihr nicht möglich, weil sie selbst keine Erfahrungen habe, wie es sein könnte, durch Spielen die Welt zu erkunden.

Wir vereinbarten also, dass Frau P. zur nächsten Stunde ihren Sohn Jonas mitbringen sollte, damit wir zu dritt – die Mutter, Jonas und ich – gemeinsam spielen konnten. Auf diese Weise verbrachten wir im Folgenden mehrere gemeinsame Spielstunden im Zimmer der Kinderspieltherapie miteinander. In den Sitzungen wurde deutlich, wie schwer es Frau P. fiel, sich auf Jonas' lebhafte Erkundung der Welt und der Spielsachen einzulassen. Sie nutzte mich deutlich als Rollenmodell. Gleichzeitig erlebte sie aber auch die emotionale Sicherheit, dass ich *ihr* »dies erlaubte«; dadurch konnte sie zunehmend auch mehr Spaß an vollkommen »unnützen Dingen« finden. Türme aufzubauen, Dinge einstürzen zu lassen, und dies immer wieder aufs Neue zu tun, auf dem Boden zu liegen, gemeinsam mit mir auf dem Boden zu sitzen und mit Jonas zu spielen, dies wurde für sie immer mehr zu einem großen Vergnügen.

Schlussendlich fragte Frau P., ob sie denn auch einmal ganz alleine zum Spielen zu mir kommen könnte. Daraufhin mussten wir beide lachen, und schließlich konnte sich Frau P. erlauben, ganz »verrückte Dinge« zu tun. So berichtete sie mir flüsternd – heimlich wie zwischen zwei engen Vertrauten –, dass sie gestern bis spät in die Nacht gelesen habe, und zwar einen Liebesroman, der so gar nichts mit ihrer beruflichen Tätigkeit zu tun hatte. Schon seit langem wollte sie mal einen solchen Roman lesen, habe sich das aber nicht zugestanden, weil dies nichts mit ihren sonstigen Interessen und Aktivitäten zu tun hatte. In einer Mischung von heimlicher Freude und Schuldgefühlen erzählte sie mir auch etwas vom Inhalt des Romans und es wurde deutlich, dass sie sich als alleinerziehende Mutter eigentlich auch nach einer Partnerschaft sehnte und es kein Zufall war, dass sie sich für einen »Liebesroman« interessiert hatte. Sie war geplant von einem Mann schwanger geworden, der sich bald aber wieder aus der Partnerschaft zurückgezogen hatte.

Jetzt hielt sie Ausschau nach einem neuen Partner, und auch hier wurde das Thema »Spielen« zu einer wichtigen Metapher. War es möglich, auch in einer Partnerschaft einfach Spaß zu haben, zu spielen, Unfug zu treiben, ohne dass dies »zweckorientiert« war? Nachdem sie einen neuen Partner kennengelernt hatte und Jonas sich gut an ihre Mutter – welche häufig als Babysitter einsprang – als weitere Bindungsperson gewöhnt hatte, wurde es ihr möglich, ein ganzes Wochenende mit diesem neuen Partner wegzufahren. Sie erzählte schmunzelnd, dass sie das ganze Wochenende mit diesem Mann »nur rumgeblödelt« habe. Man habe so viel Spaß gehabt und Quatsch gemacht und auch nichts Vernünftiges auf die Beine gestellt, sei nicht mal in einem Museum gewesen – eine vollkommen neue Erfahrung für sie.

Letztendlich konnte somit Jonas seiner Mutter helfen, von einer hoch funktionalen, kognitiv orientierten Sicht und Weise, die Welt zu erobern, für sich selbst eine mehr spielerische Art und Weise zu entwickeln. Dadurch konnte sie die eigenen Wünsche und Bedürfnisse, die spielerischen Interaktionen in der Partnerschaft sowie auch die Fähigkeit, mit Jonas selbst kreativ zu spielen und Spaß dabei zu haben, verwirklichen und ausbauen und – wie sie sagte – »kultivieren«. Sie hätte, so meinte sie, nie gedacht, dass das Spiel auch eine Form von Kultur sein könne. Diese positiv bewertende Einordnung des »Spiels«, so schien mir, beruhigte ihr immer noch etwas schlechtes Gewissen, wenn sie »nur« spielte.

Allgemeine Überlegungen zu Bindungsstörungen

Bindungsstörungen entwickeln sich im Laufe der ersten Lebensjahre. Sie beginnen meist im Säuglingsalter und entstehen aus verschiedenen Formen extremer Stressbelastung. Diese Stressbelastungen stehen oft im Zusammenhang mit emotionaler Vernachlässigung und Gewalt in jeglicher Form, wie etwa körperlicher, sexueller, verbaler, emotionaler Gewalt und dem Miterleben von Gewalt zwischen den Bindungspersonen.

Die Gewalt wird dem Kind in der Regel durch seine eigenen Bindungspersonen zugefügt. Dies führt zu einer enormen inneren Überflutung mit Angst, weil das Kind sich normalerweise bei großem Stress an seine Bindungspersonen wenden würde, um hier eine Koregulation seiner Affekte zu erfahren und beruhigt zu werden. Wenn aber die Bindungspersonen selbst, die per definitionem für Schutz und Sicherheit zuständig sind, diejenigen sind, die für den größten Stress – mit Bedrohung des Lebens, dem Erleben von Panik, Ohnmacht und Todesangst – sorgen, dann ist das Kind in einer ausweglosen Situation.

Besonders im Säuglingsalter bedeuten solche extremen Stressbelastungen eine völlige Überforderung und können vom Kind nicht ausgehalten werden. Sie führen, als Versuch der Stressbewältigung, zu dissoziativen Prozessen. Ältere Kinder, Jugendliche, Erwachsene reagieren bei extremer Erregung im sympathischen Nervensystem – einem Teil des autonomen Nervensystems – oft mit Versuchen von Kampf und Flucht; weil Kampf und Flucht für Säuglinge nicht möglich sind, reagieren diese mit extremem Schreien, bis hin zum dissoziativen Phänomen der motorischen Erstarrung (»freeze«). Auf der anderen Seite kann es auch zur extremen parasympathischen Reaktion kommen, wenn das autonome Nervensystem des Parasympathikus erregt wird, das der Gegenspieler des Sympathikus ist. Hierbei gerät der Säugling in einen motorisch erschlafften Zustand; möglicherweise kotet er dann ein, erbricht sich, bekommt einen Schluckauf.

Solche Reaktionen sind beim Säugling noch nicht so auffällig wie bei älteren Kindern. Aber dennoch gibt es bei der vegetativen parasympathischen Reaktion auch schon bei einem Säugling deutliche Symptome: Es kommt zu einem Blutdruckabfall sowie zu einer Erschlaffung der Muskulatur; der Säugling hat dann einen Tonusverlust (sog. »schlaffer Säugling«). Nicht selten ähnelt der dissoziative Zustand des schlaffen Säuglings einem Tonusverlust bei epileptischen Anfällen. In der Differentialdiagnose muss zudem das dissoziative Phänomen der motorischen Erstarrung als Hypertonus im Kontext von Krampfanfällen ausgeschlossen werden; eine differentialdiagnostische Abklärung zum Ausschluss von Krampfanfällen ist auf jeden Fall angezeigt.

Die beschriebenen Erfahrungen können in der Konsequenz zu einer Bindungsstörung führen, allerdings nicht nach nur einmaligen Ereignissen von Stress und Belastung durch Vernachlässigung und Gewalt, sondern wenn sich permanente Zustände von extremer Stressbelastung für den Säugling, verursacht durch seine Bindungspersonen selbst, oft wiederholen. Auch wenn der Säugling Zeuge von extremem Stress zwischen den Bindungspersonen wird sowie auch wenn die Bindungspersonen emotional nicht verfügbar sind, kann dies zu einem konstant großen Stress und damit zu einer Bindungsstörung führen.

Wir sehen solche Entwicklungen bei extremen Gewaltbeziehungen in Familien, aber auch bei großer emotionaler Deprivation und Vernachlässigung. Gerade Säuglinge und Kleinkinder, die in Familien emotional vernachlässigt werden oder auch bei schlechten Betreuungsbedingungen in Heimen aufwachsen, entwickeln Bindungsstörungen; in Heimen – teilweise aber auch in Familien – werden sie durch viele wechselnde Bindungspersonen betreut und erleben somit letztlich nie eine sichere Bindungserfahrung durch zumindest eine spezifische, nur für sie zuständige Bindungsperson. Solche deprivatorischen Bedingungen haben auch Kinder aus sehr reichen Familien, wenn sie oftmals sehr viele, ständig wechselnde Betreuungspersonen haben, es letztlich aber niemanden gibt, der wirklich mit ihnen kontinuierlich über längere Zeit emotional im Kontakt ist. Solche Kinder werden oft von einem Kinder- oder Au-pair-Mädchen und noch weiteren Personen betreut; im Extremfall haben sie zwar Bodyguard und Chauffeur, aber niemanden, der emotional für sie zur Verfügung steht.

Bindungsstörungen können also in allen sozialen Schichten vorkommen und sind keineswegs nur ein Problem von sog. Unterschichtfamilien, die unter materieller und in der Folge vielleicht unter kultureller Armut bzw. einer soziokulturellen Verarmung leiden. Solche armen Familien haben viele Probleme und Mehrfachbelastungen; es ist dann nicht verwunderlich, wenn sie wenig emotionale und auch zeitliche Möglichkeiten und Ressourcen haben, sich um ihre Kinder adäquat zu kümmern, sodass Säuglinge unter emotionaler Deprivation aufwachsen können. Umgekehrt sehen wir bei reichen Familien zwar großen materiellen Wohlstand, aber keine emotionale Verfügbarkeit, weil die Eltern aufgrund ihrer Bindungsenthaltung nicht die emotionalen inneren Ressourcen dazu haben, sich emotional auf ein Baby einzulassen; zudem fehlt ihnen – weil in der Regel beruflich extrem eingespannt – die Zeit dazu. Ihnen war ein Baby zwar willkommen, aber es kann von ihnen emotional nicht ausreichend genährt und versorgt werden. Für Eltern aus finanziell gutsituierten Familien ist es oft erschreckend, wenn sie mit der Diagnose konfrontiert werden, dass ihr Säugling oder ihr Kleinkind eine Bindungsstörung vom promiskuitiv-indifferenten Typus hat, wie ich an dem folgenden Beispiel aufzeigen werde.

Bindungsstörungen werden auch in den weiteren Abschnitten von Teil 3 dieses Buchs eine Rolle spielen, etwa wenn ich spezifischer auf die Folgen früher Gewalterfahrungen und Vernachlässigung eingehe.

Beispiel: Therapie von Eltern mit einem Säugling mit einer beginnenden promiskuitiven (indifferenten) Bindungsstörung

Herr und Frau S. hatten sich an mich gewandt, weil sie von der Leiterin der Krippe darauf aufmerksam gemacht worden waren, dass ihr Sohn Stefan mit seinen 18 Monaten bei jeder Person in der Krippe auf den Schoß kletterte, mit jeder Mutter oder jedem Vater, der zu Besuch kam, freundlichen Kontakt hatte und scheinbar auch bereit war, ohne Unterschied mit jeder Erzieherin oder jedem fremden Elternteil mit nach Hause zu gehen. Stefan war mit zwei Monaten in die Krippe gekommen, weil Vater wie Mutter in ihren akademischen Berufen sehr eingespannt waren und vielfältige Projekte koordinierten und leiteten. Sie hatten sich zwar ein Kind gewünscht, hatten aber für eine intensivere emotionale Versorgung und Betreuung keinen Raum und keine Zeit. Stefan war in der Regel fünf Tage in der Woche für zehn Stunden in der Krippe, d.h. seine Mutter brachte ihn in der Regel morgens um 7 Uhr dorthin und holte ihn zwischen 17 und 18 Uhr wieder aus der Krippe ab. Lediglich freitags versuchte sie, ihn bereits früher abzuholen.

Stefan hatte also seit dem zweiten Lebensmonat ungefähr 50 Stunden pro Woche in der Krippe verbracht und war dort von liebevollen Erzieherinnen sehr gut versorgt und betreut worden. Die Eltern hatten sich sehr gefreut, dass die Eingewöhnung in die Krippe ohne größere Probleme verlaufen war. Stefan hatte nicht gefremdelt, nicht geweint, ließ sich problemlos der Erzieherin Rita auf den Arm geben. Diese hatte ihn in den ersten Wochen sehr intensiv versorgt, und Stefan hatte zur ihr – von allen Erzieherinnen – das innigste Verhältnis. Inzwischen hatte Rita aber gekündigt und die Krippe verlassen, worauf Stefan deutlich irritiert reagiert hatte. Er war seit einigen Wochen weinerlich, spielte kaum mehr, aß schlecht und musste von verschiedenen Erzieherinnen reihum auf dem Arm getragen und getröstet werden. Er nahm diesen Trost gerne an – Hauptsache, er war bei irgendjemand auf dem Arm. Wurde er abgesetzt, jammerte er vor sich hin, wurde dann immer ruhiger. Schließlich schien er mit sich selbst zufrieden; oft beschäftigte er sich dann mit einem Gegenstand oder einem Spiel, war dabei aber, wenn man genauer hinschaute und ihn beobachtete, lustlos und emotional in sich zurückgezogen.

Stefan war ein hübsches Kleinkind, ein regelrechter »Sonnenschein«, den die Erzieherinnen gerne auf den Arm nahmen und »beschmusten«. So konnte es sein, dass Stefan am Vormittag und Nachmittag viele verschiedene Menschen hatte, die ihn herumtrugen, ihm gegenüber zärtlich waren, ihn dann aber auch wieder weiterreichten, wenn sie die Hände frei haben mussten, um sich andern Kindern oder anderen Aufgaben zu widmen. In jüngster Zeit war das oben skizzierte undifferenzierte Verhalten gegenüber unterschiedlichen Personen aufgefallen: Stefan lief freudig auf viele verschiedene Erwachsene zu, selbst auf fremde Eltern, die ihre Kinder morgens später als die anderen in die Krippe brachten; er verhielt sich auch diesen gegenüber anhänglich, kletterte auf ihren Schoß, schmuste mit ihnen, klammerte sich fest; er küsste fremde Personen und war zu ihnen zärtlich, ja er war sogar bereit, mit fremden Personen an der Hand mitzulaufen und die Krippe zu verlassen. Dies hatte eine Erzieherin alarmiert, weil sie dieses Verhalten an das erinnerte, was sie einmal in einem Vortrag über Bindungsstörungen gehört hatte; sie dachte, dass bei Stefan eine beginnende Bindungsstörung vorliegen könnte. Daher hatten die Erzieherinnen mit Stefans Eltern ein Gespräch geführt und sie gebeten, den Jungen bei uns untersuchen zu lassen.

Die Eltern kamen zum Erstgespräch und waren etwas »sauer«, weil ihr so liebenswertes, gut funktionierendes Kind jetzt auch noch psychologisch untersucht werden sollte, denn sie hatten ihrerseits keinerlei Veränderungen oder Schwierigkeiten festgestellt. Stefan war eben zu jedermann freundlich, so wie sich die Eltern das auch gewünscht hatten, er war in ihren Augen vielleicht etwas distanzlos und zu »leutselig«. Insgesamt waren sie aber stolz darauf, weil sie sein Verhalten als gutes Sozialverhalten und positive Charaktereigenschaft interpretierten. Dass hier etwas nicht in Ordnung sein könnte, war für sie eine vollkommen übertriebene Befürchtung.

Im Fremde-Situations-Test, mit dem man das Bindungsverhalten und die Bindungsqualität von Säuglingen und Kleinkindern untersuchen kann, erwies sich, dass Stefan tatsächlich eine beginnende Bindungsstörung mit promiskuitiv-indifferentem Muster zeigte. Er verhielt sich auch gegenüber der fremden Person im Test ausgesprochen freundlich, kletterte zu dieser auf den Schoß, suchte aktiv Körperkontakt und Nähe, sogar – während der Abwesenheit seiner Mutter – deutlich mehr als mit seiner Mutter, wenn diese dabei war.

In den Bindungsinterviews mit den Eltern zeigte sich, dass Mutter wie Vater bindungsvermeidend waren. Beide hatten gelernt, sich Gefühle nicht zu sehr zuzugestehen, nicht darauf zu reagieren, wenn andere sie zeigten; sie seien beide »Kopfmenschen«, sagten sie. Beide hatten eine bemerkenswerte Karriere gemacht und bereits in jungen Jahren akademische Auszeichnungen erreicht; sie gehörten zu den sogenannten Doppelkarrierepaaren, die an Universitäten heutzutage sehr geschätzt werden. Die ersten zwei Monate nach der Geburt hatten sie sich eine Auszeit genommen, um Stefan gemeinsam zu versorgen. Dann aber waren beide wieder voll in den Beruf eingestiegen, nachdem sie für Stefan einen guten Krippenplatz gefunden hatten.

In den therapeutischen Stunden, die von den Eltern sehr gewissenhaft und geradezu ehrgeizig wahrgenommen wurden, zeigte sich, dass sie es »richtig gut machen wollten«. Sie wollten rasch klären und verstehen, was sie tun müssten, damit Stefan auf einen guten Weg käme. Es dauerte einige Zeit, bis sie davon überzeugt werden konnten, dass es in Stefans emotionaler Entwicklung ein Problem gab, weil sie in seinem promiskuitiven Verhalten gegenüber Fremden nichts Problematisches erkennen konnten. So besprachen wir mit den Eltern, dass sie sehr feinfühlig und differenziert auf die Signale ihres Sohnes eingehen sollten, besonders dann, wenn er ihre Nähe suchte, etwa wenn er in Not war, weinte, sich den Kopf gestoßen hatte oder krank war. Wir verabredeten mit der Mutter, dass sie, wenn Stefan krank war, keine Betreuung durch einen Babysitterservice organisieren werde, sondern dass sie dann selbst zu Hause blieb und sich – wenn wegen der Krankheit sein Bindungssystem besonders aktiviert war – um Stefan kümmerte.

All dies, worum es in diesen Überlegungen ging, fiel Frau S. nicht leicht, aber um eine gute emotionale Bindungsentwicklung ihres Kindes zu ermöglichen, wollte sie dann doch »Opfer bringen«. Relativ bald – schon nach wenigen Wochen – zeigte sich, dass Stefans Verhalten immer spezifischer wurde, er sich in Situationen von Stress und Gefahr jetzt viel mehr an seine Eltern wandte.

Mit den Erzieherinnen in der Krippe hatten wir besprochen, dass sich dort Lisa, eine neue Bezugserzieherin, um ihn kümmern und spezifisch auf die Nöte und Signale von Stefan reagieren sollte. Diese Erzieherin kam auch einmal zu einem Gespräch mit, sodass wir das weitere Vorgehen gemeinsam mit ihr und den Eltern besprechen und abstimmen konnten. Durch eine Supervision in der Krippe und anhand einer Videoaufzeichnung konnten wir der Erzieherin rückmelden, dass sie auf Stefans Signale jetzt sehr gut und feinfühlig reagierte. Die anderen Erzieherinnen in der Krippe wiesen Stefan auf seine Bezugserzieherin hin, falls er sich wieder einmal vollkommen beliebig an sie statt an Lisa wandte. Hierdurch wurde es möglich, dass Stefan in der Krippe sehr rasch seine neue Bindungsperson Lisa andern Krippenerzieherinnen vorzuziehen begann: Schon morgens, wenn er die Krippentür aufmachte, fragte er, wo Lisa sei, freute sich, wenn er sie sah, lief auf sie zu, wollte von ihr auf den Arm genommen werden und wandte sich dann auch für das erste Spiel speziell an sie. Sehr gezielt reagierte Lisa, wenn Stefan in Stresssituationen war, um ihn in diesen Situationen zu begleiten, ihm bezüglich seiner Gefühle zu helfen und seinen Stress in der Beziehung zu ihr zu regulieren.

Nach wenigen Wochen wurde deutlich, dass nun die Eltern selbst immer mehr zu sicheren Bindungspersonen geworden waren, ebenso, wie gesagt, die Krippenerzieherin Lisa. Dies führte dazu, dass sich Stefan nun häufiger gegenüber fremden Personen, wie etwa den Eltern anderer Krippenkinder, und auch gegenüber anderen Krippenerzieherinnen eher distanziert und zurückhaltend verhielt; aus dem promiskuitiven Verhalten entwickelte sich allmählich ein spezifisches Bindungsverhalten. Einige Wochen später konnten wir dann in der

Fremden Situation mit der Mutter und dem Vater, aber auch mit der Erzieherin nachweisen, dass Stefan inzwischen dabei war, zu allen dreien eine sichere Bindungsbeziehung aufzubauen, was alle Beteiligten sehr freute und ermutigte, auf dem begonnen Weg weiterzumachen.

Dass sich seine emotionale Bindung jetzt in Richtung Bindungssicherheit entwickelte und der Aufbau einer Hierarchie von Bindungspersonen erfolgte, hatte den positiven Effekt, dass Stefan nun in der Krippe viel konzentrierter und ausdauernder spielen konnte, allerdings immer mit einem Auge auf Lisa. Zusätzlich staunten alle, wie er auch in seiner Sprachentwicklung »explodierte« und jeden Tag mehrere neue Wörter produzierte, die er auch mit großem Gewinn und Spaß benutzte, sehr zur Freude seiner Eltern.

Die Eltern bedankten sich zum Abschluss der Therapie sehr, weil sie einerseits etwas über ihren Sohn gelernt hatten und über die sichtbar beginnende sichere Bindungsentwicklung sehr froh waren, andererseits aber auch verstanden hatten, warum sie selbst in der Beziehung zu ihren Eltern bindungsvermeidend geworden waren und was das für ihre eigene partnerschaftliche Beziehung sowie ihre sonstigen Beziehungen bedeutete. Die Mutter berichtete, es falle ihr jetzt auch leichter, nicht nur auf die Signale von Stefan einzugehen – etwa wenn er weine –, sondern auch auf die ihres Mannes, wenn dieser in Not sei. Bisher habe sie immer gedacht, jeder sei für seinen eigenen Stress verantwortlich und müsse sich auch selber helfen. Jetzt profitierte sie selbst davon und erlebte es als Gewinn, dass beide Eltern einander auch in ihrer Partnerschaft sowie in ihrem Beruf bezüglich der akademischen Anforderungen unterstützten und emotional begleiteten, zudem entlasteten. Auf diese Weise hatte die Therapie von Stefan – bzw. seiner Eltern – einen positiven Entwicklungsschub nicht nur für das Kind, sondern auch für Frau und Herrn S. und ihre Beziehung gebracht.

Emotionale und körperliche Vernachlässigung

Normalerweise erwarten wir, dass Bindungspersonen, insbesondere Eltern, ihren Säugling pflegen und feinfühlig versorgen, damit er wachsen und gedeihen kann. Aus der gesamten Forschung ist bekannt, dass eine feinfühlige Versorgung und Pflege die gesunde körperliche, soziale, emotionale Entwicklung eines Babys in jeder Hinsicht fördert. Umgekehrt gilt, dass die körperliche und emotionale Vernachlässigung eines Säuglings dazu führt, dass dieser motorisch, emotional, sozial, kognitiv, d.h. in jeder Hinsicht nicht wachsen und gedeihen kann und in vielen Bereichen Entwicklungsrückstände aufweisen wird.

Es gibt Studien, die zeigen, dass Kinder, die in Heimen aufwachsen, in denen sie körperlich schlecht versorgt und auch emotional nicht ausreichend betreut werden, weil sich wenige Erzieherinnen um viele Kinder kümmern, extreme körperliche Entwicklungsrückstände haben, bis hin zu Wachstumsverzögerungen sowohl im Längenwachstum als auch im Kopfumfang. Diese Ergebnisse erklären sich dadurch, dass die Kinder sowohl oft keine Nahrung mit einer für eine gesunde, wachstumsfördernde Ernährung ausreichenden Kalorienmenge erhalten als auch emotional nicht gut versorgt werden. Wenn ein Kind emotional über lange Zeit depriviert lebt, werden die körperlichen – genauso wie die neuronalen – Wachstumshormone nicht in ausreichendem Umfang gebildet. Aus diesem Grunde führen die aufgenommenen Kilokalorien nicht zu einem ausreichenden Wachstum; dieses ist nur möglich, wenn die Wachstumshormone in ausreichender Dosis vorhanden sind.

Zusätzlich zum erwähnten reduzierten Längenwachstum führt dies – bezüglich der Gehirnentwicklung – dazu, dass die riesige Anzahl vorhandener Nervenzellen nicht in neuronale Netzwerke eingebaut wird. Wenn es aber in den ersten 24 Lebensmonaten nicht zu einer ausreichenden Vernetzung der Nervenzellen kommt, werden am Ende des zweiten Lebensjahres diejenigen wieder abgebaut, die nicht in Netzwerke eingebunden sind. So sehen wir dann mit der Zeit ein immer geringeres Gehirnwachstum, was sich im vorne erwähnten zu kleinen Kopfumfang (Mikrozephalie) widerspiegelt.

Die Folgen von Vernachlässigung dauern oft lebenslang an und sind auch durch eine intensive Therapie nur teilweise wieder rückgängig zu machen. Emotionale Versorgung im späteren Alter kann zwar dazu führen, dass die entsprechenden Wachstumshormone gebildet werden und damit auch das Längenwachstum, der Kopfumfang und das Gehirnwachstum wieder aufholen. Offensichtlich ist dies aber nur bis zu einem gewissen Grad möglich.

Es hat sich gezeigt, dass Kinder, die schon ab der Geburt unter sehr deprivatorischen Bedingungen in rumänischen Kinderheimen untergebracht waren und die nach dem Fall des Ceauşescu-Regimes über internationale Adoptionen zu Adoptiveltern vermittelt wurden, sehr unterschiedliche Entwicklungen genommen haben. In den durchgeführten Längsschnittstudien konnte man nachweisen, dass Kinder, die vor dem 18. Lebensmonat adoptiert worden waren, also nicht so lange unter solchen Bedingungen aufgewachsen waren, bis zum 10. Lebensjahr in ihren Adoptivfamilien, die sie emotional durchschnittlich gut versorgten, ein sehr deutliches »Aufholwachstum« gezeigt hatten. Im Hinblick auf die Körperlänge, das Gehirnwachstum, die Gehirnreifung und auch die kognitiven Fähigkeiten hatten sie sich weitestgehend normalisiert. Die meisten Kinder hatten bei der Testung zum Zeitpunkt der Adoption einen IQ von um 85, also am Rande einer Begabungsminderung. Bis zum 10. Lebensjahr hatten dann aber die meisten einen Durchschnitts-IQ, d.h. sie zeigten eine normale Intelligenz.

Waren die Kinder dagegen diesen emotional und auch körperlich deprivatorischen Bedingungen von Geburt an über viele Jahre ausgesetzt, so konnten sie auch bei guter Versorgung in den Adoptivfamilien keine Normalwerte für ihre Intelligenz mehr erreichen. Selbst viele Jahre nach der Adoption, die im Alter von zehn Jahren erfolgt war, blieb der IQ niedrig, sie waren teilweise minderbegabt, zeigten auffällige Störungen wie etwa ADHS (Aufmerksamkeitsdefizit-/Hyperaktivitätsstörung), Bindungsstörungen mit promiskuitivem Muster und auch Hyperaktivität sowie aggressive und autismusähnliche Verhaltensstörungen.

Diese Befunde werfen die Frage auf, wie lange und in welchem Umfang das Gehirn im Verlauf des Lebens plastisch bleibt. Offensichtlich sind selbst bei guten familiären Bedingungen die möglichen Aufholprozesse begrenzt, wenn das Gehirn von der Geburt an über längere Zeit durch die Erfahrung extremer Vernachlässigung geschädigt worden ist, wie dies in den rumänischen Kinderheimen der Fall war. Auch heute noch leben viele Kinder, sowohl in Europa als auch in vielen anderen Ländern der Welt, in Kinderheimen, in denen sie Bedingungen einer katastrophalen Vernachlässigung ausgesetzt sind. Viele Eltern adoptieren heute aus diesen Heimen Kinder, bei denen das Gehirn durch die frühen Erfahrungen von Deprivation geschädigt und dieser Entwicklungsnachteil auch nicht mehr aufzuholen ist.

Hinzu kommt, dass Kinder unter diesen Bedingungen häufig zudem Erfahrungen von Gewalt, sexuellem Missbrauch, Übergriffe und weitere traumatische Ereignisse durchleben mussten, die sich, angesichts der ständigen emotionalen Vernachlässigung, besonders verheerend auf die psychopathologische Entwicklung dieser Kinder auswirkten. Wenn die Kinder älter werden, kommt es auch zu sexuellen Übergriffen und Gewalt unter den Kindern sowie von älteren gegenüber kleineren Kindern.

Viele dieser Kinder zeigen hochgradige Verhaltensauffälligkeiten, oft Bindungsstörungsmuster vom promiskuitiven, indifferenten Typus, aber auch Bindungsstörungen mit dem Muster der Hemmung. Weitere Störungen, die solche Kinder zeigen, sind: aggressive Verhaltensweisen, ADHS, autismusähnliche Symptome; sie vermeiden Blickkontakt, können oft keine engeren Beziehungen – etwa Freundschaften – eingehen, da sie Beziehungen allgemein als bedrohlich erleben. Eine stabile Partnerschaft zu entwickeln ist ihnen im späteren

Leben oft nicht möglich. Immer wieder kommt es zu Beziehungsabbrüchen; später sehen wir auch Borderline-Persönlichkeitsstörungen und die Vollbilder einer chronifizierten posttraumatischen Belastungsstörung. Die Kinder leiden dann unter Angstzuständen, Alpträumen, Panikattacken, werden oft als Borderline-Patienten diagnostiziert, aber auch Diagnosen wie Depression, Angststörung bis hin zur Schizophrenie sind nicht unüblich. Solche Kinder werden oft schon früh in kinder- und jugendpsychiatrischen Einrichtungen behandelt, dann später in Erwachsenenpsychiatrien und erhalten von Spezialisten eine lange Liste an Diagnosen. Die Ursachen ihrer psychiatrischen Störungen sind aber letztlich, wie erwähnt, frühe Deprivation, Vernachlässigung und Gewalterfahrungen schon als Säugling oder Kleinkind in den Beziehungen zu ihren Bindungspersonen. Eine extreme Form dieser psychiatrischen Störung ist die dissoziative Identitätsstörung, die wir schon bei Kindern sehen und die sich später bei Erwachsenen in extremen Zuständen von Wechseln der verschiedenen Ich-Anteile manifestiert.

Diese Formen der psychischen Erkrankungen stellen alle Therapeuten vor eine große Herausforderung: Im ambulanten Setting sind sie oft schlecht zu behandeln, die Patienten brechen die therapeutische Beziehung während der ambulanten Therapie oft ab; häufig verletzen sie sich selbst, verhalten sich aggressiv gegenüber sich und anderen, machen Selbstmordversuche, sodass sie immer wieder stationär aufgenommen und behandelt werden müssen und auf diese Weise oft wieder neue Diagnosen erhalten. Die stationären Behandlungen sind für sie aber sehr bedrohlich, weil sie per se einen Trigger darstellen, d. h. einen Auslösereiz für großen Stress: Die Patienten werden im stationären Setting an ihre Heimerfahrungen mit all den traumatisierenden Geschehnissen, die sie dort gemacht haben, erinnert. So müssen alle Behandler viel Geduld haben, um diesen Patienten mit guten traumatherapeutischen Konzepten – wie Ego-State-Therapie, EMDR, vielfältige Formen von Stabilisierungtechniken – ein kleines Stückchen Lebenssicherheit und -freude vermitteln und sie über langjährige Behandlungen aus diesen frühen Traumatisierungen herausbegleiten zu können.

Für das Kindesalter haben wir ein entsprechendes Modell der Intensivpsychotherapie von schwersttraumatisierten Kindern entwickelt, das mit einem sechsmonatigen Intensivprogramm sowohl mit ihnen als auch mit ihren Bindungspersonen arbeitet. Die Ergebnisse zeigen, dass die Kinder in der Intensivtherapie neue stabilisierende Erfahrungen machen können, die ihnen bei der Affektregulation vor allem in Stresssituationen helfen. Anschließend können sie auch in ambulanten Therapiesettings besser behandelt werden.

Viele dieser Kinder sind auch zusätzlich psychosomatisch krank: Durch die vielfältigen Stresserfahrungen entwickeln sie etwa multiple Allergien, Hauterkrankungen, Magen-Darm-Symptome, Diabetes. Alle diese Erkrankungen können als Ausdruck der Schädigung ihres autoimmunen Regulationssystems gedeutet werden, das durch die massiven Stresserfahrungen schon sehr früh geschädigt und überfordert wurde. Erhebliche Körperreaktionen wie etwa Magen-Darm-Probleme mit chronisch entzündlichen Darmerkrankungen sehen wir entsprechend bereits bei Säuglingen und Kleinkindern.

Beispiel: Adoptierter Säugling nach Vernachlässigung

Herr und Frau N. hatten ihre jetzt 12 Monate alte Tochter Jasmin über eine Vermittlungsstelle für internationale Adoptionen vor fünf Monaten adoptiert. Sie wurden von der entwicklungsneurologischen Abteilung des Sozialpädiatrischen Zentrums an uns verwiesen, weil dort bei der Untersuchung aufgefallen war, dass Jasmin nicht nur in ihrer motorischen Entwicklung weit zurück war, sondern auch Auffälligkeiten im emotionalen Bereich und im Verhalten zeigte: So nahm sie wenig Blickkontakt auf, vermied ihn geradezu, wenn sie angesprochen wurde, wandte sich dann ab und drehte den Kopf zur Seite. Bei Körperkontakt, Schmusen, Zärtlichkeiten, wenn sie auf den Arm genommen wurde, begann sie in der Regel zu weinen, es konnte aber auch sein, dass sie plötzlich emotional und motorisch »abschaltete« bzw. dissoziierte, d. h. sie verfiel in einen Freeze-Zustand.

Als ich Herrn und Frau N. zum ersten Mal sprach, beschrieben und sahen sie die Situation mit ihrer Tochter sehr differenziert und waren hinsichtlich ihrer Entwicklung besorgt. Sie hatten Jasmin in einem Kinderheim unter höchst vernachlässigenden Bedingungen vorgefunden und sich aber gleich für sie entschieden. Nach drei Tagen konnten sie Jasmin mitnehmen; alle Formalitäten waren von der Adoptionsvermittlungsstelle sehr gut vorbereitet worden. Herr und Frau N. blieben zunächst noch für zwei Tage mit Jasmin im Hotelzimmer; in dieser Zeit schrie sie die meiste Zeit und wurde von Frau N. herumgetragen. Legte man sie ab, schien sie sich eher zu beruhigen als auf dem Arm von Frau N. Diese konnte ihrem Impuls, ein weinendes Baby auf den Arm zu nehmen, um es zu trösten, aber nicht widerstehen und versuchte, Jasmin über Tragen und Körperkontakt zu beruhigen. Rückblickend meine Frau N., das Getragenwerden und der Körperkontakt wären für Jasmin vermutlich so ungewöhnlich und neu gewesen, dass sie dadurch mehr Stress als Beruhigung erfahren hätte.

Jasmin war in ihrer motorischen Entwicklung weit zurück. Obwohl sie zum Zeitpunkt der Adoption schon sieben Monate alt war, lag sie nur auf dem Rücken, drehte sich noch nicht einmal auf den Bauch, sie weigerte sich, Dinge in die Hand zu nehmen, eine Hand-Mund-Koordination war noch nicht vorhanden. Wegen der erheblichen motorischen Entwicklungsdefizite hatten sich Frau und Herr N. sofort an die nächste entwicklungsneurologische Ambulanz gewandt und Jasmin untersuchen lassen, einschließlich einer Untersuchung des Gehirns mit Hilfe eines EEGs. Es zeigte sich, dass das Gehirn von Jasmin so weit gesund war, es gab keine morphologischen Veränderungen des Gehirns, die etwa befürchten ließen, dass das Kind Krampfanfälle bekommen könnte. Vielmehr wurde die motorische Entwicklungsretardierung auf die deprivatorischen Bedingungen in dem Kinderheim zurückgeführt, in dem Jasmin seit ihrer Geburt gelebt hatte.

Die dortige Situation, wie die Eltern sie schilderten, war katastrophal: Ungefähr 20 Säuglinge wurden von einer Kinderkrankenschwester oder -pflegerin versorgt; es war nicht klar, welche Ausbildung diese Frau hatte. Sie wickelte und fütterte 20 Säuglinge, es gab aber kaum Möglichkeiten, mit einem Säugling einen engeren emotionalen Kontakt aufzubauen. Herr und Frau N. waren einerseits froh, Jasmin aus diesem deprivatorischen Milieu »gerettet zu haben«, andererseits waren sie entsetzt, welche Probleme Jasmin jetzt als dessen Folge hatte. Krankengymnastik und verschiedene ergotherapeutische Maßnahmen wirkten sich auf die Entwicklungsretardierung von Jasmin nur langsam positiv aus. Sie konnte sich inzwischen drehen, aber frei zu sitzen war immer noch schwierig. Die Eltern verzweifelten immer wieder, weil sie doch befürchteten, die Ursache dieser schwerwiegenden Problematik könne nur eine Schädigung des Gehirns sein. In den letzten vier Wochen, so berichteten sie, habe sie aber enorme Fortschritte gemacht. Jetzt endlich zeigten sich doch »erste Früchte« der Fördermaßnahmen. Sie könne nun gezielt nach etwas greifen, mit beiden Händen die Flasche halten, und auch das Drehen in beide Richtungen gehe jetzt sehr flott. Der nächste Entwicklungsschritt, das freie Sitzen, erfordere aber offensichtlich viel Geduld und Übungen und Unterstützung.

Frau N. hatte ihre Berufstätigkeit aufgegeben, um für die Förderung von Jasmin möglichst uneingeschränkt Zeit zu haben. Mehrfach am Tag machte sie mit ihr Krankengymnastik, ging mit ihr auch zweimal in der Woche zur krankengymnastischen Anleitung, ebenso zur Ergotherapie. Die Krankengymnastin fand die zu Anfang dieses Fallbeispiels beschriebenen Auffälligkeiten im emotionalen Bereich und im Verhalten so gravierend, dass sie den Eltern empfahl, sich in unserer Ambulanz auch bezüglich Fragen der Bindungsentwicklung beraten zu lassen.

Bei der Untersuchung ihres Spielverhaltens und der Beobachtung der Interaktion zwischen den Eltern und ihrer kleinen Tochter zeigte sich, dass Jasmin tatsächlich den Blickkontakt mit ihren Eltern vermied, sich wegdrehte, und zwar ganz aktiv. Die Mutter demonstrierte uns auch, wie sich Jasmin aus dem Arm wand, wenn sie sie im engeren Körperkontakt halten wollte, sei dies beim Füttern oder auch wenn sie das Mädchen herumtrug, um es zu beruhigen. Am besten ließ Jasmin sich beruhigen, wenn man sie in ihr Bettchen legte und ihr die Flasche gab; wenn sie aber getragen, wenn ihr etwas vorgesungen wurde und insbesondere wenn Frau N. sie wiegte und dabei engen Körperkontakt mit ihr hatte, reagierte Jasmin sehr schreckhaft und ängstlich, auch jetzt noch, nachdem sie schon so viele Wochen bei ihren Adoptiveltern war.

Wir erklärten Jasmins Eltern, all diese Symptome könnten Folge der frühkindlichen Deprivation und emotionalen Vernachlässigung im Kinderheim sein – das gelte für ihre an Formen des Autismus erinnernden Symptome ebenso wie für die motorische Retardierung und die kognitiven Entwicklungsdefizite. Da sich zeigte, dass Jasmin auch auf äußere Reize wie Musik eher schreckhaft und mit Weinen und Schreien reagierte, besprachen wir mit den Eltern, dass die äußere Reizzufuhr noch sehr vorsichtig dosiert werden müsse, da die Außenreize Jasmin andernfalls übermäßig stimulieren könnten: Weil sie unter einer deprivatorischen Unterstimulation aufgewachsen war, wurde sie jetzt durch viele neue Reize rasch überfordert. Ihr Gehirn hatte in der frühkindlichen Entwicklung nicht gelernt, Reize gut zu integrieren, und Jasmin hatte nie eine spezifische, ausreichende Hilfestellung erhalten, um stressvolle Erfahrungen durch eine gute Koregulation von Seiten einer Bindungsperson zu verarbeiten.

Aus diesem Grunde leiteten wir Frau N. und ihren Mann jetzt an, dass sie Reize zunächst einmal sehr vorsichtig anbieten sollten; sobald Jasmin kleinste Stresssignale zeigte – z. B. wimmerte, sich wegdrehte, den Blickkontakt beendete –, sollten sie unmittelbar darauf reagieren und die Anzahl der Stimuli und Reize reduzieren. Auf diese Weise wurde es möglich, dass Jasmin langsam Zutrauen fasste und die Eltern für ihre Reaktionsweisen immer feinfühliger wurden. Ähnlich verhielt es sich mit dem Blickkontakt. Aus irgendeinem Grunde erlebte Jasmin offensichtlich einen direkten Blickkontakt als bedrohlich und verfolgend. Eventuell hatte sie im Kinderheim gelernt, dass es zum Überleben eher hilfreich war, den Blickkontakt mit einer Pflegeperson zu vermeiden und dieser nicht durch direktes Anblicken Stress zu bereiten.

Aus zahlreichen verschiedenen Untersuchungen ist bekannt, dass Kinder, die sich durch Überstimulation oder eine harsche Behandlung von Seiten der Bindungspersonen bedroht fühlen, als Erstes den Kopf abwenden, den Blickkontakt beenden und so den Stress auszublenden und die Interaktion zu regulieren versuchen. Die nächste Stufe der Stressregulation wären Weinen und Schreien.

Die Vermeidung von Blickkontakt ist also eine sehr geläufige Form der Stressregulation in deprivatorischen Bindungsbeziehungen. Wir besprachen mit Frau und Herrn N., dass sie Jasmin sehr vorsichtig immer wieder Blickkontakt anbieten, diesen aber nur ganz kurz gestalten und selbst beenden sollten, um Jasmin die Möglichkeit zu geben, einen kurzen Blickkontakt zu erleben, ohne dadurch zu sehr gestresst zu werden.

Über die Zeit zeigte sich, dass Jasmin auf diese kleinen, kurzen Angebote eines Blickkontakts eingehen konnte und sehr positiv reagierte; in der Folge war es ihr möglich, zunehmend selbst einen kurzen Blickkontakt zu wagen, wovon Frau N. in einem unserer weiteren Gespräche sehr freudig berichtete. Sie konnte kaum glauben, dass ihre Tochter sie zum ersten Mal freiwillig und aktiv für einen kurzen Moment angeschaut hatte. Als Frau N. aber darauf freudig und ganz glücklich reagiert hatte, hatte Jasmin den Blickkontakt sofort beendet; die Reaktion ihrer Adoptivmutter war offenbar ein zu intensiver affektiver Stressor gewesen. Frau und Herr N. vermochten auf dem Hintergrund dieser Geschehnisse zu verstehen, wie extrem feinfühlig sie die Aufnahme von Blickkontakt mit Jasmin regulieren mussten, um auf die Dauer dann zunehmend längere Blickkontaktinteraktionen mit ihr herstellen zu können. Für beide war es eine große Freude zu sehen, dass diese höchst feinfühlige, bindungsorientierte Art der Interaktion dazu führte, dass Jasmin von sich aus zunehmend häufiger für kurze

Momente zu ihnen in Beziehung trat und diese Augenblicke für sie auszuhalten waren. Die Eltern mussten also lernen, ihre eigenen Reaktionen und Affekte sehr stark zu kontrollieren, indem sie zwar positiv und freudig reagierten, dies aber nur kurz und nicht überschwänglich, anders als es unter normalen Alltags- und Lebensbedingungen der Fall gewesen wäre.

Wir haben die Eltern auf diese Weise über ein ganzes Jahr begleitet und konnten sehen, wie Jasmin in ihrer motorischen und kognitiven Entwicklung voranschritt und sich auch zunehmend mehr an der Außenwelt und den Spielangeboten orientierte. Am auffälligsten war aber ihre emotionale Entwicklung. Sie nahm immer häufiger aktiv Blickkontakt auf, begann Körperkontakt zuzulassen. Frau N. und Herr N. freuten sich sehr, dass sich Jasmin nun auch manchmal, wenn sie auf der Decke lag, von ihnen vorsichtig über den Rücken streicheln ließ, ohne den Kontakt zu beenden oder sich dabei ganz steif zu machen. Früher war Jasmin, wenn die Eltern versucht hatten, zärtlich zu sein, wie erwähnt regelmäßig in einen Zustand dissoziativer Erstarrung (»freeze«) oder Erschlaffung verfallen (vgl. die Darstellung im Abschnitt über Bindungsstörungen). Da Herr und Frau N. nun wussten, was diese Reaktionen des Kindes bedeuteten, konnten sie darauf eingehen und ihr »Angebot« an Körperkontakt und Zärtlichkeiten dosieren, was zur beschriebenen positiven Entwicklung beitrug. Sie beobachteten jeweils Jasmins Reaktionen: Sobald diese mit Kontaktvermeidung oder Stress reagierte, sogar anfing zu weinen und so zu erkennen gab, dass es für sie zu viel Stimulation war, hörten sie unmittelbar auf, traten ein kleines Stück zurück und warteten, bis sich Jasmin wieder ein bisschen beruhigt hatte. Vielleicht war es genügend Stimulation und Körperkontakt, nur die Hand aufzulegen, statt das Kind gleichzeitig zu massieren oder zu streicheln.

Es war für Jasmin sicherlich ein großes Geschenk, dass sie so feinfühlige Adoptiveltern gefunden hatte, denn Frau und Herr N. nahmen alle von uns angebotenen Interventionen und Anleitungen höchst motiviert und differenziert auf, setzten sich damit auseinander und konnten sie auch schnell umsetzen. Als Jasmin drei Jahre alt war und wir eine Diagnostik ihrer Bindungsqualität durchführten, stellten wir ein unsicher-vermeidendes Bindungsmuster fest. Wenn sie auch noch nicht sicher gebunden war, so hatte sich aus einem Kind mit einer Bindungsstörung mit Hemmung immerhin eine spezifische Bindungsbeziehung zu Mutter wie Vater entwickelt, und diese entsprach offensichtlich einem organisierten inneren Arbeitsmodell von Bindung. Angesichts von Jasmins Voraussetzungen war die vermeidende Bindung ein großes Geschenk, denn hiermit konnten die Eltern jetzt weiter»arbeiten«. Diese interessierten sich sehr für die verschiedenen Qualitäten von Bindung und sehnten sich danach, mit ihrer Tochter eine sichere Bindung aufzubauen.

Wir konnten Jasmins Entwicklung – in größeren Abständen – über die nächsten Jahre verfolgen; es war sehr schön zu sehen, dass sie im Schulalter Mutter und Vater deutlich als sichere Basis benutzen konnte. Die Eltern berichteten, dass Jasmin sich hilfesuchend an sie wandte, wenn sie Probleme mit Klassenkameraden oder mit der Lehrerin hatte oder mit den Hausaufgaben nicht zurechtkam. Jasmin war ein Jahr später als üblich mit sieben Jahren eingeschult worden und hatte inzwischen bezüglich vieler Fähigkeiten aufgeholt und dazugelernt. Ihre motorischen Defizite waren kaum mehr zu erkennen; es gab allerdings noch kognitive Defizite, und die Eltern hofften, dass Jasmin auch in Bezug auf diese in den nächsten Jahren werde aufholen können. Am deutlichsten war aber der Fortschritt in der emotionalen Entwicklung des Kindes, das sich jetzt sowohl mit seinen Eltern als auch mit Spielkameraden emotional austauschte. Die ursprünglich autistiforme Verhaltensstörung war überhaupt nicht mehr zu erkennen: Ein außenstehender Beobachter, der die Vorgeschichte von Jasmin nicht kannte, erlebte ein gesundes, quirliges, lebendiges Mädchen, das sich in einer Gruppe gleichaltriger Kindern spielaktiv und begeistert bewegen konnte. Es war schön zu sehen, dass Jasmin eigene Gefühle wie Freude, Wut, Angst eindeutig mitteilen und auch zeigen konnte, wenn sie nach Trost und Schutz suchte. Wichtig für diese Entwicklung war gewesen, dass Vater wie Mutter selbst, wie wir im Bindungsinterview festgestellt hatten, bindungssicher waren. Auf diesem Hintergrund war die beschriebene feinfühlige Reaktion auf Jasmins Verhalten möglich gewesen.

Zusammenfassend kann man sagen: Aufgrund der intensiven psychotherapeutischen, bindungsorientierten Begleitung, der Feinfühligkeitsschulung, der Videointeraktionsanalyse und der vielfältigen Videorückmeldungen war es den Eltern möglich, Jasmin aus einem ursprünglich sehr deprivatorischen, körperlich und emotional retardierten Zustand herauszuholen und bei ihr eine Entwicklung zu initiieren, die sie zu einer emotional weitgehend gesunden Persönlichkeit mit vielfältigen Fähigkeiten und Möglichkeiten machte. Jasmin war gut in eine Gruppe von gleichaltrigen Kindern in der Schule integriert und freute sich sehr, ganz viel »Lesen und Rechnen zu lernen«, wie sie gegenüber ihren Adoptiveltern immer wieder sagte.

Gewalterfahrung

Normalerweise gehen wir davon aus, dass Eltern ihren Säugling liebevoll behandeln. Schon gar nicht erwarten wir, dass sie ihrem Kind gegenüber gewalttätig sind. Wenn die Eltern aber unfeinfühlige bis gewalttätige Erfahrungen traumatischer Art in ihrer eigenen Kindheit gemacht haben, dann sehen wir immer wieder, dass sie durch Verhaltensweisen eines Säuglings, z.B. sein Weinen, großen Stress erleben. Wenn der Säugling schreit und die Eltern nicht gut in der Lage sind, seine Signale zu verstehen und ihn relativ rasch zu beruhigen, kann es vorkommen, dass die eigenen vernachlässigten oder auch traumatisierten kindlichen Anteile in der Seele der Eltern ins »Mit-Schwingen« geraten (vgl. auch den Abschnitt »Die transgenerationale Weitergabe von Erfahrungen der Eltern an ihre Säuglinge und Kleinkinder« am Ende von Teil 1 dieses Buchs). Affekte von Einsamkeit, Alleinsein, Verlassensein, Wut und Ohnmacht tauchen dann auf und werden so übermächtig, dass die Eltern von diesen Affekten »überrollt« werden.

Sie haben als Kind nicht gelernt, wie sie ihre Affekte gut selbst regulieren können, da sie oftmals keine emotional ausreichend verfügbaren Eltern hatten, die sie als Bindungspersonen über eine Koregulation unterstützt, d. h. ihnen in der Säuglings- und Kleinkindzeit geholfen hätten, diese Affekte zu regulieren. Somit konnten sie eine solche Erfahrung der Selbststeuerung aufgrund einer gelungenen Koregulation durch ihre Eltern auch nicht verinnerlichen. Es kann dann passieren, dass das Weinen des eigenen Säuglings in ihnen heftige Gefühle der Ohnmacht, Wut, Hilflosigkeit und Angst auslöst, von denen sie überwältigt werden. Sie geraten dann so unter Stress und sind in einer solchen Not, dass sie plötzlich »explodieren«. In einer solchen Situation brüllen sie ihr Kind möglicherweise an, schütteln es, schlagen es, werfen es auf die Couch oder den Boden, laufen einfach weg, so dass der Säugling vielleicht vom Wickeltisch fällt und eine Schädelfraktur erleidet. Sie lassen ihr Kind – im schlimmsten Fall verletzt – zurück.

Manche Eltern werden sogar von sadistischen Anteilen überwältigt: Falls sie selbst als Kind in sadistischen Gewaltsituationen gequält wurden, gibt es vermutlich »Täteranteile« in ihnen, die jetzt wachgerufen werden. Diese Täteranteile sind psychische Identifikationen mit den damals erlebten Handlungen der Täter. Die psychischen Identifikationen dienten dem Überleben, denn wenn sich das Kind in der Opferposition mit den Handlungen der Täter identifizierte, war die emotionale Spannung und Not nicht so groß und die Schmerzen waren besser auszuhalten; die Handlungen der Täter wurden dann zu einem Teil, den das Kind – über die Identifikation – auch selbst wollte.

Werden Kinder mit dieser Erfahrung selbst Eltern, kann es sein, dass sie ihren Säugling bewusst quälen, ihm gezielt Schmerzen zufügen, Zigaretten auf ihm ausdrücken. Wir erfahren auch davon, dass Eltern den Säugling im Affekt z. B. in den Kühlschrank sperren (vgl. auch den Abschnitt zur transgenerationalen Weitergabe). All dies sind Verhaltensweisen, in denen sich Hilflosigkeit zeigt und die, wie wir aus vielen Bindungsinterviews und traumazentrierter Arbeit mit diesen Eltern wissen, darauf beruhen, dass diese oft selbst viel Gewalt – teils ritualisiert und in sadistischer Weise –, Ohnmacht, Vernachlässigung erlebt haben; diese Erfahrungen werden dann mit dem eigenen Kind reinszeniert. Im schlimmsten Fall kann dies schon im Säuglingsalter beginnen, so dass schon Säuglinge ihre eigenen Eltern und Bindungspersonen als lebensbedrohlich erleben.

Als Folge ist ein Säugling dann z.B. nicht nur motorisch, kognitiv und emotional in seiner Entwicklung weit zurück, sondern verhält sich auch in bindungsrelevanten Situationen sehr auffällig. Solche Säuglinge wollen ihre Eltern als Bindungspersonen nutzen, können dies aber oft nicht, weil sie in Situationen, in denen sie sich auf ihre Eltern zubewegen und Nähe, Schutz und Trost suchen, gleichzeitig – durch die Bedrohungen von Seiten ihrer Bindungspersonen – große Angst und Panik erleben. In solch ausweglosen Situationen erstarren bzw. dissoziieren Säuglinge oft oder sie bleiben gehemmt sitzen, können also weder zu ihren Eltern hin- noch von ihnen weglaufen. Manchmal laufen sie aber doch vor ihren Eltern wieder weg. Aus den beschriebenen Erfahrungen solcher Kinder können sich desorganisierte Bindungsverhaltensweisen oder auch Bindungsstörungen mit Hemmung des Bindungsverhaltens entwickeln. Wir sehen, wie solche Verhaltensweisen schon bei Säuglingen und noch mehr natürlich bei Kleinkindern entstehen.

Desorganisierte Kinder zeigen widersprüchliche Verhaltensweisen; sie haben vermutlich kein integriertes inneres Arbeitsmodell von Bindung, eher bestehen verschiedene Arbeitsmodelle nebeneinander, die unter unterschiedlichen Bedingungen angelegt wurden. Ein Anteil ihres Arbeitsmodells von Bindung kann davon geprägt sein, dass sie für kurze Zeit einmal Erfahrungen von Schutz und Sicherheit gemacht haben, in einem anderen Anteil ihres Arbeitsmodells haben sie vielleicht Erfahrungen von Gewalt und Zurückweisung abgespeichert. Je nachdem, welcher Bindungsanteil, sprich: welches Arbeitsmodell, in Stresssituationen aktiviert wird, sehen wir bei einem Kind, dass es bei Angst und Gefahr auf die Mutter zuläuft, dann aber auf halber Strecke stehen bleibt, erstarrt, sich umdreht, wieder wegläuft, einen Wutanfall bekommt, hilflos jammert und schließlich heftig weint; oder es starrt seine Mutter mit angstvollen Augen an, weil es erwartet, dass diese sich ihm gegenüber jetzt erneut gewalttätig verhalten wird.

Beispiel: Säugling, der Gewalt erlebt hat, mit einer beginnenden Bindungsstörung mit Hemmung

Frau K. war 21 Jahre alt und litt laut Diagnose unter einer Borderline-Persönlichkeitsstörung. Sie war gerade zur Krisenintervention vier Wochen in einer Klinik gewesen. Während dieser Zeit wurde ihr 14 Monate altes Kleinkind von ihrem aktuellen Lebenspartner, der nicht der Vater des Kindes war, versorgt. Der Vater des Kindes war mehrfach wegen gewalttätiger Auseinandersetzungen vorbestraft und hatte, wie bekannt war, ein Alkohol- und Drogenproblem. Frau K. selbst hatte auch immer wieder Phasen, in denen sie sehr viel Alkohol trank oder auch Drogen konsumierte. Es war nicht ganz klar, wie lange die Phasen der Abstinenz waren oder ob sie auch während der Schwangerschaft Alkohol und Drogen konsumiert hatte.

Sie war ungeplant schwanger geworden und wurde vom Jugendamt betreut, obwohl sie volljährig war. Wegen der Alkohol- und Drogenproblematik hatte dieses schon lange Kontakt zu ihr. Frau K. hatte sich trotz anfänglicher Ambivalenzen definitiv für die Schwangerschaft und das Kind entschieden und wollte verschiedene Formen der Unterstützung, etwa aus dem Bereich der Frühen Hilfen, annehmen, um ihr Kind gut erziehen zu können und bei ihm eine positive Entwicklung zu gewährleisten.

Als der leibliche Vater des Kindes, mit dem sie nicht mehr zusammenlebte, keine Unterhaltszahlungen mehr leistete, war Frau K. verzweifelt und fing wieder an zu trinken. Sie geriet in die nächste psychische Krise, weshalb ihr Kind Robin kurzfristig in Obhut genommen werden musste. Robin wuchs jetzt in einer Pflegefamilie auf, war aber an den Wochenenden bei Frau K., die regelmäßig Kontakt zu ihm hatte. Während der letzten Wochenendbeurlaubungen aus der Klinik hatte sie Robin betreut, war dabei aber durch sein Weinen so in Not geraten, dass sie mit ihm in die Kinderklinik gekommen war, weil sie befürchtet hatte, sie könne »ausrasten« oder wieder anfangen zu trinken.

Robin wurde wegen seines schrillen Schreiens zur Diagnostik mit der Mutter in der Kinderklinik aufgenommen. Es zeigte sich sehr schnell, dass Frau K. in einer großen Notsituation war, weil sie mit der Versorgung des Kindes – dem Weinen, den Schwierigkeiten, sich auf die Bedürfnisse des Babys einzustellen und diese zu erfüllen – vollkommen überfordert war. Im Erstkontakt sagte Frau K., dass sie sehnlichst darauf warte, dass Robin so groß sei, dass er sie einmal in den Arm nehmen und trösten könne.

Offenbar verwechselte Frau K. hier »Baby sein« mit »Baby haben«. Sie selbst hatte so viele kindliche regressive Wünsche und Bedürfnisse, die sie jetzt auf ihr Baby projizierte, dass es sie geradezu wütend machte, die »Ansprüche des Babys« erfüllen zu müssen, und sie in eine mit dem Baby rivalisierende Position kam. Sie forderte von Robin ein, dass er sich »anständig verhalten« und nach ihr sehen, sie »versorgen« sollte, statt zu erkennen, dass *sie* sich in ihren Bedürfnissen ganz zurücknehmen und das Baby versorgen sollte. Es wurde sehr schnell klar, dass Frau K. Robins Bedürfnisse aufgrund ihrer eigenen schwierigen Kindheitserfahrungen, die von Gewalt und Vernachlässigung geprägt waren, nicht sehen konnte.

Frau K. war selbst bei alkohol- und drogenkranken Eltern aufgewachsen, mit elf Jahren wegen gewalttätiger Übergriffe durch den Stiefvater und ersten Erfahrungen von sexuellem Missbrauch in Obhut genommen worden, wuchs dann zunächst in einer Bereitschaftspflegefamilie, dann in verschiedenen anderen Pflegefamilien auf, bis sie mit 17 Jahren in eine Jugendhilfeeinrichtung aufgenommen wurde.

Während dieser Zeit hatte sie auch selbst bereits erste Kontakte mit Alkohol und Drogen, wodurch sie versuchte – quasi als Selbstmedikation –, ihre Gefühle zu regulieren und sich immer wieder in stressvollen Situationen zu beruhigen.

In einer derartigen Phase hatte sie wechselnde sexuelle Kontakte mit viel älteren Partnern. In einer solchen Beziehung war sie ungeplant und ungewollt schwanger geworden. Sie hatte sich dann vehement für die Schwangerschaft eingesetzt und durch die Schwangerschaftskonfliktberatung auch vielfältige Unterstützung erhalten, zudem wurde sie von Mitarbeiterinnen des Jugendamtes und vom Netzwerk Frühe Hilfen betreut. Alle diese Hilfen hatten aber eigentlich »zu kurz gegriffen«, denn sie dauerten nicht lange genug. Frau K. hatte insgesamt sechs Helferinnen, die sich mit ihr jeweils zu einer Helferrunde wegen ihres Babys einfinden mussten. Viele Helfer ergaben aber noch keine kontinuierliche Bindungsbeziehung, die Frau K. nie erlebt hatte. Deshalb konnte sie auch keine sichere Bindungserfahrung an ihr Kind vermitteln.

Während der stationären Behandlung des Babys wurde, wie angedeutet, sehr schnell deutlich, dass Frau K. damit überfordert war, Robin zu versorgen. Der Junge litt auch immer wieder an »Hautausschlägen«, sodass seine Pflege kompliziert war und intensive Aufmerksamkeit und Zuwendung von Seiten der Mutter erforderte, was Frau K. aber nicht leisten konnte. Die Pflegemutter wurde um Unterstützung gebeten, wurde ebenfalls aufgenommen und versorgte Robin während der stationären Behandlung gemeinsam mit der Mutter. Diese konnte, so unterstützt, vielfältige pflegerische Aufgaben übernehmen und unter Aufsicht und Anleitung selbst durchführen. So emotional durch die Pflegemutter begleitet, konnte Frau K. Robins Signale sehr gut und feinfühlig wahrnehmen und darauf reagieren. War sie allerdings mit ihm alleine im Zimmer, geriet sie nach wie vor schnell in Stress und wusste dann »nicht mehr ein noch aus«. Einmal hatte sie in einer solchen Situation Robin einfach ins Bett gelegt und war kopflos von der Station gerannt, ohne jemandem Bescheid zu sagen.

Es war klar, dass Frau K. ihren kleinen Sohn noch nicht selbständig versorgen konnte. Es zeigte sich aber, dass sie durchaus Ressourcen und die Fähigkeit zu feinfühliger Wahrnehmung hatte. Diese hatte sie vermutlich in den zwei Pflegefamilien erworben, in denen sie aufgewachsen war und in der Pubertät einigermaßen Halt und Unterstützung erfahren hatte. Obwohl Frau K. inzwischen eine sehr gute, sichere emotionale Beziehung zur Pflegemutter aufgebaut hatte und diese weniger als Konkurrenz, sondern eher als Mutter auch für sie selbst erlebte, überlegten wir, ob Frau K. mit Robin zur intensiveren Unterstützung vorübergehend in ein Mutter-Kind-Heim aufgenommen werden könnte, um dort weitere Hilfestellung bei der Pflege und Versorgung von Robin zu erfahren. Schließlich bot die Pflegemutter an, die Mutter könne mit Robin zu ihr ziehen, wo sie einerseits die Erfahrung machen konnte, selbst bemuttert zu werden, andererseits aber auch erleben könne, wie sich die Pflegemutter in der Mutterrolle um Robin kümmere.

Wir konnten uns eine solche Konstruktion durchaus vorstellen, aber nur mit der Auflage, dass Frau K. zusätzlich in eine traumazentrierte, bindungsorientierte Therapie einwilligen würde. Frau K. war hierzu bereit, hatte allerdings in der Vergangenheit schon zweimal begonnene Therapien nach wenigen Stunden abgebrochen. Sie stimmte nun zu, dass sie versuchen werde, sich auf eine erneute Therapie einzulassen, aber nur, wenn sie weiterhin zu uns in die Ambulanz kommen könnte. Sie habe inzwischen durch die vielen Gespräche mit uns – diese hatten während der konsiliarischen Betreuung in der Kinderklinik, der Mutter-Kind-Interaktionsdiagnostik sowie der Pflegeanleitung mit Videofeedback stattgefunden – Vertrauen gefasst. Offensichtlich hatte unsere Art, mit ihr umzugehen, ihr eher Angst genommen und nicht zusätzlichen Stress bereitet.

Sie berichtete von den früheren Therapieversuchen: Dort war sie durch – wie sie es erlebte – eine zu rasche Auseinandersetzung mit ihrer Lebensgeschichte, Nachfragen wegen ihrer Traumatisierungen und »Hausaufgaben«, die sie erhielt, sehr schnell so in Not geraten, dass sie nicht mehr wusste, was sie als Erstes tun sollte, und schließlich alles »hingeworfen und abgebrochen« hatte. Dies war ein Muster, dem sie zeitlebens auch im Hinblick auf schulische und sonstige Aktivitäten als »Lösungsstrategie« gefolgt war.

Wir stimmten zu, dass Frau K. einerseits weiterhin zu uns in die Ambulanz kommen konnte und wir sie bezüglich der Entwicklung ihres Kindes begleiteten, dass wir andererseits bei ihr aber auch mit einer sehr schonenden, vorsichtigen traumazentrierten Unterstützung und Begleitung beginnen konnten, die zunächst zum Ziel hatte, sie zu stabilisieren. Es ging als Erstes nicht um eine traumazentrierte Bearbeitung ihrer Vergangenheit, sondern darum, dass Frau K. ihre Affekte besser regulieren und steuern konnte. Nachdem sie mehr Stabilität und emotionale Selbstregulation erreicht hatte, könnten wir dann vorsichtig bindungszentriert an einzelnen Punkten der frühen traumatischen Erfahrungen arbeiten.

Frau K. konnte unser gesamtes Setting – Ambulanz und besonders die therapeutischen Beziehungen – als hilfreiche sichere Basis nutzen, um von hier aus schrittweise zu erfahren, wie es sich anfühlte, selbständig mit Affekten besser regulatorisch umzugehen. Sehr schnell verbesserte sich nun ihr Kontakt zu ihrem Sohn, und sie konnte seine Signale differenziert wahrnehmen. Auch die Pflegemutter berichtete von positiven Interaktionserfahrungen zwischen Frau K. und Robin; so konnte sie etwa sein Weinen ruhiger und länger aushalten und vermochte zu spüren, warum er jetzt gerade weinte. Zuvor sei sie immer gleich »in Panik geraten« und dann kopflos hin- und hergerannt. Robin wurde jetzt zunehmend eigenständiger, krabbelte, fing bald an zu laufen und konnte sehr deutlich zum Ausdruck bringen, was er wollte – hier fühlte sich Frau K. noch oft überfordert, weil sie ihrerseits »nie erlebt hatte, dass die eigenen Wünsche gesehen und beantwortet worden waren«. Es war nicht einfach für sie und bedeutete eine neue Herausforderung, Robins Autonomieverhalten und seine Abgrenzung zu erleben und ihm gleichzeitig auch feinfühlig, liebevoll Grenzen zu setzen.

In vielen verschiedenen Interaktionssituationen mit Robin konnten wir ihr – über die traumazentrierte Einzeltherapie hinaus – im Beisein der Pflegemutter, die für sie eine Bindungsperson geworden war, helfen, zu erfahren, wie es ist, liebevoll Grenzen zu setzen und nein zu sagen, ohne dabei »zu explodieren« oder gar gegenüber ihrem Kind gewalttätig zu werden. Es war immer ihre große Sorge gewesen, dass ihr so etwas passieren könnte. Denn jedes Nein und jede Grenzsetzung riefen in ihr Erinnerungen daran hervor, wie ihr Stiefvater damals ihr gegenüber gewalttätig gewesen war, bis hin zum sexuellen Übergriff und Missbrauch. Ein Nein, das der Situation angemessen und ruhig vorgebracht war, zudem in Bezogenheit und Blickkontakt mit Robin, war ganz neu für sie. Sie lernte, eine Form zu finden, die für das Kind weder erschreckend war noch sich über es lustig machte – und sie lernte im Nachhinein, auch sich selbst und ihren eigenen Impulsen gegenüber hier und da »nein« zu sagen, sich besser zu strukturieren. So wurde die für Robin notwendige Erfahrung der liebevollen feinfühligen Grenzsetzung auch für ihr eigenes inneres Ich ein neues Erlebnis. Der Umgang mit ihren eigenen inneren emotionalen Fähigkeiten und Ressourcen bedeutete für sie selbst eine große Lernleistung.

Nachdem wir Frau K. über ein Jahr begleitet hatten, konnte sie sich jetzt auch vorstellen, in einer »eigenen Therapie« mit einem eigenen therapeutischen Raum noch intensiver an ihren »früheren Geschichten« zu arbeiten, wie sie sagte. Hierzu vermittelten wir sie schließlich für eine traumazentrierte ambulante Behandlung zu einer niedergelassenen Kollegin. Allerdings war es ihr wichtig, dass sie sich jederzeit bei uns wieder melden könnte. Dies tat sie auch in der Folge verschiedentlich, besonders als Robin öfter Wutanfälle hatte und sie noch mehr gefordert war, dessen aggressive Gefühle auszuhalten, zu begleiten und nicht selbst gegenaggressiv zu reagieren. Es war erstaunlich, welche Entwicklung Frau K. nahm und wie sie jetzt auch entspannter immer längere Phasen mit Robin gemeinsam verbringen konnte. Alle Beteiligten in der Helferrunde waren davon so beeindruckt, dass Frau K. zunehmend über längere Zeiten die Sorge für Robin übertragen wurde. Sie fühlte sich aber noch nicht in der Lage, alleine zu leben und gänzlich die Fürsorge für Robin zu übernehmen – ihr Lebensgefährte hatte sich inzwischen wieder von ihr getrennt –, weil sie noch Angst hatte, wie es wäre, wenn sie ohne Unterstützung von außen mit ihren Affekten umgehen musste. Das Verhältnis zur Pflegemutter entwickelte sich weiter sehr gut, sodass Frau K. weitestgehend in die Fürsorge für Robin mit eingebunden war; sie erlebte sich selbst dabei als »die Mutter von Robin«, worauf sie sehr stolz war.

Gesteigerte Wutanfälle und aggressives Verhalten

Wut gehört zu den basalen Affekten, die bereits bei der Geburt vorhanden sind. Dies bedeutet, dass bereits das Baby in irgendeiner Weise einen Affekt wie Wut regulieren und damit umgehen muss. Normalerweise sind Säuglinge vollkommen überfordert, mit heftigen Affekten zurechtzukommen, sie brauchen eine Bindungsperson, die ihnen über einen längeren Zeitraum hilft, diese Affekte zu steuern. Durch die Erfahrung der Koregulation wird eine positive emotionale Erfahrung der Bewältigung des Affektes in Kooperation mit einer Bindungsperson verinnerlicht. Mit der Zeit – besonders im zweiten und im dritten Lebensjahr – kann das Kind, im Vergleich zum ersten Lebensjahr, immer mehr auf diese Repräsentation und die Erfahrung der guten Koregulation von Wut zurückgreifen. So wird es ihm möglich, einen Wutaffekt nicht mehr durch lautes Brüllen, Toben und Schreien auszudrücken, sondern zunehmend in Worte zu fassen. Diese Entwicklung erfolgt besonders dadurch, dass die Bindungsperson bei einem Wutanfall in der Nähe des Kindes bleibt, dieses tröstet, unterstützt, den Affekt in einer guten empathischen, einfühlenden Art und Weise als Wut benennt, sodass das Kind sich mit seiner Wut wahrgenommen fühlt und diese in der Bindungsbeziehung gehalten wird. Dadurch wird es für das Kind leichter, den Affekt zu modulieren und zu modifizieren und letztendlich – auf lange Sicht – alleine mit einem Wutaffekt umzugehen.

Es ist das Ziel einer jeglichen emotionalen Entwicklung, dass das Kind in die Lage versetzt wird, Affekte wie Wut und aggressiv-feindselige Impulse, aber auch Angst, Trauer, Freude und Überraschung selbständig zu bewältigen, ohne emotional komplett »außer Kontrolle« zu geraten. Bei Affekten, die es überwältigen, eine koregulatorische Hilfestellung durch eine Bindungsperson zu erleben, bedeutet für das Kind eine wichtige, Sicherheit gebende emotionale Erfahrung, die zur Selbststeuerung und Selbstregulierung von Affekten sehr beiträgt (ähnliche Prozesse laufen in einer Psychotherapie ab).

Die meisten Eltern verhalten sich gegenüber ihrem Säugling entsprechend, ohne darüber nachzudenken, weil sie selbst in der Lage sind, ihre Affekte – etwa Wut – gut zu steuern und zu regulieren. Dies ist Voraussetzung für eine gute koregulatorische Haltung und Tätigkeit einer Bindungsperson. Nur wenn durch das Wutgebrüll des Kindes bei der Bindungsperson nicht noch größere Wut als beim Kind ausgelöst wird, wenn sie also nicht affektiv »angesteckt« wird, wird die Bindungsperson für das Kind eine hilfreiche koregulatorische Funktion übernehmen können. Im Hinblick auf die Funktion der Affektsteuerung des Kindes muss die Bindungsperson immer ruhiger, klüger, weiser und stabiler und in der Lage sein, den Wutaffekt zu halten, auszuhalten und dem Kind in einer liebevollen, emotional verstehenden Weise durch Gestik, Mimik, Körpersprache und Worte zu spiegeln, wie verständlich seine Frustration und die daraus entstehende Wut sind.

Wenn einer Bindungsperson in ihrer Kindheit z.B. durch ihre Eltern vermittelt wurde, dass Wut nicht erlaubt ist, wenn sie bei Wutanfällen bestraft wurde, alleine in ihr Zimmer geschickt wurde (»Time-out«) oder Ähnliches, dann ist sie später nicht in der Lage, den Affekt »Wut« selbst gut zu regulieren; es wird ihr also schwerfallen, mit den eigenen aggressiven Impulsen und Wut umzugehen. Viele Kinder werden unter diesen Umständen schon in früher Zeit depressiv, die unterdrückten Wutaffekte richten sie vielleicht sogar gegen das eigene Ich, wie wir dies später in Form von Selbstschädigung und Suizidalität bei der Depression sehen. Wenn eine Bindungsperson aufgrund ihrer frühkindlichen Erfahrungen selbst nicht in der Lage ist, ihre eigene Wut zu regulieren, wird sie auch nicht in der Lage sein, ihrem Kind eine gute koregulatorische Hilfestellung zur Verfügung zu stellen.

Wut, Ärger und Enttäuschung entstehen schon im Säuglingsalter, wenn das Kind eine Grenzsetzung erfährt. Eine solche ist – schon zu deren Sicherheit – notwendig, wenn die Kinder im 8./9. Lebensmonat anfangen, durch die Wohnung zu krabbeln. Durch die jetzt erforderlichen Grenzsetzungen von Seiten der Eltern kommt es beim Kind zu wiederkehrenden Frustrationen. Es wird – je nach der Energie, die es hat – zum x-ten Mal etwa versuchen, bestimmte Schubladen aufzuziehen, weil es dies entsprechend seinem Explorationsbedürfnis tun *muss*. Im besten Fall erfährt es von der Bindungsperson in sehr ruhiger, konsequenter Haltung ein immer wieder sich wiederholendes klares Nein, wobei Vater und Mutter an einem Strang ziehen sollten. Seine unvermeidlichen Frustrationen wird das Kind mit Wutgeschrei, Brüllen und Toben, indem es sich auf den Boden wirft, mit den Füßen aufstampft und strampelt, sowie durch Mimik und eine Gestik, die teils geradezu theatralisch sein kann, zum Ausdruck bringen und sich so abreagieren.

Sein Wüten und Toben sind aber Ausdruck eines sehr normalen Affektes. Es ist wichtig, dass die Eltern wissen, dass Wut ein normaler, angeborener basaler Affekt ist, der im Kontext von Frustration und Ärger entsteht und dann auch schon, wie gesagt, von Säuglingen und Kleinkindern ausgedrückt werden kann. Ab dem achten Lebensmonat – mit zunehmender Grenzsetzung etwa bei der Erkundung – kann es sein, dass Wutanfälle häufig und regelmäßig während des Tages erfolgen. Die »Doppelrolle«, die sie in dieser Phase einnehmen müssen, ist für Eltern sehr anstrengend: Auf der einen Seite müssen sie ständig Grenzen setzen, um das sonst vielleicht gefährliche Explorationsbedürfnis des Kindes abzusichern, gleichzeitig müssen sie auf der anderen Seite mit den Wutanfällen des frustrierten Kindes umgehen und diese begleiten sowie aushalten. Tun sie dies konsequent, liebevoll, feinfühlig und in guter koregulatorischer Weise, lernen die Kinder ein Nein zu akzeptieren, mit den Grenzen umzugehen und auch den Wutaffekt zunehmend besser selbst auszuhalten. Mit der Zeit wird es ihnen gelingen, eigene Gefühle von Wut und Ärger in Worte zu »übersetzen« und als solche zu benennen, statt blindwütig zu toben.

Aggressive Verhaltensweisen eines Kindes entstehen dann, wenn die Eltern nicht in der Lage sind, seine Signale differenziert wahrzunehmen und zu beantworten. Wenn es in seinen basalen Bedürfnissen und Affekten – wie Hunger, Durst, Langeweile, Angst, Wut – nicht gesehen, nicht verstanden wird, keine Antwort erhält und nicht unterstützt wird, wird es sehr frustriert und als Folge davon sehr aggressiv werden. Diese Aggressionen wird es entweder gegen die Verursacher der Frustrationen, also z. B. gegen die Eltern, richten; wir sehen dann, dass schon Kleinkinder ihre Eltern schlagen, beißen, nach ihnen treten etc. Andererseits können sich die Aggressionen aber auch gegen andere Kinder, Gegenstände oder auch gegen sich selbst richten; die Kinder fangen dann etwa plötzlich an, ihren Kopf auf den Boden zu schlagen, sich zu beißen oder auf andere Art und Weise zu verletzen. Solche aggressiven Verhaltensweisen sind für Eltern oft sehr erschreckend und sie reagieren häufig mit rigider Grenzsetzung darauf. Dies führt zu noch mehr Aggressionen, weil das Kind sich in dieser Situation komplett unverstanden und überfordert fühlt, keine Hilfestellung bei seiner Affektsteuerung erhält. Strafen – Schläge, Time-out, dem Kind den Kontakt zeitweilig verbieten etc. – sind nicht hilfreich, weil sie mit dem Abbruch der Beziehung zur Bindungsperson verbunden sind und daher dem Kind noch mehr Angst machen.

Körperliche Züchtigungen führen dazu, dass das Kind noch mehr frustriert und wütend wird, weil es massive Angst bekommt, sich ohnmächtig und hilflos fühlt, und das gegenüber seiner Bindungsperson, von der es eigentlich Schutz und Sicherheit erwartet und vor der es sich nun fürchten muss. Somit entwickelt sich zwischen Eltern und Kind leicht eine Spirale aggressiver Auseinandersetzungen. Aber die andere oben erwähnte Form der Strafe, wenn das Kind etwa in sein Zimmer geschickt wird, sich die strafende Person also von ihm eher distanziert, führt dazu, dass es Angst bekommt; denn es wird in einer Situation, in der es Angst erlebt, weil es von seiner Wut überflutet wird, von seinen Bindungspersonen weggeschickt. Auch dies ist für das Kind bedrohlich, denn ohne seine Bindungspersonen könnte es nicht überleben. So wird das Kind versuchen, um jeden Preis schnell seine Affekte zu dissoziieren und zu unterdrücken, nicht mehr zu weinen oder zu toben, um wieder in die Beziehung zur Bindungsperson und die Gemeinschaft zurückkehren zu können und das schmerzliche Gefühl, von seiner Bindungsperson und der Gemeinschaft ausgeschlossen zu werden, zu beenden.

Sowohl Züchtigungen als auch emotionale Gewalt – schweigen, das Kind ignorieren, in sein Zimmer schicken, die Beziehung abbrechen etc. – sind also Verhaltensweisen, die beim Kind großen Stress auslösen. Auch die letztere Art der Strafe ist eine Form von Gewalt und kann nicht zu einer emotional positiven Entwicklung des Kindes beitragen oder helfen, seinen Umgang mit aggressiv-feindlichen oder wütenden Gefühlen zu steuern; vielmehr wird beides erschwert.

Es ist also dringend erforderlich, dass Eltern lernen, die verschiedenen Bedürfnisse des Kindes feinfühlig wahrzunehmen und adäquat und prompt darauf zu reagieren. Wenn hier und da Signale des Kindes nicht adäquat beantwortet, seine Bedürfnisse nicht hinreichend befriedigt werden können und es zu einer verständlichen Frustration und anschließenden Aggression des Kindes kommt, wird dies nicht gleich die Bindungsbeziehung gefährden oder gar zu einer Bindungsstörung führen. Wenn dies aber überwiegend der Fall ist, weil die Eltern aufgrund ihrer eigenen Lebensgeschichte nicht dazu in der Lage sind, wird es zu einer Dauerfrustration und damit zu massiven aggressiven Gefühlen und letztendlich auch Handlungen des Kindes kommen. Wir sehen dies schon bei Säuglingen, wie Henri Parens nachweisen konnte. Parens (1993; Parens et al. 1995) konnte in seinen Forschungen zeigen, dass sich Kinder bereits im ersten und mehr noch im zweiten und dritten Lebensjahr feindselig-aggressiv gegenüber ihren Eltern, aber auch anderen Kindern und – etwa als Selbstverletzung – gegenüber sich selbst verhalten, wenn ihre Bedürfnisse massiv missachtet oder unterdrückt werden. Nur wenn dies geschah, konnte Parens in seiner Längsschnittstudie schon bei Säuglingen aggressive Verhaltensweisen im Sinne von feindseligem Verhalten nachweisen. Auch in seinen Studien zeigte sich oft der dargestellte Zusammenhang zwischen Problemen der Eltern bei einer angemessenen und feinfühligen Fürsorge für ihre Kinder und einer Koregulation von deren Affekten einerseits und Deprivations- oder Gewalterfahrungen dieser Eltern in ihrer eigenen Kindheit andererseits. Diese transgenerationale Betrachtung der Problematik zeigt, wie wichtig die therapeutische Arbeit mit diesen Eltern ist.

Beispiel: Säugling mit Wutanfällen

Leonie war ein sieben Monate altes quirliges Mädchen, das schon krabbelte und jeden Tag aufs Neue die Wohnung »unsicher« machte. Die Mutter, Frau B., wandte sich an mich, weil sie mit Leonies ständigen Wutanfällen vollkommen überfordert war und sich keinen Rat mehr wusste. Leonie war für ihr Alter sehr weit entwickelt, aufgeweckt; kaum dass sie mein Sprechzimmer betreten hatte, verschaffte sie sich einen Überblick und fing an, es im Beisein der Mutter zu erkunden.

Frau B. meinte, sie könne mir jetzt gleich demonstrieren, wie Leonie reagiere und wie die Wutanfälle abliefen. Leonie begann, eine Schublade an meinem Schreibtisch aufzuziehen, und die Mutter ging hin, sagte liebevoll »Nein, Leonie« und setzte ihr damit eine Grenze. Leonie schaute auf, sah sie an und wollte die Schublade noch mal öffnen, worauf ihre Mutter erneut »Nein!« sagte; schnell kam es dann zum ersten Wutanfall. Das Mädchen warf sich auf den Boden, brüllte und schrie wie am Spieß, woraufhin die Mutter mich hilflos und ohnmächtig anschaute und mich fragte: »Und jetzt?«

Wir konnten sehr schnell eruieren, dass die Mutter selbst in ihrer Kindheit bei Wutanfällen keine liebevolle Unterstützung erhalten hatte; Wut war in ihrer Familie auch jetzt noch ein Affekt, den es nicht gab, der nicht erlaubt war, den man nicht zeigen durfte, also am besten gar nicht hatte. Wenn man ihn aber wahrnahm, sodass man nicht anders konnte, als wütend zu sein, durfte man die Wut nicht ausdrücken, fühlte sich dabei zudem schlecht und hatte Schuldgefühle, weil man überhaupt solche »bösen Gefühle« wie Wut den Eltern oder den Geschwistern gegenüber empfand!

Die Mutter hatte also als Kind nicht gelernt, mit ihrer Wut umzugehen; so war sie vollkommen überfordert, geradezu getriggert, wenn sie die lautstarken Wutanfälle ihrer Tochter beobachtete; sie wurde dann selbst, wie sie sagte, so wütend, dass sie mit sich kämpfen musste, damit sie Leonie nicht einen Klaps gab. Sie hatte Angst, die Kontrolle zu verlieren, und wollte einerseits auf die Wutanfälle ihrer Tochter auf keinen Fall mit Gewalt reagieren, weil sie fürchtete, sie könnte Ähnliches wiederholen, was sie selbst erfahren hatte. Andererseits fühlte sie sich aber so hilf- und ratlos, dass sie nicht wusste, was sie jetzt tun sollte.

In der Situation in meinem Sprechzimmer konnte ich rasch helfen, indem ich mich neben Leonie setzte, die tobend auf dem Boden lag, und mit ihr über die Wut, über die Frustration und den Ärger sprach, die sie empfand, weil sie die Schublade nicht aufziehen durfte. Frau B. setzte sich zu Leonie und mir auf den Boden, und ich war sozusagen das Rollenmodell, an dem die Mutter sah, wie man auf Leonie trotz ihres Wutanfalls eingehen konnte. Sobald sich Leonie etwas beruhigt hatte, konnte Frau B. ihr liebevoll über den Kopf streichen; ihre Tochter fing dann an zu schluchzen und suchte auch Körperkontakt zur Mutter, weil sie getröstet werden wollte, und Frau B. konnte darauf eingehen. Sie war erstaunt, wie schnell sich Leonie beruhigt hatte und dass es ihr möglich war, ein neues Spielangebot anzunehmen. Zu Hause, so sagte Frau B., steigere Leonie sich in der Regel geradezu in eine solch intensive Wut hinein, dass sie eine Viertelstunde wie von Sinnen brülle und sich dann nicht mehr zu einem neuen Spiel aufraffen könne.

Die Mutter berichtete, dass sie bisher bei einem solchen Wutanfall in der Regel versucht habe, Leonie zu ignorieren, in der Hoffnung, dass damit das Verhalten aufhöre; oder sie habe ihre Tochter auf den Arm genommen, während diese wütend strampelte, in ihr Zimmer gebracht, die Zimmertür hinter ihr geschlossen und gehofft, dass sie sich dann beruhige, weil sie lerne zu verstehen, dass dieses Verhalten nicht okay sei. In der Regel habe sich Leonie dann auch beruhigt, wurde aber schweigsam und habe nicht mehr reagiert; sie habe dann manchmal noch eine Viertelstunde mit wütender Miene auf dem Teppich im Wohnzimmer gesessen und jetzt ihrerseits die Mutter ignoriert, indem sie einfach auf den Boden gestarrt habe. Auch dieses Verhalten habe sie, so die Mutter, mit Sorge gesehen. Es habe sie sehr daran erinnert, wie sie selbst als Kind reagiert habe, wenn mit ihr geschimpft wurde, weil sie etwa ihre Eltern mit irgendwelchen Schimpfwörtern beleidigt hatte.

Leonie saß inzwischen auf dem Schoß ihrer Mutter und malte ruhig und konzentriert auf einem Blatt Papier, und die Mutter sah, wie rasch sich Leonie beruhigen und einem neuen Spiel zuwenden konnte. Die nächste Grenzsetzung war aber sehr bald erforderlich, als Leonie anfing, mit den Buntstiften auf meiner ganzen Tischplatte zu malen, was die Mutter nicht wollte; sie signalisierte ihrer Tochter sehr deutlich, dass sie nur auf dem Blatt Papier malen sollte und nicht auf dem ganzen Tisch. Frau B. war sich sehr darüber im Klaren, wo eine Grenzsetzung notwendig war, was sie eigentlich von Leonie erwartete und was diese dazulernen musste. Die Mutter meinte, sich rechtfertigend, Leonie müsse ja zu Hause auch lernen, dass sie nicht überall malen und etwa die Tapeten vollkritzeln könne, sondern nur auf ihr Papier. Ich bestätigte sie darin und meinte, sie tue recht, Leonie Grenzen zu setzen und ihr klar zu sagen, was möglich sei und was nicht. Hierbei sollten sie und ihr Partner am besten an einem Strang ziehen, also Leonie die gleichen Grenzen setzen.

Leonie bekam inzwischen den nächsten Wutanfall, weil sie nicht auf das Blatt Papier, sondern auf den Tisch und auf die Wand malen wollte; sie kletterte vom Schoß der Mutter herunter, und schon lag sie erneut auf dem Boden und schrie, warf dabei alle Malstifte durch die Luft. Sie lag zunächst auf dem Rücken, strampelte mit den Beinen, drehte sich plötzlich abrupt auf den Bauch und fing an, mit ihrem Kopf auf den Boden zu schlagen. Jetzt half ich der Mutter, den Kopf zu halten, ein Kissen auf den Boden zu legen, sich daneben zu setzen und erneut die Wut von Leonie in Worte zu fassen: wie sehr sie frustriert darüber sei, wie wütend, dass sie nicht malen könne, wie sie wolle, sondern nur auf dem Blatt Papier; Leonie schrie weiterhin »wie am Spieß«; die Mutter konnte aber – jetzt mit meiner »Rückendeckung« – diese Affekte besser aushalten und bekam ein Modell, wie sie koregulatorisch mit den Affekten von Leonie umgehen konnte. Wiederum beruhigte sich Leonie zum Erstaunen der Mutter relativ rasch und begann erneut zu spielen, jetzt mit dem Teddybär.

Es gab noch eine ähnliche Situation, sodass ich in der Therapiestunde gleich dreimal eine solche Affektsituation koregulatorisch mit der Mutter zusammen löste; ich gab Frau B. dabei durch mein Verhalten ein Rollenmodell vor, das sie in meinem Beisein übernehmen konnte. In der nächsten Stunde berichtete sie mir, dass es mit den Wutanfällen »schon wesentlich besser sei«.

Parallel zu den Stunden zusammen mit Leonie, in denen wir das koregulatorische Eingehen auf das Kind üben konnten, sah ich die Mutter in Einzelstunden, damit wir über ihre eigene Kindheitsgeschichte, die Bedeutung von Wut für sie und ihre Wutaffekte – im Zusammenhang mit Kränkungen und Verletzungen –, die aber nie Ausdruck gefunden hatten, sprechen konnten. Es gab zwei Vorfälle aus ihrer Kindheit, bei denen sie geschlagen worden war, als sie zornig gewesen war: Einmal, als Schulkind, wurde sie, als sie Flöte spielen sollte und ihr dies nicht auf Anhieb gelang, so wütend, dass sie das ganze Notenheft in Stücke riss. Das führte zu einer körperlichen Bestrafung. Ein anderes Mal sollte sie den Teller noch leer essen und musste deshalb länger am Tisch sitzen bleiben, worauf sie den Teller mit einer raschen Bewegung vom Tisch wischte und dieser in Scherben zersprang. Auch hier war sie körperlich gezüchtigt worden.

Beide Ereignisse konnten im Rahmen der hilfreichen, schützenden therapeutischen Bindungsbeziehung mit EMDR sehr gut bearbeitet werden. Es folgten noch mehrere Einzelgespräche, in denen wir sehr genau die subtileren Arten von Wut und Rückzug anschauen konnten. Frau B. hatte gelernt, ihre Wut nicht offen zum Ausdruck zu bringen, sondern sie durch Schweigen und emotionalen Rückzug aus der Beziehung darzustellen. Sie konnte deutlich sehen, wie ihr Mann darunter litt, wenn sie vor lauter Wut nicht mehr mit ihm sprach, sich »im besten Fall« ins Schlafzimmer zurückzog und die Tür zuschloss. Damit reinszenierte sie, was sie selbst als Kind gelernt hatte. Wenn sie als Kind wütend war, musste sie in ihr Zimmer gehen und durfte längere Zeit nicht mehr herauskommen. Im schlimmsten Fall wurde die Zimmertür sogar hinter ihr abgeschlossen und die Mutter entschied, wann sie nach einer bestimmten Zeit wieder aus dem Zimmer herauskommen durfte. Genau das Gleiche inszenierte Frau B. jetzt zu Hause, wenn sie auf ihren Mann wütend war. Sie konnte nicht darüber sprechen, was warum in ihr vorging, und so kam es zum Rückzug ins Schlafzimmer. Sie lag dann im Bett, hatte die Tür hinter sich abgeschlossen und reagierte weder auf Fragen noch auf das Klopfen ihres Mannes an der Tür.

Nachdem sie in den Sitzungen mit Leonie bei mir erfahren hatte, dass Wut ein normaler Affekt und »überhaupt nicht schlimm« und dass es lediglich wichtig war, Kindern zu helfen, diese Wut gut zu regulieren, konnte Frau B. jetzt in der therapeutischen Einzelbeziehung mit mir erfahren, wie es war, über Wut zu sprechen, diese zu haben, dass Schuld- und Schamgefühle nicht angezeigt seien, sondern dass ein ganz normaler Affekt zum Ausdruck gebracht werden musste. Vorsichtig war ihr dies auch in der Beziehung zu ihrem Mann immer mehr möglich, so dass sie sich allmählich immer freier fühlte und mit dem so sehr angstmachenden und »gefährlichen« Affekt Wut immer besser umgehen konnte. An dieser Stelle konnten wir die Therapie beenden, wobei es Frau B. offenstand, jederzeit wieder zu mir zu kommen, um erneut an diesem Thema oder anderen Themen zu arbeiten.

Beispiel: Kleinkind mit Wutanfällen und Aggressivität

Der zweieinhalbjährige Max war schon seit eineinhalb Jahren in der Krippe und wurde jetzt von seinen Pflegeeltern, Herrn und Frau U., vorgestellt, weil er durch massive, aggressive Übergriffe auf andere Kinder aufgefallen war. Immer wieder war es in der Vergangenheit vorgekommen, dass Max andere Kinder gebissen hatte, wenn er wütend oder ärgerlich war. Er hatte auch schon einen Säugling massiv mit einem Bauklotz traktiert, so dass dieser blaue Flecken im Gesicht und am ganzen Körper hatte. Die Erzieherinnen waren beunruhigt und besorgt, weil Max in diesen Situationen auf ein deutliches Nein oder wenn er festgehalten wurde nicht positiv reagierte und sein Verhalten danach auch nicht änderte. Im Gegenteil, es entstand der Eindruck, dass sein aggressives Verhalten immer schlimmer wurde und häufiger auftrat.

Im Gespräch mit den Eltern wurde deutlich, dass Max in seiner frühkindlichen Zeit vermutlich immer wieder Phasen erlebt hatte, in denen seine basalen Bedürfnisse – wie etwa die nach Bindung, Nähe, Schutz, Trost, aber auch physiologische Bedürfnisse wie Essen und Trinken – nicht angemessen und prompt befriedigt worden waren. Max war mit sechs Monaten seiner drogenabhängigen Mutter weggenommen und vom Jugendamt in die Obhut einer Pflegemutter gegeben worden. Seitdem lebte er bei seinen Pflegeeltern, die ihn liebevoll betreuten.

Der Pflegemutter war schon in seinem zweiten Lebensjahr aufgefallen, dass er manchmal mit seinen Fäusten oder etwa seinem Löffel ausdauernd auf Gegenstände einschlug und diese mit aggressivem Gesichtsausdruck kaputtmachte. Spielautos, Puppen, aber auch viele andere Spielsachen wurden von ihm nicht zum Spielen benutzt, sondern sie wurden einfach zerstört. Max galt von Anfang an als ein Kind mit großer »zerstörerischer Kraft«, wie die Pflegemutter sagte. Nach deren Bericht äußerte ich die Vermutung, dass Max in seinen ersten Lebensmonaten so viele massive Frustrationserlebnisse bezüglich seiner grundlegenden, überlebenswichtigen Bedürfnisse erlebt hatte, dass er deshalb aggressiv-feindselige und destruktive Tendenzen entwickelt hatte. Dieser Zusammenhang – dass sich diese destruktiven Anteile womöglich aus den extremen Frustrationserlebnissen im frühkindlichen Alter entwickelt hatten – war den Pflegeeltern nicht klar gewesen.

Ich begann in einer späteren Sitzung mit Max im Beisein der Mutter mit einer Kinder-Spieltherapie. Er hatte sich inzwischen einerseits an Frau U. gebunden, verhielt sich ihr gegenüber aber andererseits, wenn er in Not war, oft auch aggressiv. War er z.B. hingefallen und weinte, weil er sich am Kopf wehgetan hatte, so wurde er von der Pflegemutter auf den Arm genommen und getröstet. Manchmal ließ er sich in solchen Situationen trösten, manchmal versuchte er aber auch die Pflegemutter zu beißen und schlug nach ihr. Ich konnte dies der Pflegemutter als eher desorganisiertes Bindungsverhalten erklären, das auf unterschiedlichen Erfahrungen mit seiner leiblichen Mutter beruhte: Diese war vermutlich manchmal für ihn da gewesen, hatte ihn geschützt und in angstmachenden Situationen positiv begleitet, hatte ihn aber ein anderes Mal in den gleichen Situationen bedroht oder mit ihm geschimpft. Aufgrund dieser unterschiedlichen, nicht vorhersagbaren Erfahrungen hatte Max wahrscheinlich kein einheitliches Arbeitsmodell von Bindung, sondern verschiedene innere Arbeitsmodelle entwickelt, die unverbunden nebeneinander bestanden. Je nachdem, welches Arbeitsmodell gerade bei Max aktiviert war, konnte es eben jetzt sein, dass er sich von der Pflegemutter trösten ließ oder aber aggressiv war.

Die Kinder-Spieltherapie wurde zunächst im Beisein der Pflegemutter durchgeführt, weil sich Max schlecht von ihr trennen konnte.

Einerseits schickte er sie zwar aus dem Zimmer, dann aber sollte sie dabei sein. So entschied ich, dass die Mutter grundsätzlich bei der Spieltherapie anwesend sein sollte. Zunächst konnte Max mit den Handpuppen, dann aber auch immer differenzierter im Sandspiel seine aggressiven inneren Welten darstellen. Er war begeistert von den Rittern, Kriegern, Krokodilen und vielen »bösen Tieren«. Er sehnte sich danach, diese immer wieder im Sandspiel aufeinander losgehen und miteinander kämpfen zu lassen. Auf diese Weise konnte er einen Teil seiner aggressiven inneren Welten inszenieren. In der therapeutischen Funktion als Bindungsperson konnte ich Max hier Sicherheit und Schutz geben und ihm gleichzeitig helfen, seine innere Welt an Gefühlen, seine aggressiven Affekte zum Ausdruck zu bringen, wenn er die Tiere einander beißen, verletzen und zerstückeln ließ.

Mit der Zeit konnte Max, der jetzt auch in seiner Sprachentwicklung reifte, immer besser seine aggressiven, destruktiven Phantasien ins Wort bringen, so dass die aggressiven Spielszenen mit der Zeit immer weniger wurden. Frau U. berichtete, dass der Junge auch zu Hause häufiger spiele und nicht mehr alles zerstöre. Max sprach erstmals über seinen Ärger und wurde weniger von Wutanfällen »überrollt«, die früher wie eine große Welle über ihn gekommen waren, sodass er dann für die Pflegemutter nicht mehr zu erreichen war. Er habe, so sagte Frau U., schon lange nichts mehr zerstört oder kaputtgemacht, vielmehr achte er jetzt auf seine Spielsachen, er pflege und hege seine bösen Tiere – er hatte sich zum Geburtstag noch mehr Dinosaurier-Spielfiguren gewünscht – und spiele auch zu Hause symbolisch, wie diese einander verletzten, gegeneinander kämpften und sich auch miteinander verbündeten. Er habe schon länger in der Kinderkrippe kein anderes Kind mehr angegriffen oder verletzt. Diese Entwicklung bedeutete für alle Beteiligten – für die Pflegemutter wie für die Erzieherinnen in der Krippe – eine große Entlastung. Diese hatten schon überlegt, ob sie Max aus der Krippengruppe ausschließen müssten, weil er wegen seiner aggressiv-destruktiven Verhaltensweise anderen Kindern gegenüber als »nicht mehr tragbar« galt.

Bis zum Eintritt in den Kindergarten konnte Max viele seiner aggressiven Affekte aus der Zeit seiner frühkindlichen frustrierenden Erfahrungen im Spiel verarbeiten und auch die feinfühligen Impulse der Pflegemutter besser aufgreifen, die sich durch sein ambivalentes Verhalten – das zwischen »Komm her« und »Geh weg« wechselte – jetzt nicht mehr so stark irritieren ließ.

Ich führte mit Frau und Herrn U. ein längeres Gespräch über die Hintergründe der Bindungsentwicklung und das desorganisierte Bindungsmodell. Hierbei konnten wir gemeinsam noch mehrere weitere desorganisierte Bindungsverhaltensweisen von Max herausfinden, wie z.B. dass er auf die Pflegemutter erst zulief, auf halbem Weg anhielt und wieder weglief. Dies hatte die Pflegemutter immer wieder erlebt, wenn sie ihn aus der Krippe abgeholt hatte. Sie hatte dann gedacht, dies sei ein Spiel, und hatte es nicht mit einem desorganisierten Bindungsverhalten in Verbindung gebracht. Ich erklärte ihr, dass Max auf der einen Seite zu ihr hin wollte, ihm aber auf der anderen Seite ein Teil der inneren emotionalen Erfahrung oder des Bindungsarbeitsmodells sagte: »Sei vorsichtig, du weißt nicht, wie Mama heute reagiert«. Denn er hatte sicherlich, wie beschrieben, bei seiner leiblichen Mutter sehr widersprüchliche Signale erhalten, die für ihn irritierend und ängstigend gewesen sein mussten.

Max, der jetzt emotional viel stabiler war, wurde im Kindergarten in einer Gruppe aufgenommen, wo er andern Kindern gegenüber durchaus emotional feinfühlig war und in seinem Verhalten auch Empathie zeigte.

Angst- und Panikstörungen

Der Affekt »Angst« gehört zu den sogenannten basalen Affekten, mit denen ein Säugling geboren wird. Dies bedeutet, dass bereits Säuglinge Angst erleben und auch ausdrücken können. Letzteres tun sie über ihre Motorik, indem sie sich etwa zurückziehen, abwenden, erstarren, und über ihre Mimik, wobei der Ausdruck von Angst schon sehr dem bei Erwachsenen ähnelt. Wie Säuglinge Angst ausdrücken – ihr angsterfülltes Gesicht mit weit aufgerissenen Augen und einer deutlichen mimischen Sprache, die Erschrecken und Panik anzeigt –, ist sehr gut dokumentiert und untersucht. Besonders dann erlebt der Säugling Angst, wenn er in einen Zustand der Hilflosigkeit und Ohnmacht gerät.

Dies ist in zahlreichen Situationen der Fall: Da der Säugling noch nicht alleine leben oder überleben kann, sondern auf liebevolle, fürsorgliche Pflege- und Bindungspersonen angewiesen ist, kann er Angst erleben, wenn er Hunger und Durst hat und diese Bedürfnis nicht selbst befriedigen kann, besonders aber auch, wenn er von seiner Bindungsperson getrennt ist, ohne die er nicht überleben kann. Trennung ist sicherlich eine der Hauptursachen, warum der Säugling Angst erlebt, weil sie für ihn unmittelbar mit der Erfahrung von Hilflosigkeit, Ohnmacht und Todesbedrohung verknüpft ist. Zurückgelassen zu werden, alleine zu sein, während die Mutter mit der Horde weiterzog, bedeutete für einen Säugling in früher Zeit, dass er den wilden Tieren und allen Widrigkeiten der Natur und des Wetters ausgesetzt war und verhungern musste oder sogar getötet wurde.

Auch starke andere Affekte wie Wut oder Trauer können den Säugling überfordern, weil er diese noch nicht alleine steuern kann. Sie machen ihm deswegen ebenfalls Angst, und er braucht eine hilfreiche Bindungsperson, die zur Koregulation der Affekte zur Verfügung steht. Ist eine Bindungsperson vorhanden, aber nicht in der Lage, die Affekte des Säuglings mit ihm zusammen hilfreich zu steuern, so erlebt er oft massive Angst oder gerät sogar in Panik, weil er keine adäquate Unterstützung erhält. Damit die Angst sehr gut verarbeitet wird, ist unbedingt eine – am besten selbst sicher gebundene – Pflegeperson notwendig, die den Säugling auf den Arm nimmt, ihn mit Körperkontakt tröstet und ihm durch ihre emotionale Präsenz Schutz und Sicherheit vermittelt. Damit dies aber möglich ist, sollte diese Person eine Bindungsperson sein, d. h. es muss sich bereits eine positive emotionale Bindungsbeziehung zwischen ihr und dem Säugling entwickelt haben oder sie muss zumindest gerade entstehen. Von einer fremden Person auf den Arm genommen und getröstet zu werden kann Angst und Schrecken auslösen und den Säugling emotional noch mehr überfordern, weil er die fremde Person vielleicht als noch viel größere Gefahr und Bedrohung empfindet. Diese Einsicht ist insbesondere für die Krippenerziehung von Säuglingen wichtig, weil diese oftmals von ständig wechselnden Erzieherinnen betreut werden.

Eine Bindungsperson kann besonders dann eine positive, emotionale sichere Bindung zu einem Säugling aufbauen, wenn sie eine solche in den Beziehungen zu ihren Eltern selbst erlebt hat und in der Lage ist, die Signale des Säuglings, also auch seine Angst, zu erkennen und – als sichere Bindungsperson – beruhigend, Schutz und Sicherheit gebend, darauf zu reagieren. Haben die Bindungspersonen, also z.B. die Eltern, als Kind solche Erfahrungen nicht oder zu selten machen können, wurden sie stattdessen mit ihrer Angst häufig alleine gelassen und waren sie damit überfordert, ihre Angst zu bewältigen, können sich hieraus für sie Schwierigkeiten ergeben haben. Möglicherweise haben die Bindungspersonen dann in ihrer Kindheit und Jugend eine Angst- und Panikstörung entwickelt, die eigentlich behandlungsbedürftig gewesen wäre. Auf dieser Basis ist es kaum möglich, dass Bindungspersonen später ihrem Säugling bei der Bewältigung seiner Angst zur Seite stehen. Vielmehr besteht die Gefahr, dass der Ausdruck von Angst im Gesicht des Säuglings oder auch sein angstvolles Weinen bei der Mutter oder dem Vater eigene Angsterfahrungen, die mit Bedrohung, Trennung und Todesangst zu tun hatten, wachruft, sodass nun beide, Säugling und potentielle Bindungsperson, von ihren Angstgefühlen überwältigt sind. Die Mutter oder der Vater brauchte selbst eine Person – etwa eine Therapeutin –, die ihr oder ihm hilft, die eigene Angstgeschichte zu verarbeiten.

Beispiel: Säugling mit Angst- und Panikanfällen bei Problematik der Mutter, sich zu trennen

Frau G. wurde mit ihrem 13 Monate alten Sohn Leo zu uns in die Sprechstunde überwiesen, weil dieser keine einzige Minute mehr allein sein konnte. Die Situation hatte sich in den letzten Monate zugespitzt; die Mutter war mehrfach beim Kinderarzt gewesen, der sich jetzt »auch keinen Rat mehr wusste« und darum bat, die Mutter mit ihrem Säugling in unserer kinderpsychosomatischen Ambulanz zu betreuen.

Im Erstgespräch beobachtete ich, dass Leo die ganze Zeit auf dem Schoß von Frau G. saß und sich ängstlich an sie klammerte, mir dabei den Rücken zuwandte und auf meine Ansprache überhaupt nicht reagierte. Jeder Versuch, mit ihm Kontakt aufzunehmen, führte dazu, dass er jammerte und sich noch mehr an seine Mutter klammerte. Er erlebte mich offensichtlich als große Bedrohung. Schon ein »Hallo, Leo«, von mir in seine Richtung gesprochen, war offensichtlich für ihn so bedrohlich, dass er sich abwandte und sein Gesicht am Busen seiner Mutter verbarg. Ich hatte das Gefühl, als wolle er am liebsten in sie hineinkriechen und sich in ihr verstecken. Die Mutter ihrerseits hielt ihren Sohn mit beiden Armen eng umschlungen auf ihrem Schoß, eigentlich wie ein Baby. Dabei konnte Leo bereits einige Schritte laufen und wäre normalerweise – bei einer sicheren Mutter-Kind-Bindung – nach einer Weile langsam vom Schoß der Mutter heruntergeklettert und hätte die interessanten Spielsachen erkundet, die ich ihm in zwei Kisten bereitgestellt hatte. Im Beisein der Mutter als sichere Basis können Säuglinge in diesem Alter sonst sehr gut nach einiger Zeit, in der sie mit dem Raum und mir vertraut werden, die Spielsachen erkunden, während ich auf dem Stuhl sitze, mich mit der Mutter unterhalte und das Kind beobachte. Dies war bei Leo überhaupt nicht möglich, vielmehr klammerte und wimmerte er, obwohl er auf dem Schoß der Mutter saß, immer wieder leise vor sich hin, als ob er Schmerzen hätte.

Die Mutter erklärte, dass sie fast den ganzen Tag so mit ihm durch die Wohnung laufe und er sich im Moment kaum einmal absetzen lasse; wenn er sich aber doch für einen Moment absetzen ließe, dann könne sie sich nicht weiter von ihm wegbewegen, schon gar nicht in ein anderes Zimmer gehen – obwohl ihm die Wohnung ja vertraut war –, denn sonst finge er lautstark an zu protestieren.

Leo zeigte mit seinen 13 Monaten das Bild einer beginnenden Bindungsstörung mit hyperaktiviertem Bindungssystem. Hierbei ist es typisch, dass Kinder die Bindungsperson massiv kontrollieren, geradezu überwachen und es nicht möglich ist, dass sie sich auch nur für einen kurzen Moment weiter wegbewegt. Solche Kinder können dann nicht in die Krippe oder in den Kindergarten oder später in die Schule gehen, weil sie eine Trennung von der Mutter nicht tolerieren. Sie gehen, wenn die Mutter zu Hause ist, in die verschiedenen Räume der Wohnung, aber schon alleine in den Garten des Hauses zu gehen, ist ihnen unmöglich, geschweige denn, alleine irgendwo hinzugehen und sich von der Mutter zu trennen.

Die für einen Säugling doch sehr bemerkenswerte Angst- und Paniksymptomatik hatte sich bei Leo in den letzten zwei bis drei Monaten verstärkt und war zuvor nicht als solche zu erkennen gewesen. Die Mutter berichtete, im ersten Lebensjahr sei es eigentlich nicht so schlimm gewesen; warum sich die Probleme so massiv zugespitzt hatten, könne sich niemand erklären.

Im Gespräch mit der Mutter über die Vorgeschichte erfuhr ich, dass Leo das zweite Kind war; das erste Kind, Alexander, war im Alter von einem Jahr durch plötzlichen Kindstod gestorben. Als Frau G. darüber sprach, weinte sie. Es wurde deutlich, dass gerade jetzt – ungefähr zum zweiten Jahrestag von Alexanders Tod – Trauer und Schmerz wieder aufbrachen. Die Mutter sagte unter Schluchzen, sie habe geglaubt, dass sie Alexanders Tod gut verarbeitet hätte und um ihn eigentlich genug geweint und getrauert habe. Sie sei damals dem Rat vieler Freunde gefolgt und nach Alexanders Tod möglichst rasch wieder schwanger geworden, aber dass sie auch jetzt, zwei Jahre später, so verzweifelt sei, könne sie sich eigentlich nicht erklären.

In weiteren Gesprächen wurde mir klar, dass die Mutter zwar versucht hatte, den Verlust in irgendeiner Weise »zu managen«, dass sie aber eigentlich von ihrer Verwandtschaft, und auch ihrem Partner, nie genügend Raum und Zeit erhalten bzw. für sich beansprucht hatte, um den Tod ihres Kindes ausreichend betrauern zu können. Als Alexander morgens tot in der Wiege lag, hatte die Mutter das Gefühl, der Boden tue sich auf und sie versinke. Sie sagte, kein Mensch auf der Welt könne sich vorstellen, wie es sich anfühle, wenn man morgens aufstehe, sein Kind aus dem Bettchen nehmen wolle und es dann tot sei; alles in einem sträube sich dagegen, zu realisieren, dass das eigene Kind tot sei. Sie habe sich wie im falschen Film gefühlt, sei wochenlang – wohl in einem traumatischen dissoziativen Zustand – »wie Falschgeld« durch die Welt gelaufen, habe nichts mehr verstanden, ihren Haushalt nicht mehr auf die Reihe bekommen, sei depressiv gewesen. Gleichzeitig sei sie auch dünnhäutig und oft wütend gewesen, habe oft rumgeschrien, bis sie drei Monate später merkte, dass sie wieder schwanger war.

Dann habe sie sich einen Ruck gegeben und gesagt, sie müsse sich jetzt auf das neue Baby und die Schwangerschaft konzentrieren und dürfe nicht mehr um Alexander trauern; alle Liebe, Zuwendung und Hoffnung richteten sich jetzt vielmehr auf Leo. Dabei versuchte sie, Gefühle von Trauer und Schmerz »wegzupacken«, was ihr aber nur zeitweise gelungen sei. So war sie auch lange Zeit hin und her gerissen, ob sie Leo die Kleidungsstücke anziehen solle, die sie noch von Alex besaß; manches davon hatte sie an andere Mütter weitergegeben, anderes zog sie Leo an, sodass Alexander in gewisser Weise in Leo noch präsent war bzw. weiterlebte. Das Bettchen, das Kinderzimmer, der Tapetenanstrich, die Spielsachen: Alles war gleich geblieben, sodass Alexander eigentlich überall, wo jetzt Leo war, gegenwärtig war. Sie lebte also gewissermaßen mit zwei Kindern: mit dem noch nicht richtig betrauerten und verabschiedeten Alexander und dem lebendigen Leo. Im Zusammenhang mit dem bevorstehenden Jahrestag des Todes von Alexander hatte sich bei ihr so viel an Schmerz, Trauer und Angst wieder »zusammengebraut«, wie sie selbst sagte, dass sie am liebsten irgendwie über diese Zeit »hinwegspringen« würde, was ihr aber nicht gelang.

Je trauriger, ängstlicher, dünnhäutiger sie wieder wurde, umso mehr hing Leo an ihr und ließ sie nicht mehr aus den Augen. Es war nicht recht klar, wer jetzt wen umklammerte: die Mutter ihr Kind Leo und vielleicht auch noch den toten Alexander oder Leo die Mutter. Möglicherweise hatte Leo die Angst und Aufregung sowie den Schmerz in den Augen seiner Mutter »gelesen« und darauf reagiert. Vielleicht versuchte er einerseits, seine Mutter zu trösten und zu beschützen, und identifizierte sich andererseits mit der Angst der Mutter, bekam dadurch selbst Angst. So wäre zu erklären, warum er so sehr die körperliche Nähe seiner Mutter suchte und keinerlei Trennung zulassen konnte, ohne in Panik zu geraten. Es war möglich, dass sich die jetzt bei der Mutter aufgebrochene Angst auf Leo übertragen hatte und dieser mit Angst und Panik reagierte, um der Mutter zu zeigen, dass er lebte! Indem er jede Trennung verweigerte, schützte er die Mutter vor einer Wiederholung der Situation, nach einer Trennung – wie dem Schlaf in der Nacht – im Bettchen ihr totes Kind finden zu müssen.

In den Gesprächen mit der Mutter wurde es auch zum Thema, dass Leo in den letzten Wochen nachts kaum mehr alleine in seinem Bett geschlafen hatte, sondern die meiste Zeit neben der Mutter schlief. Angeblich wünschte und wollte er dies so. Er ließ sich in der Nacht nicht mehr ablegen, wenn er aufgewacht war, und ließ sich auf dem Arm der Mutter herumtragen. Frau G. war ihrerseits froh, wenn sie Leo bei sich im Bett hatte, weil sie auf diese Weise immer wieder seinen Atem spüren und seinen Herzschlag hören konnte, während er sich an sie kuschelte. So konnte sie sicher sein, dass er lebendig und bei ihr war. Nochmals ein Kind zu verlieren, so sagte sie, würde sie »nicht überstehen«, das sei wie »Folter und Mord«. Sie würde sich lieber umbringen, als diesen Schmerz noch einmal durchleben zu müssen.

Wir besprachen, dass ich mit ihr gerne einzeltherapeutisch an ihrem Schmerz und ihrer Trauer arbeiten wollte; sie hatte schnell verstanden, wie sehr sich die unverarbeitete Trauer, der Schmerz und die Angst vor einem erneuten Verlust auf Leo übertragen hatten. Deshalb ging es im Moment nicht darum, die enge »Klammerbeziehung« zwischen ihr und Leo zu verändern, aber vielleicht würde sich die Mutter-Kind-Beziehung alleine dadurch etwas auflockern, dass sie selbst durch die Therapie in einen ruhigeren emotionalen Zustand kam.

Frau G. kam regelmäßig einmal wöchentlich zur Therapie und war sehr froh, mit mir an ihrer inneren schwierigen Gefühlswelt arbeiten zu können, einem »Chaos an Gefühlen«, wie sie selbst sagte. Auf das feinfühlige Therapieangebot reagierte Frau G. sehr positiv; relativ rasch entwickelte sich ein Gefühl von Schutz und Unterstützung, das sie auch entsprechend nutzen konnte. In Phasen, in denen sie von Angst und Erregung überflutet wurde, konnte mich Frau G. auch an den Tagen zwischen den Stunden telefonisch erreichen, so dass wir immer wieder kurz über ihre Angst und die Möglichkeiten, sich zu beruhigen, sprachen. Es war sehr schön zu sehen, dass Frau G. mich relativ rasch als sichere Basis nutzen konnte, sodass wir jetzt über den Verlust von Alexander, die Angst und den Schmerz, die damit verbunden waren, sprechen konnten.

In der therapeutischen Arbeit war es wichtig, Alexander und Leo in der inneren Welt von Frau G. voneinander zu trennen und jedem seinen eigenen Platz und seine eigene bedeutungsvolle Geschichte zuzuordnen. Dies führte auf der realen Ebene dazu, dass Frau G. die Kleider von Alexander jetzt nicht mehr Leo anzog, sondern hier sehr klar unterschied. Sie gestaltete auch das Kinderzimmer anders und tapezierte es neu und wies somit Leo einen eigenen Raum und Platz zu. Alexanders Spielsachen, seine Kleider und weitere »Erinnerungsstücke«, die sie aufheben wollte, packte sie in eine besonders schöne Kiste, die sozusagen eine »Schatztruhe« von Alexander wurde. Sie brachte diese Kiste auch mit in die Therapiestunde, so dass wir uns die einzelnen Erinnerungsstücke – bei Frau G. mit viel Tränen und Schmerz verbunden – anschauen konnten.

Frau G. konnte sich nun in Phasen von Alexander verabschieden, und es wurde klarer, wo Leo seinen Platz in ihrem jetzigen Leben hatte; sie konnte in kleinen Schritten ein wenig Abstand von Alexander gewinnen und Abschied nehmen. Es war aber vollkommen klar, dass es nicht darum ging, Alexander erneut in ihrer Phantasie zu »beerdigen«, wie sie zuerst befürchtet hatte, denn real hatte sie ihn ja bestattet; es ging vielmehr darum, all dies, was es aus der Lebensgeschichte mit Alexander an Erinnerungen und Erfahrungen sowie an emotionaler Bindung gab, in einer guten inneren Repräsentation (s. Kachler 2012) aufzubewahren, um daraus Kraft, Vertrauen und Sicherheit zu schöpfen, auch wenn der Abschied so plötzlich und so früh erfolgt war. Sie konnte in ihrer Imagination wertvolle Erinnerungen an einzelne Szenen und ihre Gefühle in solchen Situationen als eigene innere positive Repräsentation aufbewahren; in der Realität konnte sie sich zugleich mit Hilfe der Erinnerungsstücke aus der Schatzkiste und auch bei Besuchen am Grab von Alexander immer deutlicher in kleinen Schritten von ihm »gefühlsmäßig lösen« und den großen »Schmerz loslassen«. Somit fand sie einen »inneren sicheren Ort« in ihrer Imagination für die schönen Erinnerungen und Erlebnisse mit Alexander, für Fotos von ihm und auch für Symbole, die sie an seine Persönlichkeit erinnerten.

Frau G. fand schließlich einen symbolischen Gegenstand, eine aufgeschnittene versteinerte Schnecke, deren inneres Gehäuse und Entwicklungsspiralen man sah. Diese Schnecke durfte jetzt in der Küche auf dem Fensterbrett stehen: Immer, wenn Frau G. dort stand und die Spirale anschaute, konnte sie sich ein wenig an Alexander und an seine Entwicklung erinnern – wie er auf die Welt gekommen war und wie er sich dann auf diese plötzliche und unerwartete Weise von ihr verabschiedet hatte. Aber die Schnecke, sein Entwicklungspotential, seine Kreativität, sein Lachen, seine Neugier, überhaupt seine ganze Persönlichkeit waren ihr auf diese Art und Weise symbolisch im Alltag präsent. Eine leichte Berührung der Schnecke und die damit verbundenen Erinnerungen konnten ihr Trost und etwas Hilfe geben. Sie war sehr erleichtert, dass sie Alexander nicht »ein für alle Mal wegstecken und beerdigen« musste, dass er für sie vielmehr in der beschriebenen Weise präsent blieb. Sie weinte in einer Stunde sehr, weil sie immer wieder das Gefühl hatte, dass ihr Partner und auch Verwandte sie dazu drängten, Alexander »ein für alle Mal aufzugeben und ihn hinter sich zu lassen«. Sie fand, dass ihr dies nicht helfen würde, und weigerte sich, es zu tun.

Wichtig war zu diesem Zeitpunkt auch ein Gespräch alleine mit ihrem Partner, der so ganz anders mit dem Verlust ihres Sohnes umgegangen war. Er hatte sich mehr nach außen orientiert, neue Projekte begonnen und sich auf die neue Schwangerschaft und das neue Kind eingestellt. Er hatte sich, wie er selbst sagte, mit seinem Sohn auch emotional weniger verbunden gefühlt als seine Frau. Die Schilderungen ließen vermuten, dass der Vater eine eher bindungsvermeidende Beziehung zu seinem Sohn hatte, während die Mutter zweifelsohne eine bindungssichere Beziehung zu Alexander aufgebaut hatte.

Parallel zur beschriebenen therapeutischen Arbeit mit Frau G. entwickelte sich Leo mehr in Richtung Löslösung und Autonomie. Er begann mit eineinhalb Jahren zu laufen. Jetzt konnte er sich von der Mutter wegbewegen und begann auch, alleine – ohne dass die Mutter dabei war – die weiteren Zimmer der Wohnung zu erkunden. Er wollte aber noch auf gar keinen Fall alleine sein, wenn er einschlief; immer noch musste Frau G. neben ihm sitzen und seine Hand halten. Aber es war schon ein großer Fortschritt, dass sie ihn nicht auf den Arm nehmen musste, damit er einschlief. Die Therapie mit Frau G. dauerte über ein Jahr und führte schließlich dazu, dass Leo selbständiger und aktiver wurde und – mit einer langen Eingewöhnungsphase – schließlich auch für wenige Stunden an drei Tagen in der Woche in eine Krippe gehen konnte. Mehr »Trennung« konnte sich Frau G. auch noch nicht vorstellen.

Beispiel: Kleinkind mit Angst- und Panikproblemen bei der Trennung in der Kinderkrippe

Noemi und ihre Mutter, Frau Z., wurden mir von den Erzieherinnen einer Kinderkrippe zur Beratung geschickt. Noemi war zwei Jahre alt und sollte nun dort aufgenommen werden. Die Mutter und die Erzieherinnen hatten bereits früher zweimal einen Versuch gemacht, Noemi in der Krippe einzugewöhnen, was jedes Mal misslungen war. Die erste Aufnahme in die Krippe war mit 13 Monaten versucht worden, damals war selbst nach acht Wochen Eingewöhnungszeit keine längere Trennung zwischen Mutter und Noemi möglich gewesen; ähnlich war auch die Eingewöhnung mit 18 Monaten verlaufen, und jetzt sollte der dritte Versuch erfolgen.

Die Mutter schilderte, dass sie Noemi auch deshalb in die Krippe geben wolle, weil ihr Arbeitgeber sie dränge, wieder zurück in ihren gut dotierten Beruf zu kommen. Gleichzeitig wisse sie aber nicht, wie die Trennung von Noemi möglich sein solle, da diese immer dann, wenn sie, Frau Z., aufstehe und den Krippenraum verlassen wolle, laut weine und sich fest an sie klammere. Dies finde sie so schrecklich, dass sie dann nicht gehen und ihre weinende Tochter einfach zurücklassen könne. Dies sei mehrfach passiert, und die Erzieherinnen hätten ihr immer versichert, dass Noemi sich rasch beruhigen werde, sobald sie den Raum verlassen habe. Das habe sie auch einmal versucht, als sie aber nach einer halben Stunde zurückgekommen sei, habe sie schon von draußen, noch bevor sie die Tür geöffnet habe, gehört, dass Noemi verzweifelt und in Panik schrie. Das halte doch kein Mensch aus, das könne sie doch nicht tun, dann sei sie doch eine brutale und schreckliche Mutter – wie könne man ein Kind nur so zurücklassen! Die Erzieherinnen würden ihr nicht offen sagen, wie es um Noemi stünde, sie fühle sich hintergangen. Wenn die Erzieherinnen die Mütter wegschickten und erwarteten, dass die Kinder sich beruhigten, würden sie die Kinder schädigen.

Als Frau Z. darüber sprach, geriet sie zunehmend in Erregung, war wütend und ärgerlich und schimpfte über die Erzieherinnen, weil sie Kinder mit diesen Eingewöhnungsritualen krankmachen würden. Sie wirkte jetzt ärgerlich, trotzig, und ich fragte mich, welche eigene Geschichte und welche Erinnerungen womöglich jetzt in ihr hochgekommen waren, als sie über die schrecklichen Erzieherinnen sprach, die so mit der Trennung von Mutter und Kind umgingen. Ich sprach sie daher direkt darauf an und fragte sie, ob es vielleicht in ihrer Kindheitsgeschichte einmal eine Situation gegeben habe, an die sich zurückerinnere, in der sie alleine war, sich zurückgelassen und vergessen gefühlt habe, getrennt von ihren Eltern oder einer Bindungsperson, voller Panik, ob diese jemals wiederkämen, um sie mitzunehmen. »Oh ja«, sagte Frau Z., sie könne sich sehr gut erinnern, dass sie als Dreijährige in den Kindergarten gehen musste und dies eigentlich nicht wollte. Ihre Mutter hatte dies aber, nachdem sie ein weiteres Kind bekommen hatte, so geplant, da sie mit dem Baby alleine zu Hause sein wollte; ihre Mutter hatte erwartet, dass sie als »Große« selbstverständlich ganz tapfer und mutig in den Kindergarten gehen werde. Heute noch sehe sie sich, wie sie während der Eingewöhnungszeit, die in der damaligen Zeit nur kurz gewesen sei – die Mutter sei ein- bis zweimal mitgegangen, um sie dann im Kindergarten alleine zurückzulassen –, brüllend an der Kindergartentür stand und der Mutter hinterherweinte, aber nicht mitgehen durfte. Sie habe dann oft heulend und schluchzend, ängstlich und verzweifelt im Kindergarten gesessen, konnte nichts essen und auch nicht spielen, traute sich nicht aufs Klo und sei vollkommen verzweifelt gewesen. So etwas wolle sie ihrem Kind auf gar keinen Fall antun, betonte sie ganz empört. Ihrem Kind solle es besser gehen, es solle nicht auf so schreckliche Art und Weise erleben, wie es ist, wenn man einfach zurückgelassen wird.

Weiterhin berichtete sie, dass sich, kurz nachdem sie im Kindergarten zurückgelassen worden sei, ihr Vater von der Familie getrennt habe und quasi von heute auf morgen ausgezogen sei. Sie habe damals sehr an ihrem Vater gehangen, besonders nachdem ihre kleine Schwester geboren worden war und die Mutter sich dann ganz auf diese konzentriert und sie, für ihr Gefühl, vernachlässigt habe. Die schönste Zeit habe sie im Alter zwischen zweieinhalb und drei Jahren mit ihrem Vater verbracht. Sie wäre am liebsten die ganze Zeit mit ihm zusammen gewesen und nicht in den Kindergarten gegangen. Für sie »brach eine Welt zusammen«, als der Vater tatsächlich mit dem Umzugswagen gekommen sei. Sie habe anschließend sehr um ihren

Vater getrauert und hätte ihn am liebsten jeden Tag besucht. Dies habe die Mutter aber verboten, weil sie ihn, wie sie selber sagte, damit bestrafen wollte, dass sein Kind nicht, wenn es wollte, zu ihm kommen durfte. Anfangs habe sie daher nur sporadisch Kontakt zum Vater gehabt, sodass das Verhältnis zu ihm leider über die Zeit immer weiter abgekühlt sei.

Sie habe als Kind die ganze Wut und den Ärger der Mutter auf den Vater abbekommen, weil sie immer für ihn geschwärmt habe. Schließlich habe sie zu Hause das Wort »Vater« nicht mehr in den Mund nehmen dürfen und sei von der Mutter wegen ihrer Vorliebe für den Vater als »böses Kind« beschimpft worden. Die Mutter habe ihr gedroht, sie werde sie weggeben, weil sie so sehr für den treulosen Vater »schwärmte«, der doch die Familie habe sitzen lassen, weshalb sie, die Mutter, jetzt allein zwei kleine Kinder erziehen müsse. Sie selbst, so sagte Frau Z., führe heute eine sehr stabile Partnerschaft. Sehr gerne würde sie auch wieder mit ihrer beruflichen Tätigkeit beginnen, aber auf keinen Fall wolle sie ihre Tochter einer ähnlichen Erfahrung aussetzen, wie sie selbst sie damals im Kindergarten gemacht habe.

Es war klar, dass ich mit Frau Z. einzeltherapeutisch an dieser unverarbeiteten, eventuell sogar traumatischen Trennungssituation bei Aufnahme in den Kindergarten arbeiten musste, weil sich eine Verstrickung mit der heutigen Situation mit ihrer Tochter Noemi abzeichnete. Wir konnten in einzeltherapeutischen Sitzungen mit verschiedenen Methoden, so etwa mit der Screentechnik (Brisch 2004; Hofmann & Besser 2003), ihre damalige Panik sehr gut bearbeiten, sodass die bis heute heftigen Gefühle von Angst und Verlassenwordensein gut innerlich verarbeitet werden konnten. Aufgrund dieser therapeutischen Arbeit konnte sich Frau Z. innerlich emotional ein wenig sicherer fühlen, wenn sie an eine Trennung an der Krippentür dachte, sodass sie dann auch ihre Tochter in der Eingewöhnungssituation, unterstützt durch die Erzieherinnen, besser begleiten konnte. Es war für sie eine große Entlastung, dass ich vor dem nächsten Eingewöhnungsversuch – entsprechend ihrem Wunsch – mit den Erzieherinnen gesprochen hatte, um diesen zu erklären, dass sie als Kind selbst Panik beim Eintritt in den Kindergarten erlebt hatte. Die Erzieherinnen sollten aus diesem Grund auch mit ihr feinfühlig umgehen und sie nicht einfach wegschicken, um die Trennung von Noemi »kurz und schmerzlos« zu machen, denn das sei ganz und gar nichts für sie.

Es war für die Mutter eine große Entlastung, dass sie in den nächsten 14 Tagen – der Eingewöhnungszeit für Noemi – in der Kinderkrippe einfach anwesend sein konnte, bis eine Erzieherin, Sabine, die sich speziell um Noemi bemüht hatte, eine Beziehung zu ihr entwickelt hatte und zu einer neuen Bindungsperson für sie geworden war; Sabine stand Noemi während der Eingewöhnungszeit als spezifische Bezugserzieherin zur Verfügung. Dieses Vorgehen entsprach einem bindungsorientierten Eingewöhnungskonzept, das ich den Erzieherinnen wie der Mutter erklärt hatte. Da Sabine Tag für Tag etwas mehr zu einer neuen sicheren emotionalen Basis für Noemi wurde, konnte sich diese jetzt aufs Spiel mit der Erzieherin einlassen, ließ sich schließlich auch von ihr wickeln und füttern. Hierdurch wurde die Mutter beruhigter und sah, wie sehr sich Noemi mit Sabine jetzt »angefreundet« hatte. Noemi fragte morgens auf dem Weg zur Krippe schon nach Sabine, was die Mutter als gutes Zeichen verstand. Frau Z. konnte im weiteren Verlauf zunächst einmal für 5 Minuten, später für 10 Minuten und in den weiteren vier Wochen dann auch einmal für eine halbe Stunde oder länger den Gruppenraum verlassen. Sie war sehr beruhigt, dass sie draußen sitzen und lauschen konnte, ob Noemi weinte. Als sie dies nicht tat, sondern offensichtlich vergnügt mit Sabine spielte und sich auch von dieser trösten ließ, als sie einmal hingefallen war, beruhigte dies die Mutter immer mehr.

Auf diese Weise konnte zum einen die Mutter ein altes Trennungstrauma verarbeiten, das mit der Aufnahme in den Kindergarten und dem zeitgleichen Verlust ihres Vaters als Bindungsperson verbunden gewesen war. Zum andern konnte eine Wiederholung dieser stressvollen Situation bei Noemi verhindert und der Entwicklung einer Bindungsproblematik vorgebeugt werden.

Trennungsschwierigkeiten der Eltern

Säuglinge und Kleinkinder können sich dann besonders gut trennen, wenn sie sich bindungssicher fühlen. Eine sichere Basis bzw. das Gefühl eines sicheren emotionalen Hafens verinnerlicht zu haben, zumindest eine – mehrere sind noch besser – Bindungsperson zu kennen, die das Gefühl von Urvertrauen vermittelt hat, sind die Grundvoraussetzung, um schon im Säuglings- und Kleinkindalter zu lernen, neue weitere Bindungsbeziehungen zu anderen Menschen – über die Eltern hinaus – zu entwickeln und sich dann auch trennen zu können, um die Welt zu entdecken. Da Kleinkinder unendlich neugierig sind, wollen sie die Welt erkunden. Sobald Säuglinge sich drehen, robben oder krabbeln können, bewegen sie sich von ihrer Hauptbindungsperson – etwa der Mutter oder von dem Vater – weg und wollen das Zimmer, das Nachbarzimmer, den Garten erkunden; auf ihren Entdeckungstouren ziehen sie immer weitere Kreise, aber dies geht nur dann »gut«, wenn ihre primären Bindungspersonen zur sicheren emotionalen Basis geworden sind und sie bei Angst, Bedrohung und Gefahr ohne Wenn und Aber zu ihnen zurückkehren können.

Sind Säuglinge und Kleinkinder unsicher-ambivalent oder desorganisiert gebunden, sind sie in Trennungssituationen voller Unsicherheit und haben kein eindeutiges inneres Arbeitsmodell von Bindung. Die Trennung für eine gesunde Exploration gelingt dann nicht. Wenn das Arbeitsmodell aufgrund der widersprüchlichen Erfahrungen mit den Bindungspersonen von verschiedenen Anteilen geprägt ist, entsteht im Kind eine große Anspannung und die Ablösung fällt besonders schwer: Ein Anteil hat dem Kind vielleicht vermittelt: »Du bist bei mir als Bindungsperson sicher«. Und ein anderer innerer Anteil sagt dem Kind: »Du musst dich vor mir als Bindungsperson fürchten.«

Wie soll sich das Kind unter diesen Bedingungen in einer Trennungssituation verhalten? Jede Form von Trennung, Loslösung und Exploration ist auf diesem Hintergrund gleichzeitig auch immer mit

Ängsten verbunden und daher besonders stressvoll. Wenn das Kind seiner Neugier und seinem Erkundungsbedürfnis folgt, wird es »auf halber Strecke« von Ängsten gepackt und gebremst, sodass es wieder umkehren wird, um sich erneut auf den Weg zu machen usw. Vielleicht wird es sich auch gar nicht erst auf den Weg machen, weil es weiß, dass es dann nur frustriert wieder zurückkehren wird, da es die innere Angst noch nicht so gut integrieren und aushalten kann. Von einer sicheren Bindungsperson wird die Angst des Kindes in der Regel »koreguliert«, d.h. ausgehalten, emotional mitgetragen, ins Wort gebracht; dem Kind wird dann vermittelt, dass die Mutter oder der Vater versteht, dass es Angst hat und eventuell zur Ablösung bzw. Trennung Unterstützung und liebevolle Begleitung braucht.

Damit ein Kind sich trennen kann, müssen die Bindungspersonen ihrerseits in der Lage sein, das Kind »loszulassen«. Ob sie die Fähigkeit haben, loszulassen bzw. sich vom Kind zu trennen, hängt wiederum vom Bindungssystem der Bindungspersonen ab. Sind die Eltern z.B. selbst ängstlich und haben sie ein ängstliches, unsicher-ambivalentes Bindungsmuster, wird sich die Trennung schwierig gestalten: Sie vermitteln dem Kind dann klassische Doppelbotschaften wie etwa: »Zieh in die Welt, aber pass auf, es ist dort gefährlich. Daher ist es besser, du bleibst zu Hause oder kehrst zumindest wieder schnell zurück. Aber eigentlich ist es doch gut, wieder loszuziehen und die Welt zu erkunden …«. Wenn es solche Botschaften erhält, wird sich das Kind nicht gut lösen können oder seinen Weg der Erkundung sehr einschränken, stattdessen eher »kleine Kreise« ziehen und wieder schnell zurückkehren, sobald auch nur die geringste Angst auftaucht. Sieht das Kind gar Angst in den Augen der Eltern, ist es dadurch zusätzlich verunsichert. Überträgt sich die Angst der Eltern auf das Kind, wird es sich womöglich erst gar nicht auf den Weg der Erkundung machen. Es wird den Eltern vielleicht signalisieren, dass es die Welt gar nicht so weit erkunden möchte, und sich eher in ihrer Nähe aufhalten, wo es sich sicherer fühlt. Wenn dieses Verhalten des Kindes zudem das Sicherheitsbedürfnis der Eltern beruhigt und diese dadurch selbst größere Ängste vermeiden können, wird das Kind – für die Mutter und Außenstehende oft ganz unverständlich – lieber auf dem Schoß der Mutter sitzen bleiben und sich, trotz interessanter Spielangebote, nicht von dort weg trauen; denn es nimmt die versteckte Doppelbotschaft seiner Mutter in Bezug auf Trennung schon in deren Mimik und Haltung wahr, und es muss nicht durch Worte ausgedrückt werden, was die Mutter denkt. Alleine durch ihre körperliche Anspannung und ihre Körperhaltung signalisiert die Mutter ihrem Kind, dass die Welt, die es zu erkunden gedenkt, gefährlich und bedrohlich ist, dass es am besten bei ihr bleibt und sich nicht von ihr wegbewegt.

In diesem Fall übertragen sich die Ängste vor Trennung und einer Entwicklung zur Selbständigkeit, welche die Eltern in Bezug auf ihr Kind haben, auf dieses, sodass seine Ablösungsentwicklung eingeschränkt ist. Eine Entwicklung zur Separation und Individuation, wie sie von Mahler et al. (1978) als zweite Geburt oder auch als psychische Geburt beschrieben wurde, findet nicht oder nur eingeschränkt statt.

Das Hauptproblem liegt aber hier nicht beim Kind, sondern bei den Trennungsschwierigkeiten der Eltern. Oftmals finden wir bei ihnen ambivalente Bindungsmuster, die dann auch das Kind entwickelt. Das Bindungsmuster der Eltern etabliert sich über die oben beschriebenen Doppelbotschaften auch beim Kind, sodass Eltern wie Kind ambivalente Bindungen verinnerlicht haben, in denen als Botschaft einerseits »Komm her!« und andererseits »Geh weg!« vermittelt wird. Im Erwachsenen-Bindungsinterview bezeichnet man diese Form der Bindung auch als »Verstrickung« oder als »verstrickte Bindung«. Damit ist gemeint, dass die Mutter oder auch der Vater mit ihrem Kind so emotional »verstrickt« ist, dass eine Trennung auch real nicht möglich wird bzw. mit erheblichen emotionalen Belastungen und großen Ängsten bis zur Panik verbunden ist.

Beispiel: Säugling mit Trennungsproblemen bei Ängsten der Mutter

Frau F. kam mit ihrer kleinen, 14 Monate alten Tochter Sabrina zur Beratung. Sie hatte schon auf der Basis verschiedener Konzepte Versuche unternommen, Sabrina dazu zu bringen, dass sie alleine einschlief, es war ihr bisher jedoch nicht gelungen. Ganz nebenbei betonte sie, dass sie diese Konzepte auch ganz schrecklich finde und überhaupt keine liebende Mutter diese durchhalten könne. Es sei ja furchtbar, sein Kind nach deren Ratschlägen weinen zu lassen, wenn man eigentlich den mütterlichen Impuls habe, sein Kind sofort wieder aufzunehmen und zu trösten. Sie könne sich gar nicht vorstellen, wie andere Mütter es übers Herz brächten, ihr Kind, das lauthals schreie, weil es sich alleingelassen fühle, wenn es einschlafen solle, einfach weinen zu lassen.

Auf Nachfrage erfuhr ich, dass Frau F. sich dennoch wünschte, dass Sabrina lernen würde, alleine einzuschlafen. Sie, Frau F., müsse oft eine bis zwei Stunden neben ihr liegen, bis sie in den Schlaf gefunden habe. Damit sei eigentlich jeder Abend schon mit der Einschlafzeit von Sabrina zu Ende, sie schlafe manchmal selbst noch vor Sabrina ein. Wenn sie wieder aufstehe, sei sie meistens auch zu müde, um noch etwas zu unternehmen. Sie wünsche sich aber, dass die Abende wieder eine gemeinsame Zeit für sie und ihren Partner sein sollten. Dazu müsste Sabrina aber lernen, alleine einzuschlafen oder zumindest schneller einzuschlafen, auch das wäre schon ein großer Gewinn.

Frau F. beklagte, dass Sabrina sie sehr überwache, nicht alleine lasse und Trennungen für sie offensichtlich ein großes Problem seien. Bei genauem Nachfragen erfuhr ich, wie sich das Einschlafritual gestaltete: Sabrina schlief auf der Brust ihrer Mutter ein und lag dort auch viele Stunden während der Nacht. Wenn Frau F. versuchte, Sabrina abzulegen und von ihrer Brust in ihr eigenes Bettchen zu legen, wachte diese meistens auf, klammerte sich an sie, weinte und wollte erneut auf der Brust der Mutter liegen, um einzuschlafen. Inzwischen war das Gewicht von Sabrina auch schon so groß, dass die Mutter so nicht mehr schlafen wollte; andererseits wusste sie keine Lösung, wie sie Sabrina dazu bringen sollte, allein in ihrem Bettchen zu schlafen.

Als ich mit Frau F. ein Erwachsenen-Bindungsinterview durchführte, erfuhr ich, dass sie selbst schon im Alter von drei Jahren über eine längere Zeit in der Kinderklinik behandelt werden musste. Sie habe damals furchtbar unter diesen Trennungen gelitten und sehe sich heute noch, wie sie weinend und vollkommen aufgelöst und voller Angst und Panik an der Scheibe stehe und ihrer Mutter hinterherschaue, die sie nach Besuchen allein in der Kinderklinik zurücklassen musste. Als sie nach dem Klinikaufenthalt wieder nach Hause kam, sei sie laut Schilderungen ihrer Mutter »nie wieder ihr normales Selbst gewesen«. Sie habe gefremdelt, sei sehr ängstlich gewesen, habe ihre Mutter nicht mehr aus den Augen gelassen und ihr buchstäblich am »Rockzipfel« gehangen. Bis heute fürchte sie, dass ihrer Mutter etwas zustoßen könne. Sie müsse täglich mit ihr telefonieren und sich überzeugen, dass es ihr gutgehe, sonst könne sie nachts nicht einschlafen.

Sie habe als Kind Trennungen nur schwer ertragen; so könne sie sich noch erinnern, dass sie die Übernachtung im Kindergarten oder auch Ferienfreizeiten »nicht überstanden« habe: Es sei ihr immer schlecht geworden, sie habe sich sogar übergeben müssen. Schließlich seien ihre Eltern gekommen, um sie, weil sie krank geworden sei, abzuholen. Trennungen, so sagt Frau F., seien bis heute für sie sehr schwierig. Wenn ihr Mann einmal für ein paar Tage verreisen müsse, halte sie dies sehr schlecht aus: Sie müsse ständig mit ihm telefonieren und sich davon überzeugen, dass es ihm gutgehe und er auch wiederkommen werde.

Es wurde sehr schnell deutlich, dass Frau F. die eigene frühe Trennungserfahrung durch den Klinikaufenthalt als sehr stressvoll bis traumatisch erlebt hatte. So konnte sie als Dreijährige nicht wissen, ob ihre Mutter jemals wiederkommen werde oder sie dort für immer zurückgelassen habe. Für Dreijährige ist eine solche Trennung mit Aufenthalt in der Kinderklinik extrem bedrohlich, weil sie noch keine so stabile innere Repräsentation der Bindungsperson haben, auf die sie innerlich über längere Zeit wie auf ein inneres Bild der Mutter zurückgreifen können, wenn sie sich von dieser getrennt fühlen und große Angst vor einem Verlust haben. Zwar ist eine solche Trennung für Kleinkinder nicht mehr ganz so schlimm wie für Säuglinge – in diesem Alter bedeutet die Trennung von der Mutter: »aus den Augen, aus dem Sinn« –, aber die Dauer, in der Kleinkinder ein Bild von der Mutter vor Augen haben, beträgt auch nicht viele Stunden, die ganze Nacht oder gar Tage.

Frau F. war ganz erstaunt, dass ihre eigenen frühen Bindungserfahrungen und ihre Trennungsängste und -sorgen etwas mit den Schwierigkeiten ihrer Tochter zu tun haben könnten. Noch mehr war sie darüber erstaunt, dass ihre Tochter nicht mehr eine Vorstellung von ihr vor Augen haben könnte, wenn sie den Raum verließ. Im Säuglingsalter ist die Fähigkeit, über längere Zeit ein Bild der Mutter zu bewahren, noch weniger gegeben. Obwohl Säuglinge im Laufe des ersten Lebensjahres eine innere Repräsentation, ein Bild von der Bindungsperson aufbauen, auf das sie sich innerlich berufen und in ihrer Erinnerung zurückgreifen können, bleibt dieses doch nicht über längere Zeit stabil. Es kann sein, das die Erinnerung an dieses Bild verblasst oder ganz erlischt, wenn die Mutter den Raum für längere Zeit verlässt und sich vom Kind trennt. Als Reaktion darauf bekommen die Kinder Angst, weil sie sich jetzt alleine fühlen, und fangen an zu weinen, zu rufen oder sogar lautstark zu protestieren und zu schreien, weil sie ihre Bindungsperson vermissen. Ein Baby, das sich nicht meldet oder ruft, wäre in der Natur verloren. Zu weinen und lautstark zu protestieren ist daher die »Überlebensgarantie« für ein Baby, das alleingelassen wurde.

In unserem Beispiel von Frau F. und Sabrina hatte sich die Angst der Mutter aus ihrer Kindheit offensichtlich auf das Baby übertragen, und die Bindungsdiagnostik ergab, dass die Mutter selbst eine ambivalente Bindung hatte, ebenso die kleine Sabrina, deren Bindungsqualität wir mit dem Fremde-Situations-Test untersuchten. Für beide, Mutter wie Kind, war es emotional sehr schwierig, sich zu trennen, weil die ambivalenten Botschaften sich in die Interaktion und die Beziehung zwischen Mutter und Kind mischten; solche Botschaften sind – neben dem bereits beschriebenen *Komm her – geh weg* – etwa: »Trenne dich von mir, aber bleibe bei mir«, »mute mir keine Trennung zu, aber erkunde die Welt – aber bitte geh nicht so weit weg von mir, sonst bekomme ich Angst«, »ich kann nicht gut alleine sein, ich brauche dich als Baby zur emotionalen Unterstützung und zum Trost und zur eigenen Sicherheit«.

Erst als ich mit der Mutter an ihren eigenen Trennungs- und Verlustsängsten und ihren frühen Erfahrungen aus der Kinderklinik arbeitete und sie diese Erfahrungen mit Hilfe von EMDR verarbeiten konnte, wurde es für sie leichter, sich von Sabrina zu trennen und auch aus dem Zimmer zu gehen. Es war für Frau F. sehr aufregend, wahrzunehmen, welche emotional ambivalenten Botschaften im Hinblick auf eine Trennung sie an ihre Tochter sendete. Diese Ambivalenz bestätigte Herr F., der solche ambivalenten Botschaften seiner Frau kannte, weil er sie ebenfalls erhielt, wenn er sich von ihr verabschiedete, um auf Reisen zu gehen. Seine Frau war dann schon Tage vorher angespannt, hatte große Sorgen, dass ihm etwas zustoßen könnte und er niemals wieder zurückkehren werde; er fand diese Trennungsängste vollkommen überzogen und aus seiner Perspektive nicht nachvollziehbar.

Im Kontext der Vorgeschichte von Frau F. wurde jedoch verständlich, dass die beschriebenen Erfahrungen in der Krankenhaussituation ihr Bindungs-Trennungssystem so aktiviert hatten, dass hier fast von einer traumatischen Trennungserfahrung ausgegangen werden konnte. In früheren Zeiten, so berichtete Frau F., waren Besuche der Eltern in der Kinderklinik noch wenig erwünscht und die Besuchszeiten waren sehr kurz. Sie wusste nie, wann ihre Mutter zu Besuch kam und wie lange sie blieb, denn sie hatte ja noch kein Zeitgefühl.

Diese Unsicherheit, nicht zu wissen, ob die Mutter jemals wiederkam, wann sie kam und wie lange sie blieb – alle diese Fragen tauchten in einer bindungsorientierten Einzeltherapie auf. Diese Ängste und die damit verbundene große Unsicherheit, die bei ihr früher auch schon einmal zu Panikanfällen geführt hatten, konnten, wie gesagt, mit Hilfe von EMDR sehr gut verarbeitet werden. Dabei nutzte Frau F. mich als sichere Basis, um von dieser therapeutischen Erfahrung aus die angstvollen frühen Erfahrungen »anzuschauen« und die damit verbundenen Ängste und Affekte zu verarbeiten. Ohne dass wir an der Beziehung zur Tochter gearbeitet hatten, wurden die abendlichen Trennungssituationen allmählich einfacher und entspannter. Zum Einschlafen legte Frau F. Sabrina jetzt nicht mehr auf ihre Brust, sondern neben sich. Als nächsten Schritt legte sie Sabrina in ihr eigenes Bettchen und saß nur noch daneben, streichelte sie eine Zeitlang und hielt ihre Hand, bevor sie das Schlafzimmer verließ.

Aufgrund ihrer frühen Erfahrungen versicherte sie immer wieder ihrer kleinen Tochter, dass sie wiederkommen werde, dass diese keine Angst haben müsse, dass sie sie nicht alleine lassen würde und nachts jederzeit erreichbar sei. Es war offensichtlich, wie sehr Frau F.s Erfahrungen von Trennung, Verlust und Panik täglich während des Einschlafrituals aktiviert worden waren. Sie verstand jetzt im Nachhinein auch besser, warum sie selbst Trennungserfahrungen – wie Ferienfreizeiten –, die eigentlich Reifungsschritte sein sollten, nicht erfolgreich bewältigt hatte.

Schließlich wurde es möglich, dass die Mutter ihre kleine Tochter Sabrina ins Bettchen legte und nach einem Abschiedsritual – mit einem Lied und einem Gute-Nacht-Gebet – sehr mutig das Zimmer verlassen konnte; sie selbst war dabei »mutig«, denn sie konnte die Trennung bewältigen und auch vollziehen. In dem Maße, wie sie in dieser Trennungssituation nicht mehr von ihren Ängsten überflutet war, konnte Sabrina auch ruhiger in ihrem Bettchen liegen bleiben und schließlich auch einschlafen. Manchmal erzählte sie noch etwas vor sich hin, bevor sie dann ganz ruhig und sanft einschlief.

Die Mutter konnte kaum glauben, dass ihre Tochter es aushielt, alleine im Bettchen zu liegen, wach zu sein, sich selbst kleine Geschichten zu erzählen, ohne dass sie dabei in Panik geriet. Es war ein gutes Zeichen, dass Sabrina jetzt offensichtlich so viel emotionale Bindungssicherheit verinnerlicht hatte, dass sie, mit Rückgriff auf das innere sichere Arbeitsmodell, auch nach dem Abschied von der Mutter in der nächtlichen oder abendlichen Einschlafsituation ruhig bleiben und sich dem Schlaf überlassen konnte.

Beispiel: Wiederholung der Trennungsproblematik einer Mutter bei ihrem Kleinkind

Frau T., die Mutter des kleinen Richard, war mir von einer Psychiaterin zugewiesen worden, weil sie eine Depression entwickelt hatte, als ihr kleiner, damals zweijähriger Sohn in die Kinderkrippe eingewöhnt werden sollte. Die Psychiaterin vermutete, dass es zwischen der Entwicklung der Depression und der Eingewöhnung einen Zusammenhang geben könnte. Die Mutter berichtete, dass sie zuvor schon mehrfach versucht hatte, Richard in der Krippe einzugewöhnen; beim letzten Versuch sei sie selbst in große psychische Not geraten, sodass sie nun wegen Depressionen bei der Psychiaterin behandelt werde und auch Medikamente nehme. Seitdem gehe es ihr schon wieder etwas besser. Sie könne sich aber derzeit nicht vorstellen, wie die Eingewöhnung ihres Kindes in der Krippe gelingen könne.

Sie hatte Richard ursprünglich viel früher zur Krippe bringen wollen, aber es hatte bei ihr schon ein ungutes Gefühl ausgelöst, wenn sie sich die Trennung an der Krippentür bloß vorgestellt hatte. Sie war dann zu dem Schluss gekommen, dass Richard noch zu klein für die Krippe war und sie in vielen Bereichen noch brauchte; deshalb habe sie mit der Eingewöhnung in die Krippe gewartet, bis Richard ein Jahre alt war. Sie hatte nach langer Suche eine »sehr liebevolle« Krippe mit sehr freundlichen und feinfühligen Erzieherinnen gefunden, sodass sie es sehr begrüßen würde, wenn er in diese Krippe ginge. Die Trennung sei also nicht ihr, sondern Richards Problem. Er klammere, lasse sie nicht aus den Augen, überwache sie. Er brülle nicht, wenn sie den Raum verließe, sitze dann aber einfach in der Ecke und jammere vor sich hin, sei nicht zum Spiel zu motivieren, wehre alles ab, sei wie in Trance. Wenn sie dies von außen durch das Fenster in der Tür beobachte, bräche es ihr schier das Herz, weil er »so verloren« wirke. Manchmal sitze er auch nur einfach da, starre vor sich hin, und selbst die Erzieherin meine, dass es ihm nicht gutginge.

Ich fragte Frau T., ob sie selbst auch im Kindergarten oder in der Krippe gewesen sei. Sie meinte, nein, in die Krippe zu gehen sei bei ihr nicht möglich gewesen, da sie viel zu sehr protestiert habe; die Mutter habe damals nur einen Versuch unternommen, sie bei einer Tagesmutter unterzubringen, aber auch das sei gescheitert. Sie habe keinen Kindergarten besucht, sondern sei gleich eingeschult worden. Die Ablösung von der Mutter und die Trennung zum Schulbesuch seien ihr nicht leichtgefallen. Sie sei immer ein sehr braves und angepasstes Kind gewesen, habe wenig gesagt und sei sehr verschlossen gewesen. Es sei ihr als Kind sehr schwergefallen, mit andern Mitschülerinnen und Mitschülern Kontakt aufzunehmen. Sie sei immer sehr froh gewesen, wenn ihre Mutter sie von der Schule abgeholt habe, was sie über längere Zeit jeden Tag getan habe. Sie hätten dann zusammen gegessen, die Mutter habe nachmittags immer wieder berufliche Dinge erledigen müssen und habe sie dann öfter für wenige Stunden alleine zu Hause gelassen. Dies sei nicht jeden Tag der Fall gewesen, aber doch sehr oft. Da sie ein sehr braves Kind gewesen sei, habe sie dann die Hausaufgaben alleine gemacht und auch alleine für sich gespielt, denn sie habe in dieser Zeit nicht auf die Straße gehen und auch keine anderen Kinder zu sich einladen dürfen.

Erst jetzt, in der Therapie, merkte Frau T., dass sie in der Zeit, in der sie damals auf ihre Mutter wartete, offenbar nicht genau wusste, wann die Mutter wiederkam. Sie habe, so sagte Frau T., ihren Tagträumen nachgehangen, wenn sie alleine zu Hause war. Vielleicht habe es damit zu tun, dass durch Richards jetzige Eingewöhnung ihre eigenen alten Erfahrungen von Alleinsein und Niedergeschlagenheit wieder aufgebrochen seien. Während wir all dies besprachen und uns die Bilder aus der frühen Kindheit und die Zeiten, in denen sie auf ihre Mutter warten musste, vor Augen riefen, verfiel Frau T. in eine tranceartige Starre, die einem dissoziativen Zustand ähnelte. Durch psychoedukative Erklärungen konnte ich ihr verständlich machen, was zu Stress, Belastung und Dissoziation führte und wie solche tranceartigen Zustände dazu angetan sind, allen Schmerz, alle Angst und Panik abzuschalten. Denn wenn sie als Kind nicht so reagiert hätte, hätte sie wahrscheinlich geweint und lautstark protestiert, als ihre Mutter wegging, da sie in diesem Alter noch nicht gewusst habe, wann die Mutter zurückkehren würde.

Als wir an dieser frühen Erfahrung arbeiteten, lichtete sich langsam ihre Depression; es fiel ihr wesentlich leichter, ihren Alltag zu bewältigen, die Medikamente konnten von der Psychiaterin wieder abgesetzt werden. Frau T. war in vielen Therapiestunden auch mit ihrer Wut beschäftigt; erst jetzt nahm sie wirklich wahr, dass ihre Mutter sie damals schon so früh alleine gelassen hatte. Es sei, so Frau T., für die Mutter nie ein Problem gewesen zu gehen, weil sie als Kind so angepasst und brav gewesen sei und nie protestiert habe. Erst jetzt wurde ihr klar, dass Richard sich ebenso verhielt: Auch er protestierte nicht, sah aber in Trance vor sich hin und spielte nicht mehr. Ein richtiger Austausch mit seinen Spielkameraden fand nicht statt, vielmehr schien er in einen inneren Zustand von Hoffnungslosigkeit und Einsamkeit zu fallen, der einer Depression nicht unähnlich war.

Während ich mit der Mutter an ihrer eigenen Geschichte arbeitete und sich ihre depressive Stimmung deutlich verbesserte, entwickelte sich auch ihre Fähigkeit, mit Richard zu spielen, während beide zusammen in der Krippe waren. Dieser begann, mit andern Kinder Kontakt aufzunehmen und zu spielen. Er wurde dabei von der Erzieherin Susanne unterstützt, die sehr feinfühlig und liebevoll auf seine Ängste und Bedürfnisse einging. Als Frau T. der Erzieherin erzählte, wie es ihr damals als Kind ergangen sei, als sie an vielen Nachmittagen auf ihre Mutter warten musste und ihr nicht klar war, wann diese zurückkehren werde, versprach ihr die Erzieherin, besonders ein Auge auf Richard zu haben, damit dieser sich in der Krippe nicht alleine und verlassen fühle. Frau T. war dadurch erleichtert und gewann zusätzlich Sicherheit, dass sie Richard ohne Sorgen in der Krippe zurücklassen konnte. Als sie erlebte, dass Richard sich von der Erzieherin sogar schon trösten ließ, nachdem er hingefallen war, und auch Füttern und Wickeln kein größeres Problem mehr waren, fiel es ihr – unterstützt von den Gesprächen in ihrer Therapie – zunehmend leichter, sich von ihrem Kind zu verabschieden und auch die Trennungszeiten zu verlängern.

Als sie die Krippe für eine bis zwei Stunden verlassen konnte, ohne dass Richard Schwierigkeiten bekam, machte sie sich wegen der Trennung noch weniger Sorgen: Sie sah, dass die Erzieherin für Richard zu einer Bindungsperson geworden war und ihm als sichere emotionale Basis zur Verfügung stand, dass er entsprechend in der Krippe ohne seine Mutter nicht so alleine war wie sie damals, als ihre Mutter für Stunden die Wohnung verlassen hatte. Frau T. konnte den Unterschied zwischen ihren emotionalen frühen Erfahrungen des Alleinseins und Richards jetziger Situation erkennen, der von der Erzieherin Susanne gut betreut wurde.

Verluste während der Säuglings- und Kleinkindzeit

Ein Säugling oder Kleinkind kann eine wichtige sichere Bindungsperson auf verschiedene Art verlieren: Eine Möglichkeit ist, dass eine Bindungsperson durch extremen Stress und vielfältige innere emotionale Belastungen für das Kind emotional nicht mehr erreichbar ist. Wenn die Eltern z. B. durch äußere Umstände – wie große finanzielle Schwierigkeiten, Belastungen von Seiten ihres sozialen Umfelds – oder auch Krankheit oder Probleme in der Familie emotional so beansprucht sind, dass sie zwar das Baby noch versorgen, aber mit ihm emotional nicht mehr im Kontakt sind, kann man von einer »emotionalen Trennung« vom Kind sprechen. Dieses erleidet dann eine emotionale Deprivation mit den daraus resultierenden Folgen, dass es sich in sich zurückzieht, in eine tranceartige, dissoziative Welt abgleitet, anfängt, sich selbst auf verschiedene Weise zu stimulieren: z. B. durch Schaukeln, indem es den Kopf gegen den Boden oder die Wand schlägt, sich mit den Händen selber stimuliert, sie mit gespreizten Fingern wie einen Fächer vor den Augen bewegt oder auch masturbiert. All dies sind Symptome, die anzeigen, dass das Kind unter sehr großem Stress steht, seine emotionale Verbindung zur Bindungsperson verloren hat und jetzt versucht, durch emotionale Selbstversorgung einen Ausgleich zu schaffen. Dies wird vom Kind natürlich trotzdem als eine emotionale Deprivation erlebt, mit den langfristigen Folgen, die sich daraus für seine Entwicklung ergeben.

Neben diesem emotionalen Verlust kann ein Kind eine Bindungsperson natürlich auch »direkt« durch deren plötzlichen Tod – etwa aufgrund eines Unfalls oder bei Suizid – verlieren. Eine solche Erfahrung ist durchweg traumatisierend, da das Kind in dieser emotional schwierigen Situation hilflos und ohnmächtig ist, sich selbst nicht aus ihr befreien kann und von Angst und Panik überwältigt wird. Auf diese Weise wird das Bindungssystem des Kindes extrem verunsichert und es kommt zu einer Irritation in dem – vielleicht schon sich entwickelnden – Gefühl von Urvertrauen.

Beispiel: Reaktion eines Säuglings nach dem Verlust eines Elternteils

Der Vater der 18 Monate alten Klara, Herr W., rief mich an und bat um Hilfe. Seine Frau sei überraschend an einer unheilbaren Krankheit erkrankt; es sei in den letzten Wochen zu einer dramatischen Verschlechterung ihres Zustandes gekommen, niemand habe das für möglich gehalten, er müsse aber jetzt damit rechnen, dass seine Frau bald stürbe. Er wisse überhaupt nicht, wie er dies der kleinen Tochter erklären solle, er könne es selbst noch nicht verstehen. Er sei selbst überwältigt, ratlos, voller Angst; seine Tochter schlafe in letzter Zeit schlecht, weine viel, esse wenig, sitze oft apathisch vor ihren Spielsachen und reagiere verzögert, wenn er sie liebevoll anspreche.

Die Mutter sei inzwischen öfter in der Klinik gewesen und habe verschiedene Therapien über sich ergehen lassen. Auf die Trennung von der Mutter habe Klara jeweils zunächst mit Weinen und Protest reagiert; bei den letzten Klinikaufenthalten der Mutter habe sie aber nur noch gewimmert oder gar nicht mehr reagiert. Bei ihr hätten sich verschiedene Probleme im Verhalten entwickelt, wie z. B. Schlafstörungen der Art, dass sie ständig nachts aufwache und etwas trinken wolle, sich dann an ihn klammere und sich nicht mehr in ihr Bett legen lasse; sie wolle dann mit zu ihm ins Bett kommen, wo sie dann auch weiterschlafe. Auch mit dem Essen sei es immer schlechter geworden, sie habe in den letzten Wochen in ihrem Gewicht eher stagniert. Auch die Sprachentwicklung und die sonstige Entwicklung zeigten keine großen Fortschritte mehr, das sei in den letzten Wochen schon sehr auffällig gewesen.

Der Vater kam danach zu regelmäßigen Beratungsgesprächen zu mir, in denen ich ihn im Wesentlichen unterstützte und ihm half, dass er seine Frau im Abschiedsprozess des Sterbens gut begleiten konnte. Wir überlegten, wer aus der Familie oder dem näheren Umfeld eine weitere Bindungsperson sein könne, um Klara zu begleiten und zu unterstützen. Die Schwiegereltern, die Eltern der Mutter, kümmerten sich liebevoll um ihre Tochter und waren selbst sehr in die Pflege eingespannt und emotional mitgenommen; als Bezugspersonen für Klara kamen sie also weniger in Frage. Die Eltern des Vaters aber waren in dieser Phase auch für Klara sehr hilfreich; sie hatten sie schon mehrfach über Wochen versorgt, den Haushalt geführt und somit zur Stabilisierung beigetragen. Sie unterstützten in dieser Zeit einerseits ihren Sohn beim Abschiednehmen von seiner Frau und waren andererseits für Klara zu wichtigen sicheren Bindungspersonen geworden. Der Vater selbst war emotional so aufgewühlt und involviert, dass er für Klara zwar rein formal zur Verfügung stand, letztendlich aber keine ausreichende emotionale Sicherheit vermitteln konnte.

Herr W. nahm Klara zur Beerdigung mit. Er erklärte ihr, dass die Mama gestorben sei, auch wenn sie dies noch nicht erfassen könne. Klara fragte auch jetzt ganz oft nach der Mama und vermisste sie offensichtlich. Die gesamte Familie befand sich in einem Trauerprozess. Ich ermutigte alle, viel zu weinen und offen über Trauer und Schmerz zu sprechen, auch mit Klara, die, wenn alle weinten, ebenso weinen konnte und auf diese Weise ihren Schmerz über den Verlust ihrer Mutter in der Familie gehalten und getragen wusste. Die Großeltern erwiesen sich als wichtige, stabile Bindungspersonen. Die Großmutter brachte Klara jetzt häufiger ins Bett, ging mit ihr aber auch in die Krippe und versorgte sie überwiegend, während der Vater vor allem mit seinem übergroßen Schmerz und seiner Trauer beschäftigt war.

Danach entwickelte sich bei Klara eine psychosomatische Trauerreaktion: Sie hatte schon zuvor psychosomatische Beschwerden gezeigt, aber jetzt entwickelte sie eine Essstörung: Sie aß immer weniger, was als eine depressive Reaktion auf den Verlust der Mutter gewertet werden konnte. Durch eine liebevolle Begleitung durch mich und viel Unterstützung – auch in Bezug auf den Schmerz, den Verlust der Mutter – durch Gespräche über die Mutter, wobei Erinnerungen wiederauflebten, Bilder aus Fotoalben angeschaut wurden, kam es im Verlauf des nächsten Jahres zu einer allmählichen Bewältigung des Verlustes der Mutter. Klara wurde nach sechs Monaten allmählich wieder etwas fröhlicher und spielte auch wieder etwas differenzierter. Sie wurde neugieriger und erkundete wieder ihre Umwelt. Phasen, in denen Trauer und Schmerz bestimmend waren und Klara viel weinte, wechselten sich mit solchen ab, in denen sie geradezu aufgedreht war und sich teils recht tollpatschig verhielt. Klara wurde zunehmend risikofreudiger, ließ sich manchmal gar nicht bremsen, rannte »wie aufgezogen« – so beschrieben es die Großeltern – durch die Gegend und verhielt sich geradezu impulsiv-hyperaktiv.

Auch dieses Verhalten konnte mit dem Vater und auch mit den Großeltern, die phasenweise zu den Gesprächen hinzukamen, als Abwehr von Trauer und Schmerz, im Sinne einer maniformen Abwehr, verstanden werden. Klara zu halten, einzugrenzen, sie emotional und körperlich – auch indem sie auf den Arm genommen wurde – in diesen »aufgedrehten Phasen« davor zu schützen, dass sie sich verletzte, ihr zu helfen, dass sie nicht vor ihrer eigenen Traurigkeit davonlief, dies alles waren in den Gesprächen mit den Erwachsenen sehr wichtige Themen.

Nach mehr als einem Jahr hatte der Vater eine neue Partnerin, die er öfter sah; es kam zu einer vorsichtigen Annäherung und zur Verliebtheit zwischen den beiden. Klara reagierte hierauf sehr vorsichtig und misstrauisch bis ablehnend. Viele Kleinigkeiten waren für sie Anlass, einen heftigen Wutanfall zu bekommen; dies machte das Zusammensein mit ihr schwierig. Da die neue Partnerin und Freundin des Vaters aber sehr liebevoll, fürsorglich und emotional unterstützend mit Klara umging, konnte diese sich doch im weiteren Verlauf auf diese neue Freundin des Vaters einlassen und zu ihr eine neue Bindungsbeziehung aufbauen.

Beispiel: Verlust einer weiteren Bindungsperson, hier der Tagesmutter

Wenn Kinder über die primären Bindungspersonen hinaus weitere Bindungspersonen haben – wie Krippenerzieherinnen, Tagesmütter oder auch Großeltern –, so sind diese für sie auch sehr wichtig, und Kinder erleiden einen Verlust, wenn eine Trennung von solchen Personen erfolgt: so im Beispiel von Max, bei dem dadurch erhebliche Symptome ausgelöst wurden.

Max wurde von seinen Eltern seit Beginn des zweiten Lebensjahrs zu Sonja gebracht. Diese betreute als Tagesmutter in ihrer Wohnung drei Kinder im Vorschulalter. Sie war sehr feinfühlig und liebevoll, sodass sie als weitere Bindungsperson für die Kinder von großer Bedeutung war. Max »liebte« Sonja, worüber die Eltern ihrerseits sehr froh waren, da ihr Kind sehr gerne zu Sonja ging und es auch noch nie größere Probleme – bis auf die Eingewöhnungszeit – gegeben hatte.

Eines Tages eröffnete Sonja den Eltern, dass sie einen neuen Partner kennengelernt habe und deswegen wegziehen werde. Die Eltern waren hierüber sehr traurig, geradezu geschockt, besonders als Sonja ihnen mitteilte, dass sie schon in vier Wochen wegziehen und die Stadt verlassen werde. Obwohl alle Eltern sich sehr bemühten, die letzte Zeit mit Sonja für ihre Kindern sehr spezifisch zu gestalten – es fand auch ein ausführliches Abschiedsritual und -fest statt –, war es für alle Kinder, nicht nur für Max, kaum zu begreifen, dass Sonja nicht mehr da sein sollte. Nachdem sie weggezogen war, war sie für ihn einfach wie vom Erdboden verschluckt, gestorben, tot, weg. Er lief tagelang durch die Wohnung seiner Eltern und sagte immer wieder: »Sonja weg, Sonja weg, Sonja weg!« Alle Erläuterungen und Erklärungen der Eltern halfen nicht. Die Eltern boten ihm an, öfters mit Sonja zu telefonieren; ihre Stimme zu hören war für ihn ganz wichtig. Er spielte tagsüber auch »Telefonieren mit Sonja« und konnte so im Spiel mit seiner Mutter durch imaginierte Telefonate etwas von seiner Trauer verarbeiten. Es war notwendig, die Mutter darin zu bestärken, dass sie Max in einer Art elterlichen Spieltherapie half, den Verlust Sonjas und die damit verbundene Trauer gut zu verarbeiten; im Spiel konnte er seinen Schmerz und zudem seine Wut, seine Enttäuschung zum Ausdruck bringen. Als die Mutter davon sprach, dass sie eine neue Tagesmutter – sprich: eine neue Bindungsperson – für Max suchen wolle, reagierte dieser hierauf mit einem heftigen »Nein!«. Es brauchte viel Feinfühligkeit und langsames Heranführen durch die Eltern, bis sich Max nach einiger Zeit doch zu einem ersten Besuch bei einer neuen Tagesmutter bewegen ließ. Er verglich ständig die neue Tagesmutter mit Sonja, nicht nur die Spielsachen und die räumlichen Gegebenheiten, sondern vor allen Dingen die Art, wie Sonja immer reagiert hatte, mit dem Verhalten der neuen Tagesmutter – all dies sehr zu deren Nachteil. Für die neue Tagesmutter, Karla, war es nicht einfach. Erst durch umfangreiche Erklärungen zu Max' Liebe zu Sonja und seiner Trauer wurde es für sie erträglicher, dass er sie in der ersten Zeit massiv ablehnte. Sie musste verstehen, dass das Kind immer noch trauerte und sich deswegen auf sie zuerst gar nicht, dann langsam und Stück für Stück einlassen konnte.

Schließlich ließ sich Max von Karla doch an die Hand nehmen, und sie führte ihn zu den Spielsachen, wo er einige interessante neue Dinge entdecken konnte. Er konnte sich auch auf die neuen Beziehungen mit den anderen Kindern einlassen, die Karla betreute, wollte aber immer noch von Zeit zu Zeit mit seiner geliebten Sonja telefonieren. Es war von großer Bedeutung, dass er diese Telefonate mit Sonja führte und sich so vergewisserte, dass diese – trotz der neuen Tagesmutter – »nicht einfach verschwunden war«, sondern für ihn weiterlebte: auch in seinen Imaginationen und seiner Spielwelt.

Psychisch kranke Eltern

Wenn Eltern nach der Geburt psychisch erkranken (z.B. an einer postpartalen Depression), was bei immerhin ca. 15 Prozent aller gesunden Schwangeren nach der Geburt passiert – auch Väter können an einer postpartalen Depression erkranken –, wenn Mütter oder Väter bereits während der Schwangerschaft depressiv waren oder früher oder aktuell an einer akuten psychiatrischen Erkrankung leiden, wie z.B. einer manisch-depressiven Erkrankung, ist das Risiko für eine Entwicklungsproblematik des Babys besonders groß. Insbesondere sind solche Babys von einer desorganisierten Bindungsproblematik bedroht, d.h. sie entwickeln relativ häufig das Muster der unsicher-desorganisierten Bindung. Dieses Muster gilt als Vorläufer einer möglichen psychopathologischen Entwicklung im späteren Lebensalter. Es kommt besonders dadurch zustande, dass die Eltern in der Regel aufgrund ihrer eigenen psychischen Schwierigkeiten – mit vielen Gefühlsschwankungen und Problemen in der eigenen Affektregulation – nicht so gut in der Lage sind, die Signale des Babys zu erkennen oder ihm auch zu helfen, seine Affekte ausreichend gut zu steuern. In der Regel sind die Eltern selbst sehr damit beschäftigt, ihre eigenen Affekte einigermaßen unter Kontrolle zu halten und nicht auszuagieren. Nicht selten kommt es auch zu affektiven Ausbrüchen und Durchbrüchen, wie dies z.B. bei Borderline-Patienten bekannt ist. Eltern mit einer Borderline-Störung reagieren in Beziehungen oft mit heftigen Gefühlsausbrüchen von Wut, Enttäuschung, Angst und Panik, aber auch von Hass und Zurückweisung. Richten sich solche Affekte gegen das Baby, wird dieses von Angst und Stresshormonen überflutet und weiß nicht, wie es diese Situation und das Überflutetwerden von Gefühlen einordnen soll. Zu den auf das Baby projizierten Affekten können auch Schuldgefühle und Scham oder Ekel gehören.

All dies führt nicht in eine sichere Bindungsentwicklung zwischen Eltern und Kind, sondern vielmehr zu einer transgenerationalen Weitergabe von desorganisierten Bindungsmustern. Wenn sich die Eltern in einem Gefühlsausbruch sogar gewalttätig gegenüber ihrem Kind verhalten haben, kann sich aus diesen frühen stressvollen Interaktionserfahrungen eine Bindungsstörung des Kindes entwickeln. Aus diesem Grunde sind solche Eltern-Kind-Konstellationen mit psychisch kranken Eltern mit besonderen Risiken für das Kind verbunden; solche Eltern bedürfen in der Regel dringend und unbedingt einer Hilfestellung und Unterstützung durch verschiedene Helfer, etwa Therapeuten und Sozialarbeiter. Dabei steht immer zur Diskussion, ob das Kind bei seinen psychisch kranken Eltern ausreichend sicher ist oder ob die Gefahr besteht, dass es nicht nur von projektiven Gefühlen der Eltern überschwemmt wird, sondern auch Gewalt erleidet, was manchmal bis hin zur Kindstötung reicht; hierzu kann es kommen, wenn ein Elternteil von psychotischen Halluzinationen überschwemmt wird. Dies ist besonders dann der Fall, wenn die Eltern an paranoiden Verfolgungsängsten und Wahnvorstellungen leiden, etwa dass sie sich und das Baby umbringen müssten. Wenn diese paranoiden Vorstellungen auf das Baby übertragen werden und die Eltern sich durch es bedroht fühlen, so ist es im schlimmsten Fall ein kurzer Weg, sich des als bedrohlich empfundenen Babys zu entledigen, indem man es tötet.

Beispiel: Säugling mit einer psychisch kranken Mutter
Frau P. litt seit vielen Jahren an einer Borderline-Persönlichkeitsstörung und hatte schon mehrere Selbstmordversuche unternommen. Sie war deswegen auch schon mehrfach stationär behandelt worden und immer wieder in ambulanter psychiatrischer, auch psychotherapeutischer Behandlung gewesen. Während der Schwangerschaft hatte sie sehr viel Stress, weil es zur Trennung von dem Vater des Kindes kam. Frau P. hatte sich von ihm nicht »gesehen«, nicht ausreichend unterstützt, ja letztendlich nicht mehr geliebt gefühlt, sodass sie sich von ihm getrennt hatte. Vorausgegangen waren heftige Streitigkeiten, die manchmal sogar zu körperlichen Auseinandersetzungen zwischen den Partnern geführt hatten. Verbale Gewalt und Beleidigungen, Demütigungen und Herabsetzungen hatten jedoch bei den stressvollen Auseinandersetzungen im Vordergrund gestanden.

Als Robert geboren wurde, lebten die Eltern bereits nicht mehr zusammen. Die Mutter wurde mir von einem bekannten Psychiater, dem behandelnden Arzt von Frau P., zugewiesen, da er befürchtete, sie könnte die Entwicklung des Babys gefährden. Der Wunsch an mich war, die Mutter-Kind-Interaktion zu stabilisieren und Frau P. zu helfen, doch noch eine gute Beziehung zu ihrem Kind zu entwickeln. Als ich Frau P. das erste Mal sah, kam sie sehr widerwillig, war gleich vorwurfsvoll, wollte nicht bleiben, da sie sich von ihrem Psychiater abgewiesen fühlte. Sie sei die beste Mutter der Welt, tue alles für ihr Kind, sie wisse, wie man ein Kind großziehe, da sie schon drei kleine Geschwister großgezogen habe. Ihre Mutter sei drogen- und alkoholabhängig gewesen, aus diesem Grunde habe sie sowohl ihre Mutter als auch ihre Geschwister versorgen müssen. Es brauchte all meine Feinfühligkeit, um Frau P. dazu zu bewegen, doch zu einem weiteren Termin zu kommen. Den Hinweis, dass ich bei unserem nächsten Termin auch Videoaufnahmen von ihr und ihrem Baby machen würde und wir uns anschließend gemeinsam die Aufnahmen anschauen würden, griff sie – wider Erwarten – positiv auf. Da Frau P. davon überzeugt war, dass sie sowieso »alles korrekt und richtig« mache, wollte sie, dass ich sie filme, damit ich mich selbst auch von ihren Kompetenzen überzeugen könnte.

Wir schauten uns zunächst ein Video an, auf dem die Mutter das drei Monate alte Baby wickelte. Robert konnte manchmal seine Mutter anschauen und sie auch kurzfristig anlächeln. Die meiste Zeit schaute er aber zur Seite oder blickte suchend, teilweise wie verloren im Raum umher, so als wolle er sich ablenken oder sich vor den bedrohlichen emotionalen Ausbrüchen seiner Mutter schützen. Frau P. hatte mir bereits erzählt, dass sie Robert manchmal anbrüllen müsse, wenn er sich so blöd verhalte. In ihren Kommentaren auf dem Video zeigte sich, dass Frau P. sehr bedürftig war. So sagte sie während der Wickelsituation zu ihrem drei Monate alten Sohn, dass sie darauf warte, dass er größer werde, damit er sie einmal unterstützen könne, als Hilfe in ihrem schwierigen Leben. Hier wurde bereits deutlich, dass Frau P. »Kind sein« mit ein »Kind haben« verwechselt hatte. Jetzt war *sie* in der Verantwortung als Mutter. Es zeigte sich auf dem Video, dass sie deutlich damit überfordert war, einen relativ konstanten, liebevollen Kontakt zu ihrem Sohn aufzubauen und aufrechtzuerhalten.

Frau P. war von der Möglichkeit der Videoaufnahmen und der gemeinsamen Betrachtung von kleinen Filmepisoden fasziniert. Die nächsten Monate sollten wir vorwiegend mit Hilfe von Videoaufnahmen miteinander arbeiten. Frau P. ließ sich immer wieder in vielen verschiedenen Interaktionen mit ihrem Sohn Robert filmen, sodass wir genügend Filmmaterial hatten, um mit dessen Hilfe ihre Kompetenzen und Fähigkeiten auszubauen. Voraussetzung und Bedingung für die gemeinsame Arbeit war, dass Frau P. zusätzlich in einer eigenen Psychotherapie – ohne Baby – an ihren Konflikten und Schwierigkeiten arbeiten sollte. Sie konnte sich darauf einlassen, nachdem wir gemeinsam mit dem Psychiater, bei dem sie bereits in Behandlung war, die Möglichkeit einer solchen ambulanten Psychotherapie – zusätzlich zur psychiatrischen, stabilisierenden Behandlung – eruiert hatten. Frau P. fand dann mit Hilfestellung relativ kurzfristig auch einen Behandlungsplatz in der Psychotherapie, und die dortigen Gespräche taten ihr sichtlich gut. Sie war nach außen hin ruhiger, hatte weniger Gefühle von Entfremdung und konnte sich daher auch emotional konstanter und verfügbarer mit ihrem Baby beschäftigen. Die gesamte Therapie bei mir war videobasiert und kreiste um das Thema Feinfühligkeit, Signale erkennen, angemessen und prompt auf diese reagieren. Weiterhin musste Frau P. lernen, ihre eigenen Gefühle, Wünsche und Bedürfnisse von denen ihres Sohnes abzugrenzen. Anfangs war sie überhaupt nicht in der Lage, sich in die Gefühle, Gedanken und Handlungsabsichten ihres Kindes hineinzuversetzen. Die Innenwelt ihres Baby war ihr völlig fremd gewesen. Für sie war es vollkommen klar, dass ihr Sohn Hunger haben musste, wenn sie selbst Hunger hatte, dass ihr Sohn müde sein musste, wenn sie selbst schlafen gehen wollte. Die Überlegungen, dass ihr Sohn eigene Wünsche, Bedürfnisse, Gefühle, Handlungsabsichten und Intentionen hatte, die von ihren eigenen vollkommen verschieden sein konnten, waren ihr sehr fremd. Sie war offenbar auf dem frühen Stadium der Empathieentwicklung eines Kindes stehen geblieben. Frau P. versuchte zwar bis zu einem gewissen Grade, sich in die Gefühle von anderen hineinzuversetzen, hielt aber letztendlich die Innenwelten eines Gegenübers für identisch mit den eigenen Gefühlen und Gedanken. Das machte natürlich in Beziehungen jegliche Form von Kommunikation – besonders mit dem Baby – sehr schwierig, weil sie auf diese Art und Weise ihre eigenen Gefühle, Bedürfnisse und Wünsche in das Baby projizierte und frustiert war, wenn Robert schließlich nicht so reagierte, wie sie das von ihm erwartete.

Über die Zeit stabilisierte sich im Video sichtbar die Mutter-Kind-Interaktion, sodass Frau P. immer deutlicher Signale wahrnahm. Sie rief mich auch an, wenn sie das Weinen ihres Babys nicht interpretieren konnte und sich wieder einmal ohnmächtig und hilflos fühlte.

In der individuellen ambulanten, traumazentrierten therapeutischen Arbeit machte Frau P. deutliche Fortschritte. Sie wurde zunehmend ruhiger und konnte sich wesentlich mehr auf das Baby und seine Entwicklung einlassen. Als wir das 12 Monate alte Baby mit dem Fremde-Situations-Test auf seine Bindungsqualität hin untersuchten, stellten wir – auch zu unserer Verwunderung – eine sichere Bindung des Babys an die Mutter fest. Frau P. war hierüber sehr erfreut und konnte jetzt im Nachhinein auch die intensive Art der traumazentrierten Einzeltherapie bei der niedergelassenen Kollegin sowie die interaktionelle Arbeit mit Hilfe der Videos bei mir wertschätzen. Dies zeigte sich daran, dass sie einer anderen alleinerziehenden Mutter eine Therapie bei uns dringend ans Herz legte, weil sie nicht mit ansehen konnte, wie diese Mutter mit ihrem Baby umging und kein Gespür für dessen Bedürfnisse entwickeln konnte.

Beispiel: Kleinkind mit einer postpartal depressiven Mutter

Frau L. wurde mir von ihrem Psychiater überwiesen, weil sie auch eineinhalb Jahre nach seiner Geburt noch kaum mit ihrem Kind Noah sprach. Der Psychiater fürchtete, die Mutter-Kind-Beziehung könnte so sehr durch die Depression der Mutter belastet sein, dass sie gar nicht in der Lage wäre, mit dem Baby eine emotionale Beziehung aufzubauen. Ihm war aufgefallen, dass Frau L. die meiste Zeit schwieg, was durch ihre schwere Depression bedingt war. Sie versorgte zwar ihr Baby, war aber emotional kaum präsent. Sie lächelte nicht, noch gab es einen anderen positiven affektiven Austausch zwischen ihr und ihrem Baby.

Als ich Frau L. zum ersten Mal mit ihrem Baby sah, war ich erschrocken, weil sie in ihrer Mimik – auch im Körperausdruck – im Wesentlichen wie erstarrt wirkte. Sie sprach nicht mit ihrem Baby, das sie auf meinen Wunsch zu unserem ersten Kontakt mitgebracht hatte. Das Sprechen fiel ihr insgesamt schwer, jeder Satz im Gespräch mit mir, jede Antwort waren zögerlich, von langen Pausen unterbrochen, all dies bei einer sehr ausgeprägt depressiven Stimmung, die für mich deutlich spürbar war.

Während Frau L. weiter bei ihrem Psychiater in Behandlung war, begannen wir in unserer Abteilung mit Videoaufnahmen zur Mutter-Kind-Interaktion in Situationen wie Wickeln, Spielen und Füttern.

Auf den Videofilmen fanden wir hier und da kurze positive Momente mit einem emotionalen Austausch zwischen Frau L. und Noah. Diese Sequenzen nutzten wir für ein positives Feedback, indem wir ihr fast in Zeitlupe diese Momente spiegelten und en détail herausarbeiteten, welches Verhalten von uns als positiv gesehen wurde. Dies stärkte das Selbstwertgefühl und die Selbstkompetenz von Frau L. sehr, sodass sie jetzt nach wenigen Wochen Behandlung schon ihrerseits neue Videoaufnahmen auf ihrem Smartphone mitbrachte und auch diese schon für sich analysiert hatte. Die positive Wertschätzung und Verstärkung, die wir durch die Betrachtung von kleinen Filmszenen vermittelten, die wir vorher geschnitten und zu einem neuen kurzen Film zusammengesetzt hatten, wurden von der Mutter sehr positiv aufgenommen. Besonders die positiven emotional gelungenen Szenen und die Augenblicke, in denen sie sehr gut und korrekt die Signale des Babys wahrnahm und darauf mimisch und sprachlich antwortete, konnten ihr als sehr gelungen rückgemeldet werden.

Während sich mit der Zeit durch die psychiatrisch-psychotherapeutische Behandlung die postpartale Depression etwas »lichtete«, sich Frau L.s Stimmungslage deutlich hob und sie »schwingungsfähiger« wurde, konnten wir aufgrund unserer Videointeraktionsdiagnostik und auch -behandlung Frau L. zurückspiegeln, wie sie jetzt auch zu ihrem Kind emotional in einem besseren Kontakt war. Das Kind durchlebte einen regelrechten »Aufholprozess«, in dem es immer häufiger auf jede Form des positiven emotionalen Austauschs zwischen der Mutter und ihm mit Juchzen und anderen sprachlichen Lauten positiv reagierte. Dieses Verhalten von Noah wurde für die Mutter zu einem sich selbst verstärkenden Effekt und half sehr, dass bei ihm die Sprachentwicklung begann.

Eine Bindungsdiagnostik im Alter von 2 Jahren zeigte, dass Noah eine bindungsunsicher-ambivalente Beziehung zu seiner Mutter hatte. Offensichtlich hatte die sechsmonatige Zeit therapeutischer Erfahrungen noch nicht ausgereicht, um schon – bei der langen Vorgeschichte von eineinhalb Jahren postpartaler Depression und emotionaler Deprivation in der Mutter-Kind-Beziehung – eine sichere Bindung zu etablieren. Durch die therapeutische Arbeit war aber vermutlich eine desorganisierte Bindung, die wir aufgrund der erheblichen Schwierigkeiten in der Mutter-Kind-Beziehung erwartet hätten, verhindert worden. Dies ist von großer präventiver Bedeutung, da sich aus den desorganisierten Bindungsmustern der Säuglings- und Kleinkindzeit bei Jugendlichen häufiger eine Borderline-Symptomatik entwickelt. Frau L. wollte nach 6 Monaten nicht weiter zu uns zur Therapie kommen, sondern nur noch von ihrem Psychiater betreut werden. Da dieser auch weiterhin die Mutter-Kind-Beziehung im Auge hatte, konnten wir dem zustimmen, mit der Möglichkeit, dass sich Frau L. jederzeit wieder bei uns melden könnte, falls sie oder ihr Psychiater wegen der Entwicklung von Noah besorgt wären.

Gewalt in der Elternbeziehung und Kinder als Zeugen von Gewalt zwischen den Eltern

Manchmal werden mir Babys vorgestellt, die ein sehr auffälliges Verhalten zeigen: Sie scheinen Angst vor ihren Eltern zu haben, laufen vor ihnen davon, lassen sich von ihren Eltern nicht auf den Arm nehmen, drehen sich weg. Wenn die Eltern sie trotzdem auf den Arm nehmen und ihnen Körperkontakt anbieten, erstarren sie manchmal motorisch, oder ich sehe Angst in ihren Augen. Dabei wenden sie ihren Kopf manchmal ab und vermeiden den Blickkontakt mit ihren Eltern. Dieses Verhalten wird erst verständlich, wenn die Eltern über heftige – verbale und körperliche – Auseinandersetzungen berichten. Wie die Forschung zeigt, ist es für Säuglinge und Kleinkinder auch extrem stressvoll, wenn sie verbale Gewalt – Beschimpfungen zwischen den Eltern, lautstarke Vorwürfe, Kränkungen – sowie körperliche Gewalt zwischen den Eltern oder Gewalt eines Elternteils gegenüber dem anderen Elternteil als Zeuge miterleben müssen. In der Regel sind die Eltern selbst so erregt, dass sie sich im Nachhinein gar nicht mehr daran erinnern können, wo ihr Kind sich zu der Zeit befand, als sie sich gestritten haben. Sie sind froh, dass ihr Kind beim Streit »nichts abbekommen« hat. Das ist aber ein Trugschluss. Auch wenn das Kind selbst keine Gewalt erfahren hat, so reicht Zeuge der Gewalt zu sein offensichtlich aus, um das Gehirn des Kindes zu schädigen, wie Studien zeigen (Teicher 2011). Beim Mithören von verbalen Auseinandersetzungen reagieren besonders die neuronalen Verbindungen zwischen dem limbischen System, unserem Alarmsystem bei Angst und Bedrohung, und unserem Sprachzentrum, denn sie werden geschwächt, so als wollte sich das Gehirn auf diese Weise gegen die lautstarken verbalen Auseinandersetzungen abgrenzen. Ähnlich verhält es sich bei dem Mitansehen von Gewalt zwischen den Bindungspersonen. Hier werden im Gehirn speziell die neuronalen Verbindungen zwischen dem limbischen System und der Sehrinde geschwächt, also dem Bereich, der die visuellen Eindrücke dekodiert und abspeichert.

Diese Effekte erklären sich durch das Phänomen der Spiegelneuronen. Im Gehirn jedes Menschen gibt es von Geburt an einzelne Bereiche, in denen sehr spezifische Nervenzellen, die sogenannten Spiegelneuronen, die Fähigkeit besitzen, mit dem Gesehenen und Gehörten so mitzureagieren, als ob man es selbst erlebt hätte – während man in Wirklichkeit nur Zuschauer der Szene war. Die Effekte im Körper – auf der Ebene des Gehirns, der Hormone und der Affekte und Motorik – sind aber so, als ob wir selbst in der besagten Szene Akteure gewesen wären. Die Angst, die Säuglinge und Kleinkinder erleben, wenn sie die streitenden Eltern beobachten oder hören, ist also genauso, als ob sie selbst in der betreffenden Situation Opfer gewesen wären. Durch die Identifikation mit dem realen Opfer, z. B. der Mutter – die meiste Gewalt geht von Vätern aus und betrifft Mütter –, wird die Angst noch größer, denn das Kind würde sich eigentlich wegen seiner Angst an seine Bindungsperson, etwa seine Mutter, wenden. Weil diese aber selbst bedroht ist und für die ängstlichen Signale des Kindes kein Auge und kein Ohr hat, bleibt das Kind mit seinem Weinen alleine, fühlt sich ohnmächtig und hilflos, ja aufgrund seiner Identifikation mit der Mutter selbst lebensbedrohlich verletzt. Somit kann das Miterleben von Gewalt für das Kind ein Trauma bedeuten.

Beispiel: Ein Säugling beobachtet Gewalt zwischen den Eltern

Die Eltern kamen in unsere Ambulanz, weil ihr Sohn Kevin »ein Schreibaby« sei. Er schreie viele Stunden am Tag und ließe sich weder von der Mutter noch vom Vater beruhigen. Die Eltern berichteten, sie seien schon in verschiedenen pädiatrischen Ambulanzen und auch beim Kinderarzt gewesen. Bisher war keine organische Ursache festgestellt worden. Die Eltern waren mit ihren Kräften am Ende, »entnervt«, wie sie sagten, und wussten nicht, wie es mit Kevin weitergehen und wie sie mit ihm zurechtkommen sollten.

Als ich Kevin das erste Mal sah, war er ein sehr vergnügter 6 Monate alter Säugling, der mich mit großen Knopfaugen anstrahlte und dem man nicht ansah, dass er ein »Schreibaby« war. Er schien ein relativ gesundes, körperlich normal entwickeltes Baby zu sein. Dass er körperlich gesund war, hatten bereits der Kinderarzt und verschiedene Ärzte in Kliniken festgestellt. Die Eltern waren mit ihm inzwischen in drei verschiedenen Kliniken gewesen. Einmal war Kevin sogar für drei Tage stationär aufgenommen worden, um ihn genauer auf Stoffwechselstörungen hin zu untersuchen. Auch ein EEG war durchgeführt worden, um eine Epilepsie auszuschließen. In diesem Zusammenhang berichtete die Mutter, dass Kevin manchmal einfach abschalte, durch sie hindurchschaue, sie gar nicht mehr wahrnehme; das mache ihr die größten Sorgen. Eine solche Situation, in der er plötzlich von einem zum anderen Augenblick aus einem Schreianfall in diesen »abgeschalteten Zustand« rutschte, sei für sie noch bedrohlicher als sein Schreien selbst.

Ich befragte die Eltern zur Partnerschaft und zur Schwangerschaft. Die Mutter berichtete, dass sie sich getrennt hätten und sie vier Wochen nach der Trennung festgestellt habe, dass sie schwanger sei.

Ihr Partner – oder besser ihr Expartner, wie sie korrigierte – sei nicht besonders erfreut gewesen, als sie ihn angerufen habe, um ihn von der Schwangerschaft zu informieren. Er habe sie zunächst sehr bedrängt, das Kind abzutreiben, was sie jedoch unter gar keinen Umständen tun wollte. Die Existenz von Kevin erinnere sie auf jeden Fall an eine glückliche Zeit der Partnerschaft.

Schließlich sei ihr Expartner wieder bei ihr eingezogen und sie hätten sich darauf geeinigt, es »noch einmal miteinander zu versuchen«. Ihr Partner habe sie während der Schwangerschaft sehr liebevoll unterstützt, sodass sie daraus große Hoffnungen geschöpft habe, dass er sich letztlich wegen der Liebe zu ihr und dem gemeinsamen Kind von seiner Ehefrau trennen und zu ihr halten werde. Aus seiner Ehe mit dieser Frau hatte Kevins Vater bereits zwei Kinder. Als er Frau K. kennenlernte, so sagte er, sei es die große Liebe gewesen, er habe sich »Hals über Kopf« in die Beziehung gestürzt und sei wie »von Sinnen« gewesen. Er habe phasenweise nicht mehr normal gelebt, nicht mehr gewusst, was er tat. Solch eine gefühlsmäßige Verwirrung habe er in seinem ganzen Leben noch nicht erlebt. Es habe dann aber zunehmend Streit und Auseinandersetzungen zwischen ihnen gegeben, besonders, als Frau K. ihn gedrängt habe, er solle sich von seiner Ehefrau trennen, um sie zu heiraten. Frau K. korrigierte, sie habe immer nur gewollt, dass er zu ihr ziehe und bei ihr lebe, weil sie die Trennungen nach intensiven Phasen von Zusammensein und Erotik nicht mehr ausgehalten habe. Sie sei danach zunehmend depressiv geworden, »in ein Loch gestürzt«, habe nicht mehr ein noch aus gewusst, manchmal sogar an Suizid gedacht. Ihr Expartner, der Vater ihres Kindes, warf ein, dass solche Drohungen ihn sehr unter Druck gesetzt hätten. Wegen dieses »Psychoterrors« habe er sich schließlich dafür entschieden, sich von Frau K. zu trennen, weil er sich »nicht erpressen lassen wollte«.

Auch jetzt gab es vor meinen Augen sofort wieder lautstarken Streit und gegenseitige Vorwürfe, weil Frau K. auch jetzt, in unserem Gespräch, ständig darauf drängte, dass er sich von seiner Ehefrau trennen und sich zu ihr und *seinem* Kind bekennen solle. Er habe ihr gestanden, dass er seiner Frau noch nichts von dem neuen Kind erzählt habe, was sie als tiefe Kränkung erlebe; dies bedeutete doch, dass er nicht wirklich zu ihr stehe und sie nicht wirklich liebe. Von einem Moment auf den anderen entstand ein heftiger, lautstarker Streit zwischen den beiden. Sie warfen sich gegenseitig vor, den jeweils anderen nicht wirklich zu lieben, abzulehnen, zu kränken. Er sprang schließlich auf und lief hoch angespannt durch den Raum, und ich befürchtete, er könne die Beherrschung verlieren. In dem Moment fing Frau K. an zu weinen und war vollkommen aufgelöst.

Erst bei einem späteren, zweiten Termin mit den Eltern erfuhr ich, dass Frau K. einen sehr cholerischen Vater hatte, unter dem sie sehr gelitten habe, der ihr zeitlebens als Kind Angst gemacht habe, weil er in seinen Wutanfällen unberechenbar gewesen sei, manchmal auch Gegenstände durch die Luft geworfen habe, sodass die Kinder sich dann unter dem Tisch verstecken mussten. Ähnliches erlebte sie jetzt bei Herrn P., dem Vater ihres gemeinsamen Kindes. Inzwischen hätten die vielen Streitigkeiten und Auseinandersetzungen – in der Art, wie ich es jetzt selbst erlebt hätte – auch die Liebe zerstört. Wegen Kevin wolle man jedoch zusammenbleiben.

In diesem Moment betonte Herr P., dass er sich überlege, sich erneut zu trennen, weil er diese Form der Auseinandersetzungen und diese Erpressungen nicht mehr aushalten könne. Sie sei selbst schuld, wenn er sie verlasse und zu seiner Frau zurückkehre. Daraufhin sagte Frau K., dass sie sich zusammen mit Kevin umbringen werde, wenn er sie erneut verließe; das würde sie nicht aushalten, das sei gemein, wie Folter, und eine besondere Form des »Seelenmordes«. Ab jetzt ging es im Gespräch nur noch um Mord und Selbstmord – wer wen eigentlich umbringen wollte und wer für wessen Leben verantwortlich sei, war unklar. Schon kurz vorher fing Kevin an zu wimmern. Er saß noch im Kindersitz und war bis zu diesem Zeitpunkt dem Streit mit großen Augen gefolgt; er hatte zwischen den beiden streitenden Eltern hin und her geschaut, mit zunehmend ängstlicherem Gesichtsausdruck und angespannterer Mimik, und sich in seinem Sitz kaum mehr bewegt. Wie erstarrt saß er da und es wurde an seinem Verhalten sichtbar, wie diese Streitigkeiten und Auseinandersetzungen zwischen seinen Eltern ihn ängstigten. Schließlich brach er in lautstarkes Weinen aus. Frau K. nahm ihn sofort auf den Arm, versuchte ihn zu trösten, was aber nicht möglich war. Die Art und Weise, wie sie ihn auf dem Arm hielt und dabei in ihrer eigenen Erregung mehr oder weniger heftig schüttelte, schien ihm noch größeren Stress zu bereiten. Frau K. war selbst äußerst angespannt, psychisch und körperlich, sodass es kein Wunder war, dass sich diese Spannung auch auf Kevin übertrug und dieser noch lautstärker anfing zu weinen, als sie ihn zu beruhigen versuchte. Davon, Kevin durch Wiegen oder Trost, mit leiser Stimme und in sanftem Ton, und entspannenden Körperkontakt mit der Mutter zu beruhigen, war in dieser Situation keine Rede mehr. Zusätzlich versuchte Herr P. noch lauter zu sprechen oder fast zu schreien, um zu seiner Partnerin durchzudringen, die den weinenden Kevin auf dem Arm hatte. Er kommentierte, dass sie sich mit dem weinenden Kind vor ihm schütze, weil sie ihm nicht zuhören wolle. So entziehe sie sich jeder Diskussion und jeder guten Klärung von Konflikten. Frau K. betonte, dass sie überhaupt nichts klären könne, wenn er sie so anschreie, weil sie das nur in Angst und Panik versetze. Er antwortete daraufhin lautstark, dass sie eben nicht gewohnt sei, Kritik zu hören, geschweige denn, sich damit konstruktiv auseinanderzusetzen. Sie: »Von wegen konstruktiv, er ist destruktiv, verletzt mich, droht immer mit Trennung und hält sich alle Türen offen, wo ist da etwas Konstruktives?« Auf diese Art und Weise eskalierte der Streit und die aggressiven Beschuldigungen gingen zwischen den beiden hin und her – dazwischen ein brüllendes Baby. Kevin war in Panik, ganz außer sich – und beide Eltern waren in einer Situation, in der sie Kevin, auch emotional, nicht wahrzunehmen vermochten.

Ich war sehr erschrocken, fühlte mich hilflos, selbst überrannt von der Heftigkeit und der Lautstärke des Streits. »Stopp! Stopp!«, rief ich, um überhaupt wieder die Aufmerksamkeit der streitenden Eltern zu bekommen. Für einen Moment waren beide durch meinen Zwischenruf irritiert, um dann kurz Luft zu schnappen und gleich noch lautstärker fortzufahren. Ich stand auf, ging zum Vater und schaute ihm direkt in die Augen, hielt ihn an beiden Armen fest und sagte sehr konzentriert, sehr klar »Stopp!«; genauso ging ich zur Mutter, schaute sie an und sagte auch zu ihr klar »Stopp!«. Erst diese Intervention führte dazu, dass beide für einen Moment ruhig waren. Kevin brüllte immer noch wie am Spieß, und ich half jetzt der Mutter, dass sie sich ein bisschen auf Kevin einlassen und konzentrieren konnte, damit sie anfangen konnte, mit ihm zu sprechen. Als die Mutter jetzt mit ruhiger Stimme Kevin mit seinem Namen ansprach, ihn anschaute, aufstand und mit Wiegeschritten mit ihm durch den Raum ging, wurde Kevin allmählich ruhiger. Er wimmerte jetzt nur, sein ganzer Körper war noch sichtbar angespannt, er überstreckte seinen Oberkörper nach hinten, war verkrampft, als habe er alle negativen Energien des Streits der Eltern in sich aufgenommen und wisse sich keinen Rat mehr, wie er diese extreme Spannung loswerden sollte.

Ich sprach dann für Kevin: »Oh je, meine Güte, so ein Streit, ich habe Angst, ich weiß nicht, was hier zwischen meinen Eltern passiert, diese Lautstärke erschrickt mich zu Tode, da kann ich nur noch brüllen und bin ganz außer mir, weil ich Angst habe, dass meine Eltern aufeinander losgehen oder ich sogar meine Eltern verlieren könnte.« In dem Moment brach Frau K. in Tränen aus und berichtete, ihr Partner habe sie im letzten Streit so fest angepackt, dass sie anschließend am Arm blaue Flecken hatte. Das habe sie besonders getroffen und erschreckt, weil sie auch erlebt habe, dass ihr Vater sie als Schulkind öfters geohrfeigt habe. Er sei damals, wenn er zu viel Alkohol getrunken hatte, immer außer Rand und Band gewesen und habe die Mutter geschlagen und manchmal auch sie und ihre Geschwister. Sie sei so froh, dass Herr P. keinen Alkohol trinke und eigentlich ja ein liebenswerter und guter Mensch sei. Wenn er nicht so schreie oder gar gewalttätig sei, könnte das Leben mit ihm ja doch noch gut werden.

Es machte auf die Eltern großen Eindruck, als ich ihnen jetzt erklärte, wie Kevin die Spannung zwischen ihnen aufgenommen hatte und anschließend zur Spannungsabfuhr nur noch mit Weinen reagieren konnte. Das sei seine Art, sich zu steuern oder auch seinen Stress zu regulieren, erklärte ich den Eltern. Schließlich sei er der Interaktion zwischen den Eltern komplett ausgeliefert. Säuglinge seien wie Seismographen für die Spannungen zwischen den Eltern und gleichsam wie über imaginäre »innere Röhren« mit den Eltern verbunden. Stiegen der Stress und die Spannung bei den Eltern, nehme dies das Baby sofort auf, und sofort werde auch bei ihm die körperliche und psychische Spannung immer größer, bis es schließlich sein Weinen für die Abfuhr der Anspannung einsetze. Die Eltern hörten erstaunt und aufmerksam zu, waren ganz fasziniert davon, wie sich Kevin jetzt beruhigt hatte; die Mutter schaute mich an und meinte, dass sie ihn selten so schnell habe beruhigen können. Überhaupt sei ihnen meine Erklärung, dass streitende Eltern für ein Baby so viel Stress erzeugten, dass dieses vor Verzweiflung zum Schreien gebracht werden könne, vollkommen neu. Auf jeden Fall wurde ihnen klar, dass nicht Kevins Weinen das Problem war und ich nicht sein Schreien behandeln musste, sondern dass der lautstarke Streit und der Paarkonflikt zwischen den Eltern das Problem war. Eine bessere Demonstration hätte Kevin den Eltern gar nicht geben können, wie sehr deren Streit ihn aufregte und schließlich zum Weinen brachte.

Wir sprachen abschließend darüber, dass die Behandlung von Kevins Schreiproblematik darin bestünde, dass die Eltern mit einer Paarberatung oder Therapie anfingen, um möglichst rasch in ein ruhigeres Fahrwasser zu kommen, sodass sie durch ihren Streit die Entwicklung von Kevin nicht gefährdeten. Ich erklärte den Eltern noch, wie die Spiegelneuronen funktionieren: Wenn sie einander anbrüllten und schrien, bekäme Kevin Angst, dass seine Bindungspersonen sich gegenseitig verletzen könnten. Anspannung, Streit erzeuge bei Kevin in den neuronalen Netzwerken, den sogenannten Spiegelneuronen, eine ähnlich große Erregung und auch ähnliche Affekte, wie wenn er selber angeschrien würde. Es könne vorkommen, dass er sich dann mit den angstvollen, erschrockenen oder auch den wutverzerrten Gesichtern identifiziere und diese Gefühle verinnerliche. Gleichzeitig wisse er nicht genau, wo diese – jetzt wie eigene Gefühle erlebten – Spannungen herkämen; denn Kinder könnten in diesem Alter noch nicht zwischen eigenen und fremden Affekten, mit denen sie sich identifiziert hätten, differenzieren. Ich wies die Eltern nochmals darauf hin, dass sie es vermutlich aus eigenen, früheren Erfahrungen kennen würden, sich mit den Gefühlen von anderen, miteinander streitenden Menschen zu identifizieren, woraufhin die Mutter sofort berichtete, dass sie sich immer mit ihrer Mutter identifiziert habe, die vor ihrem Vater Angst gehabt habe. Irgendwie habe sie später in ihrem Leben festgestellt, dass sie auch einen jähzornigen Anteil habe, ähnlich wie ihr Vater. Vielleicht habe sie diesen von ihm nicht geerbt, wie man ihr immer gesagt habe, sondern vielleicht sei dieser dadurch entstanden, dass sie sich während der cholerischen Anfälle des Vaters mit dessen Wut und dessen heftigem Zorn identifiziert habe. Ich konnte ihre Überlegungen sehr gut nachvollziehen und sie nur bestätigen.

Die Eltern verließen etwas verwirrt und nachdenklich, aber auch erleichtert – mit der Telefonnummer der Paarberatungsstelle in der Hand – mein Sprechzimmer. Ich bat sie, mich am nächsten Tag anzurufen, um mir mitzuteilen, für wann sie dort einen Termin erhalten hätten. Ich war mir nicht sicher, ob sie wirklich die Möglichkeit der Paarberatung aufgreifen würden. Beide Eltern stimmten zunächst zu, dass sie Hilfe brauchten, um zu einem besseren Ergebnis in der Lösung ihrer Paarkonflikte zu kommen. Als die Mutter mich am nächsten Tag anrief und mir mitteilte, dass sie erst in vier Wochen einen Termin bekommen konnten, bot ich den Eltern an, sie könnten einmal in der Woche zu mir kommen, um sich mit mir über die Entwicklung von Kevin und auch über ihre eigene emotionale Beziehung auszutauschen; ich wäre gerne bereit, auf diese Weise mit ihnen die Zeit bis zum Beginn der Paartherapie zu überbrücken. Die Mutter war sehr dankbar für dieses Angebot, fragte nochmals nach, ob ich denn die Paartherapie nicht selbst machen könne, was ich leider verneinen musste, da ich selbst keine zeitlichen längerfristigen Valenzen hatte und annahm, dass die

Behandlung zur Lösung der Konflikte des Paares längere Zeit in Anspruch nehmen werde, sodass Erfahrungen aus der jeweils eigenen Lebensgeschichte verarbeitet werden konnten. Die Mutter war etwas enttäuscht, aber auch entlastet, weil sie jetzt einen Weg sah, wie es weitergehen konnte. Sie berichtete noch kurz, dass der Abend nach unserem Gespräch und dem großen Streit in meinem Sprechzimmer sehr friedlich verlaufen und Kevin zum ersten Mal ohne große längere Schreiphase am Abend ganz friedlich eingeschlafen sei. Sie hätten beide nochmals länger über den Streit gesprochen, jetzt aber in Ruhe, und seien selbst erschrocken gewesen, dass ihre Streitigkeiten und Auseinandersetzungen, die ja gar nicht so schlimm gemeint seien, wie sie oft abliefen, ihren kleinen Sohn so sehr gestresst haben könnten. Sie wollten alles tun, dass Kevin gesund aufwachse und nicht solche Erfahrungen mache, wie sie sie als Kind in ihrer eigenen Familie durch ihren jähzornigen Vater hatte erleben müssen.

Beispiel: Kleinkind mit der Erfahrung körperlicher Misshandlung bei Gewalt in der Elternbeziehung

Samuel war 18 Monate alt. Er besuchte die Kinderkrippe. Als die Erzieherin am Montagmorgen bei ihm die Windeln wechselte, stellte sie am Brustkorb und auch am Rücken »blaue Flecken« fest, die sie stutzig machten. Sie zeigte dies ihrer Kollegin, die ebenso verwundert war, und beide waren schließlich der Meinung, diese Flecken seien Blutergüsse und könnten auch ein Zeichen von körperlicher Gewalt sein. Daraufhin kamen beide Erzieherinnen mit Samuel in die Ambulanz der Kinderklinik, damit er untersucht würde. Man könne sich zwar so etwas wie körperliche Gewalt bei diesen netten Eltern gar nicht vorstellen, aber sicher sei sicher, betonten sie gegenüber der Assistenzärztin. Man benachrichtigte die Eltern, die kurze Zeit später in die Kinderklinik kamen. Sie waren betroffen von der Vorstellung, dass Samuel bei ihnen misshandelt worden sein könnte. Dennoch wurde Samuel stationär zur weiteren Diagnostik und Abklärung aufgenommen.

Im Elterngespräch mit Herrn und Frau L. erfuhr ich dann, dass Samuel das erste Kind dieser Eltern war. Die Schwangerschaft und auch die Geburt seien ganz normal verlaufen, die Mutter habe ihre Berufstätigkeit als Krankenschwester wieder aufgenommen, als Samuel sechs Monate alt gewesen sei. Man sei so froh, dass man diesen sehr guten Krippenplatz bekommen habe. Der Vater arbeite als Techniker in einem großen Betrieb. Beide Eltern wirkten sehr ausgeglichen und zufrieden. Es wäre einem im Erstgespräch nicht in den Sinn gekommen, dass diese Eltern ihr Kind misshandeln könnten. Sie berichteten auch, dass Samuel manchmal sehr »tollpatschig und kletterwütig« sei, er stürze dann mal hier und mal dort herunter, sodass er oftmals »blaue Flecken« habe.

Inzwischen wurde bei Samuel eine Röntgenaufnahme des Brustkorbes gemacht, um sicherzugehen, dass die »blauen Flecken am Brustkorb« nicht mit sonstigen inneren Schäden wie einer Rippenfraktur oder Ähnlichem im Zusammenhang standen. Die Gerichtsmedizinerin hatte Samuel inzwischen auch genau untersucht und dabei festgestellt, dass die blauen Flecken auf der linken Seite des Brustkorbes einer Serie von Fingerabdrücken glichen. Im Röntgenbild waren dann eine frische Rippenfraktur auf der linken sowie eine ältere Fraktur auf der rechten Brustseite zu erkennen. Die Eltern wurden von uns mit diesen Befunden konfrontiert. Beide waren darüber sehr erschrocken, woraufhin die Mutter in Tränen ausbrach und gestand, dass ihr Mann Samuel manchmal hart anfasse, wenn dieser solche schrecklichen Wutanfälle bekomme. Man könne sich diese als Außenstehender gar nicht vorstellen: Samuel brülle dann, wenn er etwas nicht bekomme, manchmal drei- oder viermal am Tag für circa eine halbe Stunde und sei dann völlig außer sich. Manchmal schlage er während des Wutanfalls mit dem Kopf auf den Boden; solch einen Zorn habe sie noch nie erlebt. Wenn Samuel einen solchen Wutanfall habe, nachdem ihr Mann gerade müde und »geschafft« von der Arbeit nach Hause gekommen sei, wisse dieser nicht damit umzugehen. An einem Samstagmorgen sei sie in der Stadt gewesen und habe noch für das Wochenende eingekauft. In dieser Zeit musste es wohl zu einem extremen Wutanfall gekommen sein, der für ihren Mann schrecklich gewesen sei. Er habe ihr auch davon berichtet, dass Samuel überhaupt nicht mehr zu beruhigen gewesen sei. Erst als er ihn von beiden Seiten an der Brust festgehalten habe, sei er schließlich wieder zu Sinnen gekommen. Dass dabei »etwas passiert sein könnte«, könne sie sich eigentlich nicht vorstellen, aber sie wolle es auch nicht völlig ausschließen; sie könne sich aber gar nicht vorstellen, dass ihr Mann ihr Kind misshandeln würde.

Ihr Mann warf ein, dass seine Frau ihm immer Vorwürfe mache, wie er mit dem kleinen Samuel umginge. Er mache ihr nichts recht, alles sei falsch, sie wolle, dass er Samuel absolut genauso wickle oder füttere, wie sie das mache. Seine Frau habe eine perfektionistische Seite, die ihn zur Weißglut treibe. Hier wurde im Gespräch auf meine Nachfragen schnell deutlich, dass er solch ein Verhalten von seiner Mutter kannte, die ihn bis heute kritisierte und abwertete. Abwertung erlebe er bei seiner Frau nicht, aber die kritische Haltung ihm gegenüber sowie die Tendenz, ihn zu korrigieren, seien ganz ähnlich. Es mache ihn rasend, wenn sie so mit ihm umgehe.

An jenem Samstag sei seine Frau in der Stadt gewesen; Samuel habe »ohne Ende gewütet«. Er habe schließlich ganz verzweifelt seine Frau auf dem Handy angerufen und sie habe ihm über das Telefon Anweisungen gegeben, wie er Samuel »gefälligst« zu behandeln habe. Diese »Befehle« seiner Frau hätten ihn total verrückt gemacht; er habe schließlich wutentbrannt den Telefonhörer aufgelegt und Samuel, der jetzt seinen Kopf vor Wut auf den Fußboden schlug, gepackt und ihn schließlich geschüttelt, um ihn »zur Vernunft« zu bringen. Das habe dann aber auch wirklich geholfen und Samuel sei aus diesem Zustand herausgekommen, habe ihn mit großen Augen angeschaut und schließlich aufgehört zu weinen. So wie seine Frau das mache, ihn stundenlang brüllend oder tobend herumzutragen oder neben dem weinenden Kind zu sitzen, das nicht einschlafen wolle, das könne er auf gar keinen Fall. Er habe einen viel zu stressigen Beruf, als dass er sich eine solche »Luxusbetreuung von Babys« leisten könne.

In einem weiteren Gespräch wurde deutlich, dass Herr L. sich immer von seiner Mutter abgelehnt gefühlt hatte, weil sie ihn so oft kritisiert hatte. Nach seinen Schilderungen war es eine Form von emotionaler Gewalt, wie sie mit ihm umgegangen war. Über seine Wut, seine Enttäuschung, die ihre ständige Kritik und Abwertung in ihm ausgelöst hatten, hatte er mit seiner Mutter nie sprechen können. Ähnliches, so sagte er, erlebe er jetzt in der Beziehung zu seiner Frau, die ihn zwar nicht so sehr abwerte, aber schon ihre Kritik an ihm und ihre Anweisungen, wie er etwas zu tun habe und was er nicht tun solle, machten ihn »wahnsinnig genug«.

Als Frau L. an jenem besagten Samstag nach Hause gekommen war, war es erneut zu einem Streit gekommen. Samuel war inzwischen eingeschlafen, wachte aber durch den Streit wieder auf. Frau L. hatte ihrem Mann wiederum vorgeworfen, dass er es eben nicht schaffe, ein Baby zu beruhigen, und sie ihn deswegen auch nicht mit Samuel alleine lassen könne. Am besten wäre es, wenn sie auszöge, da er ja sowieso keine große Hilfe sei. Die Androhung der Trennung hatte ihn, Herrn L., so verrückt gemacht, dass er seine Frau gepackt und sie ebenfalls geschüttelt hatte, während er sie dabei an beiden Armen festhielt, was für Frau L. extrem bedrohlich war. Sie habe daraufhin vollkommen hysterisch geschrien. Sie sei, so Frau L., in Panik gewesen, dass ihr Mann ihr jetzt noch mehr körperliche Gewalt antun würde. Über ihr Schreien sei schließlich Samuel aufgewacht; zunächst hätten sie ihn beide gar nicht gehört – sie seien so miteinander im Streit gewesen, dass sie dieses schreiende Baby jetzt nicht auch noch hätten gebrauchen können. In ihrer Verzweiflung habe sie, sagte Frau L., schließlich Samuel in den Kinderwagen gepackt, ihn zugedeckt und den Wagen auf den Balkon gestellt. In diesem Moment habe sie gar nicht mehr realisiert, dass draußen winterliche Temperaturen herrschten, denn Samuel sei eigentlich für eine solche Kälte nicht warm genug angezogen gewesen. Er habe dann draußen auf dem Balkon weiter geschrien und gejammert, während in der Wohnung der Streit zwischen Frau L. und Herrn L. lautstark weiterging. Herr L. berichtete, dass seine Frau ihn in solchen Situationen immer anspucke, was auch »nicht die feine Art sei« und ihn erst recht rasend mache. Aber noch schlimmer sei es, wenn sie ihn dann schließlich ignoriere und nicht mehr mit ihm spreche, weil ihn das sehr an seine Mutter erinnere. Diese konnte tagelang nicht mit ihm sprechen und ihn wie Luft behandeln, was für ihn das Allerschlimmste gewesen sei. Die Vorstellung bzw. die Drohung seiner Frau, sie würde sich von ihm trennen, ihn allein lassen, mache ihn wahnsinnig. Er wisse sich dann keinen Rat mehr, fühle sich hilflos, ohnmächtig, sei wie ein kleines Kind. Seine Frau ergänzte, dass er dann in einen Zustand verfalle, in dem er jammere und schließlich anfange Alkohol zu trinken. Sie hätten ja kaum Alkohol im Haus, aber in einer solchen Situation könne ihr Mann dann einen Whisky nach dem andern trinken, was ihn zwar beruhige, aber dann sei er in einem »noch gefühlsduseligeren Zustand« und für sie eigentlich ganz unberechenbar. Erst als sich der Streit der Eltern etwas beruhigt hatte, nachdem Herr L. Alkohol getrunken hatte und Frau L. ganz erschöpft war, realisierten beide, wie sie berichteten, dass der Kinderwagen mit ihrem Sohn immer noch auf dem Balkon stand. Inzwischen war Samuel vor lauter Erschöpfung – aber schon etwas ausgekühlt – eingeschlafen, sodass Frau L. erschrak, ihn schnell zudeckte und zusätzlich in eine warme Decke packte, um ihn wieder aufzuwärmen.

Das Gespräch machte deutlich, dass die Eskalation des Streits zwischen den Eltern dazu geführt haben konnte, dass Samuel weitere körperliche Gewalt erfahren hatte. Eine Untersuchung des Gehirns durch eine Kernspintomografie ergab glücklicherweise keinen Befund – die Befürchtung einer Hirnblutung bestätigte sich nicht –, so dass es bei den Verletzungen am Brustkorb blieb.

In einer ausführlichen Helferrunde wurde gemeinsam mit einer Mitarbeiterin des Jugendamtes besprochen, welche Hilfestellungen angezeigt seien und ob man Samuel in Obhut nehmen müsse, ob er möglicherweise in eine Pflegefamilie aufgenommen werden sollte. Die Eltern waren sehr motiviert und bereit, Hilfestellungen durch eine sozialpädagogische Familienhelferin, die künftig mehrmals in der

Woche zu ihnen nach Hause kommen sollte, anzunehmen; so sollten die Eltern speziell beim Umgang mit Samuels Wutanfällen unterstützt werden. Beide Eltern waren nicht in der Lage, Samuel während seiner Wutanfälle hilfreich und liebevoll zu begleiten, weil sie dies selbst als Kind nicht in ausreichender Form erlebt und erfahren hatten.

Auf diese Weise wurde es möglich, dass Samuel bei seinen Eltern bleiben konnte, aber mit engmaschiger Kontrolle und Unterstützung durch eine sozialpädagogische Familienhilfe. Die Eltern gingen auch zunächst, und das wurde vom Jugendamt überwacht, zu einer Paarberatung und machten schließlich eine Paartherapie. Bei einem Nachsorgetermin in meiner Sprechstunde mit den Eltern hörte ich, dass jeder von beiden inzwischen in eine Einzeltherapie gewechselt war, um die eigenen unverarbeiteten Geschichten und die »Geister aus der eigenen Kindheit« besser aufarbeiten zu können.

Das Beispiel zeigt, wie sehr die eigenen früheren Erlebnisse des Vaters – die emotionale Zurückweisung, die er in der Beziehung zu seiner Mutter erfahren hatte – bei ihm zu bleibenden Problemen geführt hatten, sodass er seine Wut ganz schlecht steuern konnte. Es zeigt zudem, wie die feinfühligen Fähigkeiten der Mutter durch die Erfahrungen in ihrer Ursprungsfamilie ebenso beeinträchtigt waren. Dank der Hilfestellungen von außen ist es diesen beiden motivierten, »netten Eltern« womöglich gelungen, einem Teufelskreis der Wiederholungen zu entkommen.

Störungen im Kontext außerfamiliärer Betreuung (Krippe, Tagesmutter)

Viele Eltern beschäftigt heute die Frage, wann der richtige Zeitpunkt gekommen ist, um ihr Kind in einer Krippe oder durch eine Tagesmutter »fremd« betreuen zu lassen. Dabei sollten ja die Personen, die durch die außerfamiliäre Betreuung zu den bisherigen Pflegepersonen in der Familie hinzukommen, nicht fremd bleiben, sondern mit der Zeit zu weiteren Bindungspersonen werden; nur so kann die miteinander geteilte Verantwortung für einen Säugling oder ein Kleinkind schließlich dazu führen, dass die Entwicklung des Kindes dadurch gefördert und nicht behindert oder sogar gefährdet wird. Welche Formen der Betreuung sind, je nach dem Alter des Kindes, gut, wie lässt sich eine ausreichend gute Krippenqualität beschreiben, woran erkennt man als Eltern diese gute Qualität, oder was sind Zeichen für eine schlechte Qualität, die das Kind gefährden könnte? All dies sind wichtige Fragen, über die sich die Eltern den Kopf zerbrechen, denn sie wollen für ihr Kind nur das Allerbeste, wenn sie wieder in den Beruf einsteigen und es durch fremde Personen erziehen lassen. Zur Information verweise ich auch auf die *Empfehlungen der Gesellschaft für Seelische Gesundheit in der Frühen Kindheit (GAIMH) zur Betreuung und Erziehung von Säuglingen und Kleinkindern in Krippen* mit dem Titel »Verantwortung für Kinder unter drei Jahren« (www.gaimh.org).

Manchmal ist es für Eltern gar nicht so einfach, sich von ihrem kleinen Kind zu trennen und es in fremde Hände zu geben, wie auch die Beispiele im Kapitel zu Trennungsproblemen in diesem Buch zeigen. Nicht immer sind Trennungsschwierigkeiten des Kindes die Ursache von Problemen bei der Eingewöhnung. Vielmehr sind die eigenen Erfahrungen der Eltern aus ihrer Kindheit immer mit aktiviert und können somit mehr oder weniger bewusst ihr Verhalten gegenüber ihrem Kind und damit auch dessen Verhalten beeinflussen. Wenn der Druck, der auf den Eltern lastet, durch einen schon bestehenden Termin für den Wiederbeginn der beruflichen Tätigkeit steigt, kann sich dies auf die Trennungssituation an der Krippentür auswirken. Und auch auf Seiten der Erzieherinnen wird das Verhalten von verschiedenen Faktoren geprägt: Auch deren Erlebnisse aus der Vergangenheit sind für die feinfühlige Arbeit als Erzieherin von Bedeutung und können zu Verstrickungen mit den Eltern und dem Baby führen. Hier braucht es jeweils dringend und frühzeitig Hilfe und Unterstützung durch Beratung und Psychotherapie, damit Eltern und Erzieherinnen im Umgang mit dem Säugling nicht Probleme der Vergangenheit wiederholen.

Beispiel: Gescheiterte Eingewöhnung in der Krippe

Die Eltern, Herr und Frau B., kontaktierten mich auf Anraten der Erzieherin, weil sie ganz verzweifelt darüber waren, dass auch der dritte Anlauf, Manuel in der Krippe einzugewöhnen, gescheitert war.

Manuel war ein 8 Monate alter Säugling, der jetzt dringend in der Krippe eingewöhnt werden sollte, weil die Mutter schon vor drei Wochen mit ihrer neuen beruflichen Tätigkeit hätte beginnen sollen. Sie musste den Beginn allerdings verschieben, weil es mit der Eingewöhnung von Manuel einfach nicht klappte.

Die Eltern kamen mit Manuel zum Erstgespräch. Sie waren beide sehr interessiert und motiviert und wollten wissen, was sie tun könnten, damit Manuel möglichst bald die Krippe besuchen könne. Gleich zu Beginn des Gesprächs betonten sie, dass der Besuch der Krippe absolut notwendig und wichtig sei, denn ansonsten würde ihnen – ohne die Berufstätigkeit der Frau – so viel Geld entgehen, dass sie ihr kleines Einfamilienhaus, dessen Bau sie mühsam und mit vielen Schulden zustande gebracht hätten, verkaufen müssten. Sie berichteten von einem insgesamt großen ökonomischen Druck, der auf der Familie laste, weshalb sie auf eine finanzierbare, gute Krippe angewiesen seien, um sich mit Manuel, ihrem ersten Kind, dennoch einen gewissen Wohlstand und ein Eigenheim leisten zu können.

Die Eltern berichteten weiter, dass sie beide ihren Beruf liebten und nie darüber nachgedacht hätten, diesen für eine längere Elternzeit aufzugeben. Der Vater hatte auch keine »Vätermonate« genommen; von der Geburt bis zum jetzigen Zeitpunkt hatte entsprechend allein die Mutter Manuel versorgt. Der Vater beschäftigte sich allerdings abends sehr viel mit Manuel, wickelte ihn dann und spielte mit ihm.

Die Mutter berichtete, dass sie aus einer sehr leistungsorientierten

Familie käme. Es sei immer wichtig gewesen, berufstätig zu sein und gute Leistungen zu erbringen, denn darauf könne man dann stolz sein. Ihre Eltern seien auch immer sehr stolz auf sie gewesen, wenn sie in der Schule erfolgreich gewesen sei. Sie habe sich allerdings immer vorgenommen, dass für sie selbst Beziehungen einen ebenso großen Stellenwert haben sollten wie Leistung; daher wolle sie auch die Eingewöhnung mit Manuel selbst durchführen und nicht ihrem Mann überlassen. Dieser habe gelegentlich mehr Zeit als sie, da er freiberuflich tätig sei. Er habe auch verschiedene Versuche gemacht, Manuel in die Krippe zu bringen. Das sei phasenweise auch viel einfacher verlaufen als bei ihr. Manuel habe sich leichter trennen können, da ihr Mann mit Trennungen kein Problem habe und auch Manuel leichter in der Krippe zurückzulassen konnte. Ihr falle dies erheblich schwerer, manchmal sei es für sie einfach, von Manuel fortzugehen, an anderen Tagen sei sie ganz verzweifelt und hin- und hergerissen, könne dann selbst nicht weggehen. Sie befürchte immer, dass er alleine, ohne sie, viel weinen müsse und ganz verzweifelt sei. Diese Vorstellung halte sie kaum aus, allein der Gedanke mache sie ganz unglücklich. Eigentlich könne sie noch länger zu Hause bleiben und mit ihrem Arbeitgeber besprechen, dass sie erst im zweiten Lebensjahr von Manuel wieder in den Beruf einsteigen wolle. Gleichzeitig locke sie aber die Möglichkeit einer beruflich erfolgreichen Tätigkeit und somit einer Form der Anerkennung, wie sie sie von ihren Eltern und all die Jahre im Beruf bekommen habe. »Man muss ja schließlich auch stolz auf sich sein können!« Zu Hause zu sein und Manuel zu versorgen sei zwar eine »nette Beschäftigung«, aber nichts, was ihrem Ego und ihrem Selbstwertgefühl guttue. Ihr Mann denke nicht einmal darüber nach, zu Hause zu bleiben; für ihn sei vollkommen klar, dass er beruflich unterwegs sei und seine selbständige Tätigkeit weiter ausbaue, um auch finanziell für die Familie besser sorgen zu können. Dies sei alles auch wichtig, da man im Leben ja auch weiterkommen wolle.

Die Eingewöhnungssituation schilderte mir Frau B. so, dass es in der Krippe eine sehr nette Erzieherin gab, Melanie, mit der sie sich am besten verstehe. Melanie sei immer sehr auf sie eingegangen und habe ihr geholfen, wenn sie sich von Manuel trennen musste. Da die Eingewöhnung aber während der letzten Wochen oft von verschiedenen Krippenerzieherinnen begleitet wurde, habe sie darauf gar keinen Einfluss, wer morgens an der Krippentür auf sie warte und mit wem sie dann die schwierige Trennungssituation bewältigen müsse. Manuel sei oft zu Hause schon nörglerisch, weil er wisse, dass es wieder in die Krippe ginge. Er sträube sich dann schon beim Anziehen und noch mehr, wenn sie mit dem Auto in Richtung Krippe führen. Er wolle schließlich gar nicht in die Krippe hineingehen. Sie nehme ihn deswegen immer beherzt auf den Arm und trage ihn in die Krippe, doch mit dem Ausziehen des Anoraks und der Schuhe beginne der Kampf. Wenn Melanie da sei, könne sie sich Zeit lassen, diese setze sich neben Manuel, spreche ganz liebevoll mit ihm, nehme ihn vielleicht auch auf den Arm und trage ihn dann in die Krippe, wobei sie mitkommen und dabei sein dürfe. An anderen Tagen, bei einer anderen Krippenerzieherin, sei dies aber nicht möglich. Eine andere Erzieherin würde Manuel manchmal auch sehr forsch anfahren und ihn zwar auch auf den Arm nehmen, ihr dabei aber signalisieren, dass sie jetzt doch gefälligst rasch gehen solle, damit die Trennung möglich sei. So rasch zu gehen sei aber für sie ganz schrecklich; sie habe dann manchmal vor lauter Anspannung ganz vergessen, Manuel Tschüss zu sagen, habe ihm nicht einmal zum Abschied einen Kuss geben können, denn sie habe dann unter dem Druck der Erzieherin Hals über Kopf die Krippe verlassen und habe dann vollkommen verwirrt draußen vor der Tür gestanden und nicht gewusst, was sie jetzt tun solle. Ein Teil von ihr habe dann wieder in die Krippe zurücklaufen und ihr Kind mitnehmen wollen, um mit ihm zurück nach Hause zu fahren; ein anderer Teil habe ihr deutlich signalisiert, dass es verrückt sei, jetzt ein solches Theater zu machen, und dass sie sich nicht so anstellen solle, sie sei wahrscheinlich das größere Problem und nicht Manuel. Wenn sie dann aber noch länger gelauscht und womöglich Manuels herzzerreißendes Weinen vernommen habe, sei sie noch mehr in Stress geraten und verwirrt gewesen. Einige Male sei sie dann tatsächlich in die Krippe zurückgekehrt, habe der Erzieherin Manuel vom Arm genommen und sei mit dem weinenden Kind aus der Krippe gelaufen. Einmal habe sie dabei vor lauter Verwirrung sogar dessen Schuhe und Anorak vergessen. An anderen Tagen sei sie ins Auto gesprungen und einfach schnell davongefahren. Einmal sei sie sogar über eine rote Ampel gefahren und habe Glück gehabt, dass nichts Schlimmeres passiert sei, so verwirrt sei sie gewesen. Auf meinen Hinweis, dass da offensichtlich »zwei Seelen in ihrer Brust wohnten«, die miteinander im Streit lägen, fing sie an zu weinen und sagte: »Ja, genauso ist es.« Sie wisse nicht ein noch aus: Während der Kopf sage, dass Manuel jetzt unbedingt in die Krippe gehen müsse, damit sie wieder in den Beruf einsteigen könne, sage ihr Herz, dass er zu Hause bleiben solle. Das sei doch verrückt.

Herr B. kommentierte, dass seine Frau eigentlich früher mit Trennungen gar keine Schwierigkeiten gehabt habe, aber seit das Kind da sei, verhalte sie sich jetzt manchmal gefühlsmäßig schon sehr extrem, auch ihm gegenüber. So sei es früher gar kein Problem gewesen, wenn er mehrere Tage geschäftlich unterwegs gewesen sei, seine Frau habe dann ihre eigenen Dinge unternommen und auch nie gejammert, dass er nicht zu Hause sei. Jetzt vermisse sie ihn oft sehr, sei dann für sein Gefühl »klammrig« und rufe öfters sogar tagsüber bei ihm an. Manchmal reagiere er deswegen sehr genervt; er könne ja verstehen, dass das Leben jetzt – mit der Verantwortung für Manuel – anders sei und sie wissen möchte, wo er unterwegs und wann er erreichbar sei, aber gleichzeitig sei Manuel doch gesund und wachse in normalen Verhältnissen auf – warum dann diese Telefonanrufe, die er als Kontrolle und nicht als Fürsorge erlebe?

Im weiteren Gespräch konnten wir klären, dass Manuel tatsächlich jetzt in die Krippe gehen solle, und wir überlegten, wie die Eingewöhnung ablaufen könnte, damit es kein erneutes Scheitern gäbe.

Da es offensichtlich eine Trennungsproblematik gab, wollte ich zunächst einmal mehr über die Bindungsgeschichte der beiden Eltern erfahren. Ich führte mit Herrn und Frau B. ein Bindungsinterview durch. In diesem stellte sich heraus, dass Frau B. bindungsambivalent gebunden war, mit erheblichen Erfahrungen von emotionaler Bedrohung, vor allen Dingen durch emotionale Ablehnung, den Leistungsdruck und die Anforderungen, deren Erfüllung sozusagen die Voraussetzung für die Liebe ihrer Eltern gewesen war. Nur wer gute Schulnoten und Leistungen erreichte, hatte ein Anrecht darauf, von den Eltern akzeptiert, gemocht und geliebt zu werden. Offensichtlich waren ihre Eltern manchmal gut mit ihr im Kontakt und waren auf ihre Signale eingegangen, und zwar besonders dann, wenn sie »brav und angepasst« war und ihre Leistungen in der Schule gut waren. An anderen Tagen erlebte sie die Eltern – besonders die Mutter – aber auch als kritisch, ablehnend und emotional zurückgezogen, sodass sie eine ambivalente Bindung zu ihrer Mutter entwickelt hatte.

Herr B. dagegen war in seinem Interview bindungsvermeidend. Er hatte viel Ablehnung und Zurückweisung von seinen Eltern erfahren und kannte das Leistungsthema ebenso wie seine Frau. Über ein gemeinsames ehrgeiziges berufliches Projekt hatten die beiden sich kennengelernt, und dies war ein Thema, bei dem sie sich gut verstanden und ergänzten. Mit Manuel ging es jetzt aber um Gefühle und Nähe, sodass bei beiden Eltern die Bindungsthematik aktuell wurde. Beide hatten im eigentlichen Sinne keine traumatischen Erfahrungen gemacht, aber das Thema »Liebe durch Leistungserfüllung« hatte für sie über viele Jahre in ihren Ursprungsfamilien für größere emotionale Stresssituationen gesorgt.

Es zeigte sich, dass Frau B. in dieser Problematik sehr verhaftet war. Auf der einen Seite wollte sie jetzt rasch wieder berufstätig sein, um ihr Selbstwertgefühl durch Bestätigung im Beruf und das Erbringen von Leistungen zu stabilisieren, auf der anderen Seite wollte sie aber auch bei Manuel sein und ihm eine gute emotionale Entwicklung ermöglichen. Das brachte sie zunehmend in einen Konflikt, zumal sich in der Trennungssituation an der Krippentür ihre eigene Bindungsambivalenz zeigte: Sie suchte einerseits Nähe und wollte bei Manuel bleiben, wollte ihn aber andererseits abgeben und davonlaufen. Manuel spürte wahrscheinlich die hoch ambivalenten Gefühle seiner Mutter, die zwischen »Komm her« und »Geh weg« wechselten. Sein Bindungssystem wurde mit jeder »Geh weg!«-Botschaft erneut aktiviert, sodass eine Trennung sowohl von Seiten Manuels als auch von Seiten der Mutter sehr schwer zu realisieren war.

Ich sagte den Eltern, dass ich bereit sei, mit der Erzieherin Melanie darüber zu sprechen, wie die Eingewöhnung von Manuel in der Krippe ablaufen könnte. Ich erklärte ihnen, wie die Eingewöhnung bindungsorientiert gestaltet werden könnte: Jeweils eine Erzieherin sollte an der Krippentür auf Manuel warten, möglichst immer die gleiche, damit Manuel erst einmal eine weitere sichere Bindungsbeziehung zu einer Erzieherin in der Krippe aufbauen könnte. Am ehesten schien dies noch mit Melanie möglich zu sein, da die Mutter zu dieser Erzieherin am meisten Vertrauen gefasst hatte und die bisherigen Eingewöhnungsversuche mit ihr am besten verlaufen waren. Der ständige Wechsel von Erzieherinnen, die morgens an der Krippentür standen, hatte für Manuel – und seine Mutter – großen Stress bedeutet, da er auf diese Weise – zumindest bisher – keine weitere sichere Bindungsbeziehung in der Krippe hatte aufbauen können. Die Mutter war mit dem Vorschlag einverstanden, Melanie mit einzubeziehen, und konnte sich die Eingewöhnung noch am ehesten mit ihr vorstellen.

Mein Anruf in der Krippe wurde zunächst nicht sehr positiv aufgenommen, sondern eher als Kontrolle und Einmischung erlebt. Als ich jedoch die Leiterin von unserem Vorhaben überzeugt hatte, war es mir möglich, mit Melanie die einzelnen Schritte der Eingewöhnung zu überlegen. Es war wichtig, dass Manuel morgens immer Melanie an der Krippentür vorfand, bis mit ihr eine weitere sichere Bindungsbeziehung aufgebaut war. Dabei erläuterte ich Melanie nochmals, dass sie feinfühlig auf die Signale von Manuel eingehen müsse, damit er nicht erneut eine schwierige Erfahrung machen würde. Hierbei war mir wichtig, dass Melanie zunächst Phasen einlegte, in denen sie in aller Ruhe gemeinsam mit der Mutter mit Manuel spielte. Später sollte versucht werden, ob sich Manuel von Melanie füttern, auf den Arm nehmen oder auch schon trösten ließ. Erst wenn all diese kleinen pflegerischen Tätigkeiten, einschließlich Windeln wechseln, von Melanie im Beisein der Mutter durchgeführt, von Manuel toleriert würden, ohne dass er protestierte oder Zeichen von Stress zeigte, wäre es möglich, den Versuch zu unternehmen, dass die Mutter kurz aus dem Raum ginge und sich von Manuel trennen würde. Sollte Manuel anfangen lautstark zu weinen, müsse die Mutter sofort wieder zurückkommen und ihn trösten. Sobald er sich beruhigt habe, könne ein erneuter Versuch einer kleinen Trennung erfolgen. Wichtig sei, dass Manuel folgende Erfahrung mache: Wann immer ich die Trennung und das Alleinsein nicht aushalte, kann ich mich absolut darauf verlassen, dass meine Mutter sofort wieder zurückkommt und mich nicht alleine in der Krippe zurücklässt. Aus diesem Grunde dürfte sich die Mutter anfangs nicht weit entfernen, müsse vielmehr im Foyer oder in einem Nebenraum in der Krippe warten, um zu hören, wie Manuel auf die anfänglichen Trennungssituationen reagiere. Ich erklärte den Eltern und auch Melanie, die zum nächsten Elterngespräch mitkam, die Theorie des Stresstoleranzfensters und wies darauf hin, dass Manuel noch keine sichere Bindung zu Melanie aufgebaut habe. Es sei nun wichtig, dass diese zunächst einmal lerne, Manuels Signale zu erkennen, feinfühlig darauf zu reagieren und erste Erfahrungen darin zu sammeln, im Beisein der Mutter den Stress von Manuel zu regulieren.

Alle Beteiligten konnten meine Erläuterungen gut nachvollziehen, sodass die Mutter bereit war, jetzt mit Melanie die Eingewöhnung erneut zu probieren. Wir verabredeten, dass Frau B. mich ihrerseits täglich anrufen sollte, um mir zu berichten, wie sie die Eingewöhnung und die Trennungssituation erlebe. Es war klar, dass es einer intensiven Begleitung und Unterstützung der Mutter bedurfte, damit diese die Trennungssituation ihrerseits – angesichts ihrer ambivalent-unsicheren Bindungshaltung – bewältigen konnte. Die Mutter war über dieses Angebot sehr erleichtert, da sie selbst davon überzeugt war, dass ein Teil der Trennungsschwierigkeiten mit ihr zu tun hatte. Wir verabredeten, dass die Mutter mich sogar morgens während der Wartezeit anrufen konnte, wenn sie Manuel in die Krippe gebracht hatte und ein erster Trennungsversuch unternommen wurde. So telefonierte ich mit der Mutter, während Manuel bei der Erzieherin Melanie war, und sprach mit Frau B. über ihre Gefühle und ihr Erleben.

Nachdem mit der Eingewöhnung begonnen war, führte ich sehr eindrückliche Telefongespräche mit der Mutter. Sie hatte große Sorgen und Ängste, dass Manuel etwas passieren könnte, dass er abgelehnt würde, dass er »nicht gut genug sei«. Es wurde sichtbar, wie sehr sie ihre eigene emotionale Erfahrung, abgelehnt worden zu sein, wenn sie nicht ausreichend gute Leistungen erreicht und die Wünsche und Erwartungen der Eltern nicht erfüllt hatte, jetzt in der Krippen-Trennungssituation auf Manuel projizierte. Wir besprachen dies am Telefon und die Mutter konnte meine Überlegungen dazu zunächst annähernd nachvollziehen. In einem weiteren ambulanten Therapiegespräch mit ihr zeigte sich, wie sehr sie unter diesen frühen Erfahrungen der emotionalen Ablehnung und des Leistungsdrucks gelitten hatte. Mehr und mehr entwickelte sich der Gedanke, dass Frau B. eine Therapie für sich machen könnte, um die eigenen Anteile bzw. Erfahrungen zu verarbeiten, die ihr bei der Eingewöhnung von Manuel im Wege gestanden hatten bzw. die bei ihr wieder wachgerufen worden waren. Da Melanie eine sehr feinfühlige Erzieherin war, konnte Manuel relativ rasch eine sichere emotionale Bindungsbeziehung zu ihr aufbauen und zunehmend besser mit ihr spielen. Er ließ sich sogar schließlich von ihr zum Schlafen niederlegen, weil er wusste, dass die Mutter in der Nähe war. Erst als dies einigermaßen gelang, begannen Melanie und die Mutter mit ersten kürzeren Trennungen. Die Erzieherin half der Mutter, sich zu verabschieden und dann den Raum zu verlassen. Manuel winkte ihr noch nach und tolerierte die Trennung inzwischen auf dem Arm von Melanie ganz gut. Als die Mutter dann mit mir aus einem Nebenzimmer in der Krippe telefonierte, war sie sehr froh darüber, dass Manuel es schon auf dem Arm von Melanie aushielt, von ihr getrennt zu sein. Durch die emotionale Unterstützung der Mutter war auch ihre Ambivalenz in der Trennungs- und Abschiedsphase von Manuel geringer.

Vermutlich war ihre Art, sich zu verabschieden, jetzt viel eindeutiger, als dies früher möglich gewesen war. Die Trennungszeiten konnten zunehmend verlängert werden; die Mutter machte jetzt schon Spaziergänge außerhalb der Krippe; sie telefonierte weiterhin früh morgens mit mir und berichtete von der Art und Weise der Trennung. Sie wurde auch zunehmend differenzierter in der Selbstreflexion über ihre eigenen Gefühle und Gedanken, sodass auch ihre Motivation wuchs, eine Therapie zu beginnen, um solche Wiederholungen aus ihrer eigenen Kindheitsgeschichte in Zukunft zu vermeiden.

Obwohl alles darauf hindeutete, dass Manuel zunehmend längere Zeiten der Trennung verkraftete, und es ausreichte, dass die Mutter nur telefonisch für Melanie erreichbar war, hatte sie mit ihrer beruflichen Tätigkeit noch nicht begonnen, um im Notfall auch wirklich erreichbar zu sein und rasch in die Krippe kommen zu können. Sie nutzte diese freie Zeit jetzt, um Vorgespräche für eine ambulante Therapie zu führen. Sie verhandelte auch noch einmal mit ihrem Arbeitgeber, dass sie statt einer Vollzeitstelle zunächst mit einer Fünfzig-Prozent-Stelle beginnen sollte, um einerseits mehr Zeit für Manuel und andererseits auch noch mehr Zeit für eine eigene Therapie zu haben. So blieb Manuel an einigen Tagen halbtags in der Krippe, an anderen Tagen bis in die Nachmittagsstunden. Dies gab der Mutter viel Freiraum für sich und ihre Therapie.

Letztendlich war durch diese Form der Begleitung und bindungsorientierten Unterstützung sowohl der Eltern als auch von Manuel und Melanie eine schwierige, zuvor dreimal gescheiterte Eingewöhnungssituation geglückt. Die Bindung, die sich zwischen Melanie und Manuel entwickelte, konnte, soweit zu beobachten war, als sicher bezeichnet werden. Auch die Bindungsbeziehung zwischen Manuel und Frau B. war nicht mehr so ambivalent, sondern viel klarer und von mehr Feinfühligkeit und emotionaler Reaktion geprägt. Auch der Vater war entlastet, weil seine Frau ihm jetzt während seiner Dienstreisen nicht mehr so ängstlich und vorwurfsvoll hinterhertelefonierte. Wenn sie ihn anrief, berichtete sie jetzt eher erfreut von den Erlebnissen mit

Manuel und ihrer eigenen Berufstätigkeit, d. h. auch die Partnerschaft schien von der bindungsorientierten Eingewöhnung von Manuel profitiert zu haben. Die Mutter war sehr dankbar, weil sie durch die Eingewöhnung etwas über ihre eigene Kindheit erfahren hatte und jetzt die Möglichkeit für sich in Anspruch nahm, an diesen frühen eigenen Erfahrungen aus ihrer Kindheit in Form einer eigenen Psychotherapie zu arbeiten.

Dieses Beispiel macht deutlich, wie die eigenen Erfahrungen mit emotionaler Überforderung – sowohl in der Geschichte der Mutter als auch des Vaters – zu einer schwierigen Eingewöhnungssituation des Kindes in der Krippe führen können. Auch die problematische Organisation der Krippe – mit ständig wechselnden für die Eingewöhnung zuständigen Erzieherinnen – war nicht dazu angetan, die Entwicklung einer Bindung quasi an der Krippentür zu fördern. Das Beispiel zeigt auch, dass Krisensituationen dazu angetan sind – wenn sie bindungsorientiert unterstützt und begleitet werden –, in eine Weiterentwicklung und einen Neuanfang sowohl für Mutter und Vater als auch für das Kind zu führen.

Beispiel: Säugling in der Betreuung durch eine Tagesmutter

Paulina war schon ein ganzes Jahr bei ihrer geliebten Tagesmutter Doro. Alles schien wunderbar und unproblematisch zu sein. Jetzt kam eine Hiobsbotschaft: Doro war erkrankt und musste dringend – von heute auf morgen – in einer Klinik operiert werden. Alle von ihr betreuten Kinder wurden kurzfristig von den Eltern bei den Großeltern oder anderen Tagesmüttern untergebracht. Die Eltern stimmten sich untereinander ab und machten sich große Sorgen um Doro. Paulina wurde zunächst von den Großeltern versorgt, die auf die Nachricht von Doros Erkrankung hin sofort angereist waren; doch nach 14 Tagen mussten sie wieder zurückfahren. Die Mutter hatte inzwischen eine Babysitterin organisiert, die Paulina stundenweise bei ihnen zu Hause betreute;

zudem hatte sie arrangiert, dass sie vorübergehend ihre Arbeitszeit verkürzen konnte, um so die Zeit zu überbrücken, bis Doro wieder genesen war. Dies verzögerte sich allerdings, weil Doro nach ihrer Operation in eine Rehabilitationsklinik musste. Als die Kinder nach acht Wochen zum ersten Mal wieder bei Doro aufgenommen werden konnten, waren alle sehr froh und erleichtert, diese Krisenzeit überstanden zu haben. Umso erstaunlicher war es, dass Paulina zunächst vollkommen irritiert, abweisend bis gelangweilt auf Doro reagierte, gar nicht auf sie zulief, und das, obwohl Doro sich riesig freute, alle Kinder – so auch Paulina – wieder in die Arme schließen zu können. Sie liebte die ihr anvertrauten Kinder und war mit großer Leidenschaft Tagesmutter. Nicht nur Paulina, auch andere Kinder zeigten ähnliche Reaktionen. Paulina lief einerseits auf Doro zu, ließ sich dann etwas schlaff auf den Arm nehmen; kaum war sie auf dem Arm, begann sie zu weinen, quengelte, wand sich aus Doros Armen, wollte auf dem Boden abgesetzt, dann wieder hochgenommen werden – es schien so, als wüsste sie nicht, was sie wollte: Auf dem Arm von Doro war sie nicht glücklich, aber ohne Doro auch nicht richtig. Dann wollte sie wieder auf den Arm ihrer Mutter. Paulina schien geradezu innerlich zerrissen zu sein zwischen allen Gefühlen von Angst, Wut, Ärger, ja ihre ganze Wut und Enttäuschung, dass Doro längere Zeit weg gewesen war, schien sich jetzt in einer Wiederannäherungskrise mit ihr zu entladen, wie sie von Mahler beschrieben wurde (Mahler et al. 1978).

Voller Verzweiflung rief mich die Mutter an und bat um einen Rat, weil sie sich das Verhalten von Paulina gar nicht erklären konnte. Immerhin sei Paulina doch ein ganzes Jahr bei Doro in der Tagespflege gewesen, man habe am Anfang zwar eine Eingewöhnung durchgeführt und dabei ähnliche Verhaltensweisen von Paulina schon einmal gesehen, aber sie kenne doch Doro jetzt schon so lange, warum verhalte sie sich so »zickig«, ablehnend, provozierend, ja man verstehe ihr ganzes Unglück nicht, sie solle doch froh sein, dass Doro wieder da sei und alles wie zuvor weitergehen könne. Auf Nachfragen berichtete mir die Mutter, dass Doro sich schon verändert habe, sie sehe äußerlich etwas anders aus, was mit den Behandlungen zusammenhänge, sie habe jetzt auch einen Kurzhaarschnitt, weil sie wegen der Chemotherapie alle Haare verloren hatte. Alle Eltern fanden, dass ihr dies ganz gut stehe, keiner hatte aber bedacht, dass die Kinder hierdurch irritiert sein könnten, die jetzt eine veränderte Doro vorfanden. Die kurze Adaptationsphase, um sich an das neue Gesicht von Doro zu gewöhnen, war für die Eltern keine große Leistung, sehr wohl aber für die Kinder. Sie hörten und erkannten vielleicht Doros Stimme, aber das Gesicht passte überhaupt nicht dazu, sodass sie wegen der fehlenden Kongruenz mit dem inneren Bild, das sie bisher von Doro abgespeichert hatten, durcheinander waren und dies entsprechend in ihrem Verhalten zum Ausdruck brachten. Ich erklärte der Mutter, wie bedeutungsvoll und wichtig es für Babys und Kleinkinder sei, dass sie ihre inneren Bilder mit dem, was sie sahen und vorfanden, abgleichen und in Zusammenhang bringen konnten. Abweichungen hiervon könnten Angst und Verwirrung und daher auch wieder mehr Suche nach Nähe bei der Hauptbindungsperson auslösen.

Die Mutter konnte dies bestätigen. Paulina konnte sich jetzt nur ganz schlecht von ihr trennen, klammerte, wollte immer wieder auf den Arm genommen werden und auch nicht so einfach bei Doro bleiben. Die Mutter erinnerte sich jetzt auch, dass ihr Mann sich einmal seinen Vollbart abrasiert hatte. Paulina habe damals, im Alter von einem Jahr, vollkommen erschreckt und verängstigt darauf reagiert, weil sie ihren Vater womöglich zunächst gar nicht wiedererkannt habe, und alle hätten sich darüber amüsiert, dass sich Paulina damals vor ihrem eigenen Vater zu fürchten schien, nur weil dieser ohne Bart so verändert ausgesehen habe. Als ich jetzt die Bedeutung der Kongruenz ansprach, konnte die Mutter dieses Beispiel auf den neuen Kontext anwenden.

Wir besprachen, dass die Mutter mit Paulina erneut eine Eingewöhnung bei Doro durchführen sollte, d. h. sie sollte so tun, als sei es neu für Paulina, bei Doro zu bleiben. Die Mutter sollte sich – wenn irgend möglich – nochmals einige Tage freinehmen, um erst einmal wieder zusammen mit Paulina bei Doro zu sein, zu spielen, zu reden und Paulina eine Chance zu geben, an die früheren Bindungserfahrungen mit Doro wieder anzuknüpfen. Wir telefonierten in den folgenden Tagen mehrfach miteinander, und die Mutter berichtete, dass es eigentlich mit jedem Tag leichter ginge und Paulina relativ rasch jetzt wieder Vertrauen zu Doro fasste, dass alle drei miteinander großen Spaß hätten und Doro es auch sehr genieße, dass sie als Mutter noch länger bei Paulina blieb; manche Mütter könnten es sich aufgrund ihrer beruflichen Situation nicht leisten, sich diese Zeit zu nehmen. Nach 14 Tagen war Paulina wieder so gut bei Doro »angekommen«, dass die Mutter jetzt in immer kürzeren Zeitabständen für längere Zeit die Wohnung der Tagesmutter verlassen konnte. Die Trennungszeiten wurden ausgedehnt und nach drei Wochen war die Eingewöhnungsphase so stabil bewältigt, dass die Mutter wieder unbesorgt zu ihrer Arbeit zurückkehren konnte.

Dieses Beispiel zeigt, wie auch nach einer bereits erfolgreichen Eingewöhnung bei der Tagesmutter das Bindungssystem des Kindes aktiviert wird, weil es zunächst die abrupte Trennung nicht verkraftet und so großen Stress erlebt. Das Kind hatte von einem Augenblick auf den anderen eine weitere wichtige Bindungsperson, ihre Tagesmutter Doro, »verloren«, denn für den Säugling war es ja nicht nachvollziehbar, wohin Doro verschwunden war und ob sie jemals wiederkäme. Die folgende Zeit war dann zusätzlich stressvoll gewesen, weil das Betreuungssetting sich ständig geändert hatte: zunächst die Großeltern, dann eine Babysitterin und zwischendurch auch noch weitere Bindungspersonen. Paulinas Bindungssystem, das aufgrund der Beschreibung der Mutter als sicher angenommen werden konnte, hatte sich vermutlich in Richtung unsicher-ambivalent verändert, was sich in der Wiederannäherung an Doro zeigte. Erst durch eine erneute Eingewöhnungsphase, die kürzer war als bei der ersten Eingewöhnung, konnte Paulina an die sicheren Bindungserfahrungen mit Doro anknüpfen und zu einer emotionalen Sicherheit mit ihrer Tagesmutter zurückkehren. Der Erstkontakt war vielleicht zusätzlich dadurch kompliziert gewesen, dass Doro durch ihre neue Kurzhaarfrisur für Paulina so verändert ausgesehen hatte. Paulina musste sich also erst einmal wieder neu adaptieren und auf diese »neue Doro« nach erneuter Eingewöhnung einlassen. Dabei konnte sie – durch die feinfühlige Hilfe ihrer Mutter – zweifelsohne an die früheren emotionalen Erfahrungen mit Doro anknüpfen, war ihr doch Doros Stimme sehr vertraut gewesen.

Geschwisterrivalität

Wenn ein Säugling in den ersten zwei Lebensjahren eine sichere Bindung zu seiner Hauptbindungsperson aufgebaut hat, so ist es sehr irritierend für ihn, wenn ein Geschwisterkind geboren wird. Die Mutter wird sich jetzt automatisch diesem Säugling intensiver zuwenden; sie ist schon während der letzten Wochen der Schwangerschaft sehr mit den Vorbereitungen für die Geburt beschäftigt und auch emotional wird sie sich mehr und mehr auf das Baby und die Geburt einstellen. Zwangsläufig erlebt das Kleinkind, dass Vater und Mutter emotional weniger für seine Signale und Bedürfnisse verfügbar sind, dass sich das neue Baby vielmehr schon jetzt, obwohl es noch gar nicht geboren ist, ganz in den Vordergrund schiebt und sich die Aufmerksamkeit und die emotionale Verfügbarkeit der Eltern vor allem auf es richten. Emotional nicht mehr so wahrgenommen zu werden ist schmerzvoll und erzeugt Wut, aber auch die Angst, die Eltern könnten sich von dem Kind abwenden und es nicht mehr so sehr lieben wie zuvor. Es entsteht das Gefühl, von der Bindungsperson getrennt zu sein. Dadurch wird das Bindungsbedürfnis noch mehr aktiviert. Aus diesem Grunde wird es auch nachvollziehbar, dass das Kleinkind dann mehr nach der Mutter sucht, mehr Körperkontakt einfordert, in der Wahrnehmung der Mutter mehr »klammert«. Hier ist für das ältere Geschwisterkind eine Hilfestellung erforderlich, insbesondere nachdem das Baby geboren ist. Indem der Vater sich dann mehr um das Erstgeborene kümmert, sodass die Mutter sich ganz auf die Entwicklung der Bindung zum Säugling konzentrieren kann, wird der seelische Schmerz etwas gemildert. Es ist wichtig, dass aber auch die Mutter sehr bewusst und geplant Zeit mit dem Kleinkind verbringt. Diese Zeit muss ungeteilt sein, d.h. sie muss nach Möglichkeit Freiräume – örtlich und zeitlich – suchen, um mit dem Kleinkind in Kontakt sein zu können, ohne gleichzeitig den Säugling auf dem Arm zu haben. Nur so wird es ihr möglich sein, die bindungssichere Beziehung zu ihrem Erstgeborenen aufrechtzuerhalten und nicht gleichzeitig Gefahr zu laufen, dass sich daraus eine unsichere Bindung entwickelt. Es besteht nämlich die Gefahr, dass die Mutter den Spagat nicht schafft, einerseits nach dem Säugling schauen und diesen primär versorgen zu müssen und sich andererseits dem Kleinkind zuwenden zu sollen; sie wird dann manchmal mit dem Kleinkind feinfühlig bindungsorientiert umgehen, in andern Situationen aber eher wieder die Signale ignorieren oder gar zurückweisen, um z.B. dem Weinen des Säuglings gerecht zu werden. Aus dieser Art der Interaktion, in welcher die Mutter teils Nähe zulässt und emotional verfügbar ist, aber manchmal trotz der Nähe gleichzeitig die Wünsche und Bedürfnisse des Kleinkindes zurückweist oder nur körperlich anwesend, emotional aber bei dem Säugling ist, kann sich beim Kleinkind ein unsicheres inneres Arbeitsmodell von Bindung entwickeln oder es entsteht aus einer zuvor schon erreichten sicheren Bindung.

Beispiel: Eifersucht auf ein Neugeborenes

Nina war eine gesunde Zweijährige mit schwarzen Locken, der es mithilfe ihres Charmes mühelos gelang, die Aufmerksamkeit und die Zuwendung von Menschen in ihrer Umgebung auf sich zu ziehen, wenn sie strahlte, die Welt erkundete und dabei vor sich hinplapperte.

Die Eltern berichteten, dass Nina mit einem halben Jahr in eine Krippe gekommen und dort gut eingewöhnt sei. Die Welt schien für sie in Ordnung. Ich beobachtete, wie sie mich zunächst noch etwas skeptisch musterte, dann aber aufmerksam verfolgte, was die Erwachsenen miteinander sprachen, und schließlich neugierig die Welt erkunden wollte; sie löste sich dabei in immer weiteren Kreisen von ihrer Mutter und auch ihrem Vater und lief vorsichtig durch mein Zimmer, während sie immer wieder zu ihren Eltern schaute. Sie könnte eine sichere Bindung zu beiden Eltern haben, dachte ich bei mir, auch aufgrund der Beschreibungen der Eltern im Erstgespräch.

Diese Bindung wurde aber offensichtlich in den letzten sechs Wochen erheblich dadurch irritiert, dass ein kleiner Bruder geboren wurde. Obwohl Nina zu der neuen Schwangerschaft viele Fragen gestellt hatte und neugierig war, was es mit dem immer dicker werdenden Bauch ihrer Mama auf sich hatte, und sich auf ihr Geschwisterchen gefreut hatte, war sie dann doch sehr erstaunt, als ihr kleiner Bruder Till geboren wurde. Denn Till zog zweifelsohne die gesamte Aufmerksamkeit der Mutter und auch zum größten Teil die des Vaters auf sich. Nina war froh, wenn sie auf dem Arm des Vaters einmal einen Platz fand, aber eigentlich wollte sie ja auch zur Mutter, wollte dort sein, wo das Baby war.

Es war von der ersten Minute an deutlich, mit welcher Eifersucht, Rivalität und Enttäuschung Nina auf ihren kleinen Bruder Till reagierte. Sie fiel in ihrem Verhalten unmittelbar ins Babyalter zurück: Sie wollte eine Windel, die sie tagsüber schon nicht mehr brauchte, einen Schnuller, eine Flasche, ja sie wollte ebenso wieder auf Mamas Arm einschlafen und sogar an Mamas Brust gestillt werden. Die Mutter hatte ihr versuchsweise ihre Brust angeboten, aber irgendwie klappte es mit dem Stillen nicht mehr so richtig und Nina war davon auch irritiert und enttäuscht. Sie war uneins mit sich selbst, hin- und hergerissen zwischen ihrer Suche nach Nähe zu ihrer Mutter und ihrer Wut auf diese; sie jammerte und weinte viel, kleinste Frustrationen führten zu großen Weinattacken. Ja, die Eltern erkannten ihre Nina überhaupt nicht mehr wieder. Das kleine zweijährige Mädchen, das so in sich geruht hatte und der Sonnenschein der ganzen Familie gewesen war, schien öfters nur noch ein Bündel von Gefühlen zu sein, zwischen denen sie stark schwankte. Sie provozierte, konnte keine Grenzen mehr akzeptieren, warf sich wutentbrannt auf den Boden und machte den Eltern an manchen Tagen das Leben »zur Hölle« – so der Kommentar der Eltern. Die Mutter hatte alle Hände voll zu tun, den kleinen Bruder Till vor ihr zu schützen, denn in der vergangenen Woche hatte Nina alle ihre Puzzle- und Memoryteile über Till ausgeschüttet, als dieser am Boden auf seiner Decke lag, so als wollte sie ihn mit diesen Teilen wie mit Schneeflocken zudecken. Als sie daraufhin von ihrer Mutter kritisiert worden war, hatte sie laut aufgeschrien und bitterlich geweint, während sie immer wieder geschrien hatte: »Till soll weg, er soll wieder weggehen, ich will ihn nicht, ich wollte nie Till!« Ihre ganze Verzweiflung und ihr großer seelischer Schmerz waren aus ihr herausgebrochen; landläufig bezeichnet man das als »Geschwisterrivalität«. Erst als die Mutter sie auf den Arm genommen, sie mit ihrem Körperkontakt getröstet und Nina dann eine halbe Stunde auf ihrem Arm geschluchzt hatte, schien das Mädchen wieder etwas mehr im Lot zu sein und war beruhigter. Nina wollte jetzt nachmittags oft herumgetragen werden, konnte anscheinend nicht mehr laufen, saß auf dem Boden, fiel hin und hatte zunehmend häufiger Symptome einer Gangstörung. Die Eltern waren hierüber besorgt und kamen schließlich deswegen auch in die Klinik zur neurologischen Abklärung. Diese ergab aber keinen pathologischen Befund.

Als ich mit den Eltern zum ersten Mal sprach, eröffnete ich ihnen, dass die geschilderten Symptome eindeutig die einer Geschwisterrivalität seien und die jetzt auch noch aufgetretenen neurologischen Symptome einer Gangstörung mit Fallneigung eher als das psychische Phänomen einer dissoziativen Störung zu verstehen seien. Dies bedeute, dass sich ein innerer Schmerz und ein Konflikt – eine große Stressbelastung – in Form eines symbolträchtigen Symptoms Luft machten. Nicht mehr laufen zu können und damit wieder zum Baby zu werden, würde ja bedeuten, dass Nina jetzt auch von der Mutter herumgetragen werden müsse wie ihr kleiner Bruder Till, der zweifelsohne bislang weder krabbeln noch laufen konnte. Nicht mehr laufen zu können, eine Windel zu brauchen und auch einen Schnuller, ja auch eine Flasche, sei geradezu die Garantie dafür, Mutters Fürsorge und auch Vaters Aufmerksamkeit für sich zu gewinnen.

Die Eltern waren über Ninas Verhalten sehr verzweifelt, hatten sie sich doch gewünscht, dass sie jetzt eine »große Tochter« und ein Baby als Kinder zu Hause hätten. Stattdessen mussten sie jetzt für zwei Babys sorgen, wobei das eine, nämlich die »Große«, Nina, für die Eltern nur sehr schwer in ihren Bedürfnissen zu begleiten war, weil ihr Verhalten erst einmal viel Ärger und Unverständnis auslöste. Till dagegen sei, so die Mutter, vollkommen unkompliziert und eine Wonne für die ganze Familie, so wie Nina es früher gewesen sei. Nina dagegen verhalte sich hässlich, rivalisiere sehr, ihre Wut sei oft kaum zu steuern. Sie zerstöre auch Spielsachen, was sie früher nie getan habe. Vor einiger Zeit habe sie sich selbst gebissen, danach auch Till. Die Mutter sagte, sie sei vollkommen außer sich gewesen und habe Nina im Affekt eine »geknallt«. Diese Ohrfeige sei natürlich ganz schrecklich gewesen, Nina habe verzweifelt geweint, aber sie, die Mutter, habe sich in dem Moment keinen Rat mehr gewusst, als sie sah, wie Nina gerade ihrem kleinen Bruder Till so fest in den Arm biss, dass dieser laut aufschrie, und sie wie ein Unschuldsengel danebengestanden habe. Für einen Moment habe sie solch eine große Wut auf ihre Tochter Nina gehabt, dass sie sie am liebsten weggeschickt und abgelehnt hätte. So könne es nicht weitergehen. Jetzt sei Till gefährdet, sie müsse ihn vor Nina schützen; diese verletze sich selbst, wo solle das hinführen?

Die Eltern waren sehr verzweifelt; der Vater bestätigte die Schilderungen der Mutter und fügte hinzu, dass Nina manchmal besser veträglich sei, wenn er sich sehr viel um sie kümmere, an den Wochenenden viel mit ihr spiele, mit ihr unterwegs sei, kleine Ausflüge unternehme. Dann sei sie wieder »die Große«, die alte Nina. Während der Ausflüge berichte sie aber ständig darüber, wie sehr sie von Till genervt sei, den man nun wirklich nicht brauche, weil er »nur störe«. Neulich habe sie auf einem solchen Ausflug gesagt: »Ich hasse Till«. Der Vater sagte, er sei hierüber sehr erschrocken gewesen und habe auch nicht gewusst, was er hierzu sagen solle. Fürs Erste habe er Nina kritisiert und gesagt, dass man so etwas über seinen Bruder nicht sagen dürfe. So richtig gut habe er sich dabei nicht gefühlt, denn wenn er ihr dies verbiete, dann seien der Hass oder die Wut auf Till trotzdem nicht verschwunden, und wahrscheinlich wisse die kleine Nina nicht, was sie mit all ihren heftigen Gefühlen machen solle.

Wir besprachen, dass Ninas Bindungssystem hochgradig irritiert sei, weil die Mutter jetzt so viel Zeit mit Till verbringe. Das mache ihr Angst und aktiviere noch mehr ihre Bindungsbedürfnisse. Wahrscheinlich könnten diese aber nicht ausreichend befriedigt werden, weil die Mutter zeitlich *und* auch emotional vorwiegend mit Till beschäftigt sei. Der Vater meinte, er sei beruflich im Moment sehr eingespannt, versuche aber so oft wie möglich zu Hause zu sein und die Mutter in der Pflege von Till zu entlasten, diesen zu wickeln und mit ihm zu spielen. Es sei gar keine Frage, dass Nina in letzter Zeit viel zu kurz gekommen sei. Die Eltern waren sehr reflektiert und auch gut erreichbar. Wir besprachen außerdem, dass sie sich in Zukunft probeweise gezielt mehr mit Nina beschäftigen sollten – sowohl der Vater als auch die Mutter. Während der Vater sich mit Till beschäftige, könne die Mutter über einen längeren Zeitraum etwas mit Nina unternehmen, kleinere Ausflüge machen. Wahrscheinlich sei es hilfreich, mit Nina die Wohnung zu verlassen, damit sie durch Tills Anwesenheit nicht dauernd gestört und gestresst werde. Wenn sie nämlich mitansehen müsse, dass auch Till liebevoll versorgt würde, könne sie sich wahrscheinlich nicht so sehr auf einen Elternteil einlassen und auch dessen ausschließliche Nähe nicht gut genießen. Die Mutter bemerkte nachdenklich, dass sie in letzter Zeit, eigentlich seit Tills Geburt, überhaupt keine längeren Aktivitäten mehr mit Nina alleine unternommen habe.

In der nächsten Woche rief mich die Mutter an. Sie berichtete mir, dass sie am Sonntagnachmittag mit Nina im Zoo gewesen sei. Obwohl es nur zweieinhalb Stunden gewesen seien, die sie sich ausschließlich Nina gewidmet habe, sei dieser gemeinsame Ausflug ein absolutes Highlight gewesen, bei dem sie, die Mutter, sich auch emotional nur auf Nina eingestimmt hatte – etwa während der gemeinsamen Beobachtung der Tiere und beim gemeinsamen Essen im Zoorestaurant. Nina habe über das ganze Gesicht gestrahlt und sei letztendlich wieder »die Große« gewesen. Die Mutter hatte es als große Entlastung erlebt, dass sie ihre Tochter wieder in ihrem früheren Wesen erleben durfte. Sie sagte: »Wenn sie so ist, dann spüre ich auch meine alte Liebe zu ihr wieder und kann sie auch gerne wieder auf den Arm nehmen und tragen, wenn sie müde ist. Es war erstaunlich – als wir im Zoo auf dem Spielplatz waren, da war sie wild, konnte die Welt erkunden und musste gar nicht bei mir auf dem Arm sein. Ich erkannte meine Tochter gar nicht mehr wieder. Schnuller, Flasche oder gar Windel waren gar kein Thema mehr!« Erst abends, als sie nach Hause kamen und die Mutter sich um Till kümmern wollte, während sich der Vater verstärkt um Nina kümmerte, seien die Rivalität und Eifersucht auf Till wieder sichtbar geworden. Die Mutter habe sich dann aber gezielt Zeit genommen, um Nina ins Bett zu bringen und sie zu begleiten, während der Vater noch mit Till gemütlich im Sessel saß, um diesen dann später ebenfalls schlafen zu legen. Das Einschlafritual sei von Nina wieder sichtlich genossen worden. Die Mutter habe ihr längere Zeit vorgelesen, mit ihr Bilderbücher angeschaut und ihr noch vorgesungen. All diese Tätigkeiten seien früher ein verlässliches Ritual gewesen, nach der Geburt von Till aber vermutlich zu kurz gekommen – oder die Mutter sei angespannt oder unruhig gewesen, weil sie mit einem Ohr immer darauf gehört habe, ob Till schon schlafe, während sie Nina vorgelesen habe. Nina habe einmal mit ihr geschimpft und ihr gesagt, dass sie beim Vorlesen gar nicht bei der Sache sei und die falschen Geschichten vorlese. Die Mutter meinte selbst, dass sie große Freude daran hatte, mit Nina wieder an die alten Rituale anzuknüpfen und diese zu vertiefen. Sie habe gar nicht mitbekommen, wie sich Nina jetzt in den letzten Wochen gerade in ihrer Sprache weiterentwickelt habe, wie elaboriert sie jetzt über die von ihr gemalten Bilder sprechen und das Gemalte auch mit einem reicheren, größeren Wortschatz kommentieren könne.

Wir trafen uns zu einem zweiten Gespräch. Zu diesem kamen Till und

Nina mit. Die Eltern konnten jetzt mit Till, aber auch mit Nina Kontakt haben. Nina berichtete mir stolz von ihrem kleinen Bruder. Es war sehr schön zu sehen, dass sie einerseits eine stolze große Schwester war, andererseits aber auch in diesem Gespräch abwechselnd auf Mutters oder auf Vaters Schoß saß; sie konnte sich schließlich aber auch aus der Familienrunde lösen, um die interessanten Spielsachen in meinem Zimmer zu erkunden. Ich verabredete mit den Eltern, dass wir in telefonischem Kontakt bleiben könnten; es sei mir wichtig, zu hören, wie sich die Entwicklung von Nina weiter gestalte. Nach sechs Wochen erfuhr ich von der Mutter, dass sich die stressvolle Zeit mit Nina beruhigt habe. Gefährliche Verhaltensweisen, wie etwa das Beißen, seien jetzt nicht mehr vorgekommen, was beide Eltern sehr freute.

Im Anschluss an einen Elternabend in der Krippe hatten sich die Eltern mit anderen Eltern über ihre Erfahrungen mit Nina ausgetauscht und dabei bemerkt, dass sie nicht die einzigen mit dieser Problematik waren. Die Mutter bat mich deshalb, das Phänomen der Geschwisterrivalität in zukünftigen Vorträgen genauer zu erläutern, um Akzeptanz dafür zu schaffen. Weil die Akzeptanz und das Wissen um diese Problematik fehlten, würde dieses Thema oft nur belächelt oder die Eltern meinten, rigide Strafmaßnahmen einsetzen zu müssen.

Beispiel: Rivalität zwischen einer Zweijährigen und ihrer großen Schwester

Wenn der Altersabstand zwischen zwei Geschwistern achtzehn Monate und weniger beträgt, ist es für schlaue kleinere Geschwister oft eine große Herausforderung, die großen Geschwister nachzuahmen und sich an ihnen zu orientieren. Sie sind den Großen »hart auf den Fersen«. Wenn es ihnen möglich ist, wollen sie die älteren Geschwister sogar übertrumpfen; das heißt, es entwickelt sich eine große Rivalität und eine Art Wettkampf zwischen den Geschwistern, die in eine narzisstische, problematische Entwicklung münden können, wenn es keine Hilfestellung gibt.

Diese Problematik kann sich sowohl zwischen zwei Schwestern als auch zwischen zwei Brüdern, aber auch zwischen Schwester und Bruder entwickeln. Sie ist also nicht an eine geschlechtstypische Konstellation gebunden.

Sarah war ein sehr begabtes zweijähriges Mädchen, das sich ungeheuer rasch entwickelt hatte, mit 10 Monaten konnte sie laufen, mit eineinhalb Jahren sprach sie schon viele Worte, mit zwei waren ihre Sprache und die Entwicklung ihres Wortschatzes so weit fortgeschritten, dass sie hervorragend mit ihrer älteren Schwester Sandra, die gerade einmal 18 Monate älter war als sie, mithalten konnte. Bei vielen Situationen wie etwa dem gemeinsamen Essen rivalisierten die beiden Mädchen miteinander. Sie verboten sich wechselseitig das Wort, um selbst reden zu können. Während Sandra schon im Kindergarten war, war Sarah noch in der Krippe, aber beide hatten immer viel zu erzählen und waren wortgewandt und präsent. Manchmal hatten die Eltern selbst kaum die Möglichkeit, zu Wort zu kommen, und nicht selten mündete das Streitgespräch am Tisch in einen großen Krach und musste mit strengen Regeln von den Eltern strukturiert werden; beim letzten Essen hatten die Eltern daher »Redezeiten« eingeführt. Aber auch sonst rivalisierten die beiden Schwestern miteinander. Es ging immer darum, wer größer, in der Entwicklung weiter, schneller war als die andere, und nicht selten zeigte sich die kleine Schwester gerade auch bei intellektuellen Aufgaben fitter, auch wenn sie der großen Schwester motorisch noch nicht ganz ebenbürtig war. Sie sprach aber auch davon, dass sie sich sehr anstrengen werde, damit sie einmal Sandra überholen werde; wenn sie so groß und schnell und stark sei wie Sandra, könne diese ihr nichts mehr anhaben und sie sei dann ebenso der Liebling der Eltern und stehe im Mittelpunkt. Dabei verkannte Sarah gänzlich, dass sie aufgrund ihres jüngeren Alters und ihrer spezifischen, gut entwickelten Fähigkeiten sowieso ständig im Mittelpunkt stand. In ihrer Wahrnehmung war es aber offensichtlich so, dass die große Schwester von anderen deutlicher wahrgenommen und vorgezogen wurde. Sandra schien mehr in sich zu ruhen und sich von diesen rivalisierenden Attacken ihrer kleinen Schwester nicht so beeindrucken zu lassen, hatte sie doch selbst ihre besonderen Fähigkeiten, die auch von ihrer Schwester sehr wertgeschätzt und deutlich wahrgenommen wurden.

Die Eltern richteten an mich den Wunsch, ihnen dabei zu helfen, diese Geschwisterrivalität zu verringern. Sie schilderten hunderte von verschiedenen Varianten, in denen die beiden Mädchen miteinander rivalisierten, ob das beim Dreiradfahren, beim Memoryspielen war oder auch beim Wettrennen, Klettern oder anderen Gelegenheiten. Sie hatten den Eindruck, dass das Leben der beiden Schwestern den ganzen Tag mehr oder weniger von Rivalität geprägt war und es für die beiden Kinder gar nicht möglich war, ausreichend jeweils eigenständige Aktivitäten und Interessen zu entwickeln. Denn wenn die eine etwas tat, wollte es die andere auch unbedingt tun, wobei die Eltern die Problematik so einschätzten, dass es Sarah war, welche aufs Rivalisieren die meiste Energie verwandte, weil sie eben ihre große Schwester, wie gesagt, ein-, wenn nicht gar »überholen« wollte.

Wir besprachen dann auch, wie sich Sarah verhalte, wenn sie krank sei, wenn es ihr schlecht ginge, wenn sie sich verletzt habe, sprich: wenn ihr Bindungssystem aktiviert sei. Die Mutter berichtete, dass sich Sarah in solchen Situationen schon Hilfe hole, gleichzeitig oft aber auch sehr ambivalent sei, weil sie Dinge ganz für sich alleine regeln wolle. Ich überlegte, dass sie sich bei ihrer Bindungssuche auch klein oder abhängig fühlen könnte, obwohl sie so groß und stark sein wolle wie ihre große Schwester. Die Mutter meinte, sie gehe dann zwar auf ihre Bindungsbedürfnisse ein, nehme sie auf den Arm und tröste sie, in der Regel müsse sie Sarah aber gleich wieder absetzen, weil diese rasch wieder losrennen wolle, um erneut mit ihrer großen Schwester zu rivalisieren.

Die Schilderungen der Mutter hörten sich so an, als habe Sarah gegenüber ihrer Mutter eine ambivalente Bindung entwickelt, die einerseits von Nähe suchen, aber andererseits auch von Nähe vermeiden geprägt war; so erklärte es sich, dass Sarah zwar auf den Arm wollte, dann aber auch wieder gleich weiterspielen wollte. Ein besonderer Trigger war hierbei offensichtlich die Rivalität, die zwischen ihr und ihrer Schwester herrschte, wobei sich bald zeigte, dass diese Rivalität auch von den Eltern befördert wurde. Beide Eltern förderten die Autonomieentwicklung sowie auch die kognitive und motorische Weiterentwicklung von Sarah. Sie waren hoch erfreut darüber, dass Sarah so begabt und intelligent war und, obwohl sie achtzehn Monate jünger war als ihre große Schwester, mit dieser schon in vielen Bereichen mithalten konnte. Natürlich machte dies das alltägliche Leben manchmal auch leichter, wie der Vater meinte, weil die Eltern »zwei große Kinder« hatten, mit denen sie schon sehr viel gemeinsam unternehmen konnten, ohne große Abstriche wegen der achtzehn Monate jüngeren Schwester machen zu müssen.

Bei genauerem Hinsehen wurde aber deutlich, dass die kleinere Schwester Sarah eigentlich in vielen Bereichen – so bei den Fahrradtouren, den Wanderungen, den Erkundungen, aber auch bei den gemeinsamen Spielen – ständig überfordert war, weil diese Aktiviäten auf das Alter der größeren Schwester Sandra ausgerichtet waren. Dass Sarah hier einigermaßen mithalten konnte, erforderte eine enorme Anstrengung, die sie gleichzeitig erschöpfte, ihr Angst machte und sie überforderte. Wenn sie sich in einer solchen Situation an ihre Mutter wandte und eher regressiv war, weil sie müde war, das komplizierte Memory mit so vielen Teilen schon mitzuspielen, wurde sie von der Mutter eher ermutigt, doch weiterzuspielen, nicht aufzugeben – sie schaffe das –, und ein bisschen, kaum merklich, half die Mutter ihr dabei und nährte somit die Illusion, dass sie eigentlich schon so gut und so groß sei wie Sandra. Aufgrund ihrer großen intellektuellen Fähigkeiten – denn sonst wäre dies gar nicht möglich gewesen – schaffte es Sarah dann doch, irgendwie mit der großen Schwester mitzuhalten und diese »fast auch noch zu besiegen«. Aber eben nur fast – was wiederum bei Sarah große Frustration auslöste. Sie wollte deswegen mit der Mutter Memory üben, um genauso gut oder am liebsten noch besser zu werden als die Schwester. Die Mutter hatte also auf der einen Seite die Eigenschaft, Sarahs regressive Wünsche aufzugreifen und sie bei Überforderung zu trösten, gleichzeitig aber vermittelte sie ihr, dass sie es schon schaffen könne; sie machte Sarah also Hoffnung, sie könne doch mit Anstrengung jetzt schon so gut werden wie Sandra. Dabei verstand sie nicht, dass Sarah vollkommen überfordert war, weil die Ansprüche und Anforderungen an ihre Fähigkeiten schon an der Grenze ihrer Möglichkeiten oder sogar überzogen waren.

In der Therapie mit den Eltern überlegte ich, dass diese separate Spielzeiten einrichten sollten, in denen sie mit Sarah und ebenso auch mit der großen Schwester spielen würden, aber mit unterschiedlichen, jeweils für das Alter adäquaten Spielen, damit jedes Kind seinen eigenen Interessen nachkommen und sich auch mit seinem individuellen Tempo entwickeln könnte. Auf diese Weise sollte Sarah in ein »ruhigeres Fahrwasser« kommen, sich nicht ständig überfordern, sondern Spiele spielen, die für sie angemessen waren und auch entsprechend Spaß machen konnten. Wenn die Eltern mit beiden Kindern gemeinsam spielten, sollten sie sich an den Spielen für Sarah und ihre Altersgruppe orientieren und nicht ständig auf die Spiele, die für Sandra geeignet waren, zurückgreifen, weil dies immer zu einer Überforderung Sarahs geführt hatte. Auch die Möglichkeit, sich mit nur einem Kind zu beschäftigen, sich bloß einer der Töchter zuzuwenden, sei es von Seiten der Mutter oder des Vaters, wurde erwogen, weil die Eltern insgesamt sehr viel mit beiden Kindern zusammen unternahmen, dadurch aber Sarahs emotionale Beziehung zur Mutter nicht so sicher geworden war, wie die Eltern sich das selbst auch wünschten. Der Vater ruhte dagegen mehr in sich und hatte deshalb die Möglichkeit, Sarah »klein sein« zu lassen.

Im Bindungsinterview mit der Mutter erfuhr ich, dass sie selbst eine große Schwester gewesen war, die für alle kleineren Geschwister die Ersatzmutter hatte sein müssen; sie hatte diese motivieren, unterstützen, auf sie aufpassen und sie auch fördern müssen. Die Worte »fördern« und »fordern« waren der Mutter ganz wichtig, weil sie dafür kennzeichnend waren, wie sich ihre Geschwisterkinder unter ihrer

Anleitung entwickelt hatten. Sie war diejenige gewesen, die den Kleinen sogar noch, nachdem sie das Abitur gemacht hatte, geholfen und in schwierigsten Situationen zur Verfügung gestanden hatte. Die Fähigkeit, jemanden kurzfristig zu trösten, dann zu ermutigen und zu unterstützen und auch zu fordern, dass eine Herausforderung bewältigt und angenommen werden müsste, beruhte somit auf einer Erfahrung, die die Mutter in ihrer Jugend gemacht hatte und mit der sie selbst bisher gut durchs Leben gekommen war. Dass diese Haltung aber zu Sarahs ambivalenter Bindung geführt hatte, war für die Eltern eine neue Sichtweise. Ich ermutigte die Mutter, Sarah bei ihrem nächsten »Nervenzusammenbruch« – das heißt: sie weinte, war verzweifelt, warf sich schreiend hin und schlug manchmal mit dem Kopf gegen den Boden – nachhaltig zu trösten, auf den Arm zu nehmen und so lange mit dem Beruhigen zu warten und sie auf dem Schoß zu halten, bis sie wirklich zur Ruhe gekommen war. Sie sollte diesmal also nicht versuchen, sie gleich wieder zum Spiel oder zum Gewinnen zu ermutigen. Zu verlieren, etwas nicht hinzubekommen und darüber frustriert zu sein, sei schließlich eine normale Situation; und als Reaktion darauf wütend und traurig zu sein, sei für ein zweijähriges Mädchen ebenfalls normal. Hier brauche es eindeutig Trost, Sicherheit und Schutz und dann auch Entspannung, um – auf dem Schoß der Mutter – neue Kräfte zu sammeln. Danach könnte sich Sarah womöglich einem Spiel zuwenden, das nichts mit Leistung zu tun hatte. Wenn Sarah also bereit war, wieder weiterzuspielen, sollte die Mutter ein leichteres Puzzle bzw. ein einfacheres Spiel wählen, bei dem Sarah Erfolgserlebnisse haben könnte und bei dem sie – verglichen mit anderen Kindern ihres Alters – immer noch weit voraus und sehr gut war. Im Fokus stand dabei vor allem die Trennung der individuellen Spielwelten von Sarah und Sandra. Die Eltern sollten sich Zeit nehmen, um mit jedem Kind seine altersangemessenen Spiele zu spielen. Auf diese Weise sollte auch das Selbstwertgefühl von Sarah gestärkt und stabilisiert werden, damit sie mehr positive Erlebnisse mit ihren Spielsachen haben konnte.

Im weiteren Verlauf ermutigte ich die Eltern auch zu unstrukturiertem Spiel, mit dem Ziel, die Fähigkeit zum Symbolspiel bei Sarah anzuregen, was den Eltern aber gar nicht gut gelang, weil sie – mit einer gewissen eigenen Leistungsorientierung – so sehr auf die kognitive Förderung ihrer Kinder ausgerichtet waren. Als ich die Eltern fragte, wann sie denn das letzte Mal mit ihren Kindern zusammen »Quatsch« gemacht hätten, schauten sie mich geradezu fassungslos an und fragten, was ich denn damit meine. Als ich ihnen erklärte, dass es manchmal auch nur darum gehen könne, im Spiel Spaß zu haben, indem man mit den Kindern rumblödelte, lustige Rollenspiele veranstaltete, albern war, miteinander raufte und die Kinder ihren Körper erleben ließ, waren sie überrascht und meinten, dass dies ja die Entwicklung der Kinder wohl kaum fördern könne. Ich merkte, dass die Eltern nicht nachvollziehen konnten, wovon ich sprach. Daher begann ich jetzt mit einer Kinder-Eltern-Spieltherapie. Ich sagte Sarah, dass sie und die Eltern zu »Quatsch-mach«-Stunden zu mir kommen könnten, das sei gut gegen das »Ausflippen«, ihre Wutanfälle. Als die Eltern und Sarah zum ersten Mal zu mir kamen, fragte Sarah gleich, welches Spiel – und sie meinte ein Regelspiel – wir jetzt zusammen spielen würden. »Nein«, sagte ich, »wir machen heute zusammen nur richtig viel Quatsch.« Sarah schaute mich ungläubig an und meinte, dass die Mama immer schimpfe, wenn sie und ihre beste Freundin Quatsch machen würden. Doch sie hatte bald ein paar »blöde Ideen«, übernahm die Regie, gab den Eltern und mir Anweisungen, verrückte Sachen zu machen, und bald lachten wir alle und alberten rum. Es machte großen Spaß, Sarah drehte so richtig auf, hüpfte durch den Raum und sang, rief »verbotene Worte«, erfand sogar neue, und mit der Zeit bekamen auch die Eltern immer bessere Ideen. Am Ende der ersten Quatsch-Stunde hatten wir alle viel gelacht und Sarah fragte mich, ob sie und ihre Eltern gleich morgen wiederkommen könnten. Leider ging das nicht. Aber ich nahm ein Rezeptformular, notierte darauf: »Medizin: mindestens einmal am Tag mit Mama und Papa Quatsch machen«, und gab es ihr. Sarah war begeistert und ging stolz – das Rezept in der Hand – mit ihren Eltern nach Hause.

Die aggressive Gesamtsituation zwischen den Geschwistern wurde entspannter. Sandra wollte nun auch unbedingt solch ein Rezept haben. Inzwischen spielten auch die beiden Mädchen öfters einmal Rollenspiele, erfanden verrückte Geschichten und die häusliche Atmosphäre wurde viel fröhlicher. Die Eltern berichteten, dass auch ihnen diese Quatsch-Zeiten mit den Kindern richtig gut täten, sie wollten dies den Kindern aber nicht verraten, sonst würden diese womöglich nur noch Quatsch machen wollen.

Sarah war für ihr Alter immer noch sehr »fix« und weit entwickelt, war jetzt aber in einem viel »ruhigeren Fahrwasser«, da sie viel mehr positive Erfahrungen und Rückmeldungen aus den gemeinsamen Spielaktivitäten mit ihren Eltern bekam; denn sie musste nicht mehr in einer ständig gehetzten Art und deutlich überfordert versuchen, ihrer Schwester »das Wasser zu reichen« oder diese gar noch zu übertreffen.

Bindungsprobleme bei Mehrlingen

Eine Mehrlingsgeburt – mit Zwillingen, Drillingen oder gar noch weiteren Kindern, im Extremfall sogar Fünflingen – stellt für alle Beteiligten eine riesige Herausforderung dar. Durch die vielfältigen Formen der künstlichen Befruchtung sind z. B. Drillingsgeburten – in der Regel Frühgeburten – häufiger geworden. Während Zwillinge aus medizinischer Sicht heute keine große Herausforderung mehr darstellen – es sei denn, es treten während der Schwangerschaft oder während der Geburt medizinische Komplikationen auf –, stellt sich nach der Geburt doch die Frage, wie sich das Elternpaar – im Sinne der Bindung – auf beide Kinder emotional einlassen kann. Entwickeln beide Kinder dieselbe Bindung an beide Eltern, ist es möglich, zu beiden Kindern eine sichere Bindung aufzubauen. Aber welche Rolle spielen hier weitere Bindungspersonen in der Familie? Bei Drillingen oder noch mehr Kindern ist die Problematik bei weitem größer. Während Zwillinge in der Regel noch von den Eltern – mit der Unterstützung einiger zusätzlicher Betreuungspersonen – versorgt werden können, ist dies bei Drillingen und mehr Kindern nicht mehr möglich. Hier müssen zahlreiche Helferinnen und Helfer – Kinderkrankenschwestern, familienpädagogische Hilfen und andere – dazukommen, damit erst einmal die körperliche Versorgung – die Befriedigung der physischen Bedürfnisse – gesichert ist. Aber auch bei Zwillingen steht die Mutter vor der Problematik, welchen Zwilling sie zuerst stillt, wie lange sie den anderen Zwilling schreien lässt, wenn sie gerade den einen stillt, wie sie die beiden Kinder – bei eineiigen Zwillingen – voneinander unterscheiden kann. Es ist für die Eltern verwirrend, wenn sie mit einem identisch aussehenden Zwillingspaar konfrontiert sind. Normalerweise machen wir unsere Beziehungsorientierung am Äußeren, der Mimik, an visuellen Markern fest. Wenn dies jedoch durch identisches Aussehen nicht möglich ist, sind wir intensiv damit beschäftigt, Differenzierungen und Marker zu finden, um zwei identisch aussehende Menschen irgendwie voneinander zu unterscheiden, was in der Regel nicht so leicht gelingt. Deswegen führt dies zu einer gewissen Irritation und emotionalen Stresssituation. Aus Studien ist bekannt, dass es Eltern leichter fällt, zu zweieiigen Zwillingen das gleiche Bindungsmuster aufzubauen, weil sie wegen deren unterschiedlichen Aussehens nicht so im Stress sind und die beiden Kinder leichter äußerlich und emotional identifizieren können. Die Wahrscheinlichkeit, dass eineiige Zwillinge ein unterschiedliches Bindungsmuster haben, weil sie auch mit unterschiedlicher Feinfühligkeit behandelt werden, scheint offensichtlich größer zu sein als bei zweieiigen Zwillingen. Selbst wenn die Mutter die Fähigkeit zur Feinfühligkeit hat, wird sie bei eineiigen Zwillingen ein Kind bevorzugen, als Erstes stillen, es womöglich länger stillen, mit ihm reden, sich intensiver auf es emotional einlassen und beziehen als auf den anderen Zwilling. Die Hypothese ist, dass es der Mutter durch ihre unterschiedliche Behandlung der Kinder leichter fällt, diese auseinanderzuhalten. Daher ist es nicht verwunderlich, dass ein Zwilling eher sicher gebunden ist, während der andere eher ambivalent oder vermeidend gebunden ist. Zu der Bindung zwischen Zwilling und Vätern liegen meines Wissens keine Studien vor, die hierüber Auskunft geben könnten (Fonagy 2002).

Beispiel: Die Bindungsentwicklung bei eineiigen Zwillingen

Die Eltern von Nana und Nicole wandten sich an mich, weil sie sich fragten, wie sie neben der guten körperlichen Versorgung auch etwas zur emotionalen Entwicklung ihrer eineiigen Zwillinge beitragen könnten. Das Zwillingspärchen Nana und Nicole war in der 28. Schwangerschaftswoche geboren worden, weil die Mutter an einer Schwangerschaftsgestose gelitten hatte. Als Frühgeborene hatten sie erhebliche Probleme, mussten an den Augen operiert werden, Nana hatte auch eine Hirnblutung. Die Eltern waren über Wochen in Sorge, dass die beiden sich nicht gesund entwickeln oder gar vielleicht nicht überleben würden. Als die Eltern sich jetzt an mich wandten, waren sie um die weitere körperliche und emotionale Entwicklung ihrer Kinder besorgt. Durch Internetrecherche hatte der Vater herausgefunden, dass ich mich mit der Bindungsentwicklung von sehr kleinen Frühgeborenen beschäftigt hatte, daher wollten sie eine Beratung, was sie tun könnten, um eine gesunde emotionale Entwicklung ihrer Kinder sicherzustellen.

Auf den von mir gemachten Videoaufnahmen, auf denen zu sehen war, wie die Eltern ihre jetzt 8 Monate alten Zwillinge wickelten oder auch fütterten, zeigte sich bei der Mutter wie auch beim Vater eine ausgesprochene Feinfühligkeit im Erkennen und Eingehen auf die Signale ihrer Kinder. Es fiel lediglich auf, dass die Eltern manchmal etwas zu schnell reagierten und den Zwillingen noch zu wenig Zeit gaben, etwas über Signale zum Ausdruck zu bringen. Wenn die Mutter z. B. die Zwillinge anlächelte und anfing mit ihnen zu sprechen, erwartete sie unmittelbar eine Antwort. Bei Nana jedoch musste sie länger warten und geduldiger sein, damit diese eine Chance hatte, auf die einzelnen verbalen Äußerungen und die Mimik der Mutter zu reagieren.

Nicole dagegen war gesünder, hatte keine Hirnblutung gehabt und reagierte deswegen auch rascher auf die Signale der Mutter. Dies barg das Risiko, dass sich die Mutter mehr und intensiver auf Nicole fixierte und mehr mit ihr sprach, während sie bei Nana zwar redete, aber diese keine Chance hatte, auf die Signale der Mutter zu reagieren, weil diese in ihrem Interaktionsverhalten viel zu schnell war; so konnte sich kein Dialog ergeben. Der Vater war ebenfalls vielfältig in die Pflege der Zwillinge involviert. Da er von seinem Temperament her insgesamt langsamer war, tat er sich auch mit Nana leichter. Die beiden hatten ein relativ gut aufeinander abgestimmtes Tempo der Interaktion beim Wickeln und beim Füttern; er konnte auch die Verhaltensweisen von Nana beim Füttern – wie den Kopf wegdrehen, Nahrung hoch würgen und teilweise auch verweigern – viel besser tolerieren, ohne zu sehr unter Stress zu geraten. Die Mutter dagegen stand beim Füttern deutlich unter emotionaler Anspannung und es war auf dem Video zu sehen, dass es ihr schwerfiel, zu warten, bis Nana wieder bereit war, den Mund für den nächsten Löffel aufzumachen. Hier bestand eine gewisse Gefahr, dass sie zu schnell und zu viel oder gar mit Druck füttern könnte, sodass dadurch eine Essproblematik oder sogar eine Essstörung bei Nana entstehen könnte. Beide Zwillinge, aber besonders Nana, waren im gesamten Mund-Nasen-Rachenraum hoch sensibel, was mit der häufigen Erfahrung von Beatmung und Absaugen zusammenhängen konnte. Es war für die Eltern eine besondere Herausforderung, ruhig und gelassen zu reagieren und nicht ihrer inneren Anspannung zu folgen und die Kinder mit Druck zu füttern, weil dadurch nur Essstörungen provoziert werden konnten. Jedes kleine Signal, das ein »Stopp!« vermittelte – etwa: den Kopf leicht wegdrehen, den Kopf nach unten senken, den Mund schließen, statt ihn zu öffnen, wenn der Löffel kam –, musste von den Eltern besonders feinfühlig beachtet werden, damit die Kinder die Erfahrung machen konnten, dass jetzt, bei der Füttersituation, ihre Signale von ihren Eltern wahrgenommen und ihnen auch entsprochen wurde. So konnte der beschriebenen Gefahr, dass sich eine Essproblematik bzw. -störung entwickeln könnte, vorgebeugt werden. Die Entwicklung einer solchen Problematik sehen wir häufig, wenn die Eltern nach wie vor – auch im schon fortgeschrittenen ersten Lebensjahr ihres Kindes – Sorge haben, dass ihre Kinder verhungern könnten. Dieser Druck entsteht oft dadurch, dass nach der Geburt – auch Nana und Nicole waren bei der Geburt nur knapp 1000 g schwer – jedes Gramm eine größere Chance zu überleben bedeutet.

Zudem wird auch in der Neonatologie sehr genau darauf geachtet, dass die Kinder zunehmen, weil eben eine Gewichtszunahme in der Regel auch eine größere Überlebenschance und zusätzlich mehr Resistenz bei eventuell auftauchenden Problemen bedeutet. Die Auflage der Ärzte und Schwestern, dass die Kinder innerhalb einer bestimmten Zeit pro Tag eine bestimmte Menge an Kilokalorien aufnehmen müssen, um an Gewicht zuzulegen, bleibt den Eltern oft stark im Gedächtnis, sodass diese auch nach der Entlassung der Kinder aus dem Krankenhaus – selbst bei gutem Gedeihen der Kinder – in der Füttersituation nicht entspannt sind, sondern den inneren Druck haben, möglichst viel an Kilokalorien in die Kinder »hineinzufüttern«. Dahinter steht die alte Angst, dass das Kind verhungern bzw. sterben könnte. Hier wären ein Umdenken und eine deutliche psychologisch-psychotherapeutische Hilfestellung und Bearbeitung durch die psychosozialen Beraterinnen und Berater notwendig. Es ist von großer Bedeutung, dass die Eltern bei der Entlassung ihrer Kinder so weit sind, dass sie nicht mehr so sehr auf den Stress reagieren, der durch die Botschaften etwa des Pflegepersonals vermittelt wird, sondern schon vor der Entlassung längst eine eigene Feinfühligkeit entwickelt haben, einerseits auf die Hunger- und andererseits auf die Verweigerungssignale ihrer Frühgeborenen zu achten. Andernfalls besteht die Gefahr, dass die Kinder mit ihren Eltern in einen Teufelskreis geraten: Auf leichten Druck der Eltern folgt eine leichte Verweigerung des Kindes zu essen, darauf verstärkter Druck der Eltern, was sich bis hin zu einer kompletten Essstörung des Kindes entwickeln kann. Nimmt das Kind erst einmal wegen seiner Essstörung an Gewicht ab, steigt der Druck auf die Eltern immens, sodass eine solche Negativspirale oft erst durch eine stationäre Aufnahme gestoppt werden kann. Sind die Kinder zudem durch medizinische Maßnahmen im Mund-Nasen-Rachenbereich womöglich besonders negativ sensibilisiert, sodass bereits jede Berührung in diesem Bereich massive Abwehrreaktionen, gar dissoziative Phänomene auslöst, braucht es eine im eigentlichen Sinn traumatherapeutische Bearbeitung dieser extremen Erfahrung. Andernfalls werden die Kinder oft mit Magensonde oder auch später mit einer PEG (Sonde, die durch die Bauchhaut direkt in den Magen eingelegt wird) ernährt, was ihnen aber noch nicht hilft, selbständig zu essen. Oft ist zur Entwöhnung von der Magensonde dann eine stationäre Aufnahme – sowie eine intensive Therapie der Eltern und oftmals der ganzen Familie – erforderlich. Überhaupt hängt es vom Ausmaß der Traumatisierung der Eltern ab, wie sehr sie in den Interaktionen mit ihrem Baby unter Stress geraten. Ist das Trauma der Frühgeburt auch Monate nach der Geburt von den Eltern noch nicht verarbeitet, so haben sie weiterhin große Angst, dass ihr Kind sterben könnte. Dann besteht die Gefahr, dass sie nachts aufspringen, ihr Kind aus dem Bett nehmen, überprüfen wollen, ob es noch atmet und lebt, dass sie beim Füttern mehr Druck machen, als sie selbst eigentlich für richtig halten, und so, wie beschrieben, eine Essstörung des Kindes initiieren. Auch eine Autonomie- und Ablösungsentwicklung des Kindes ist in gewisser Weise gefährdet, weil die Eltern viel mehr kontrollieren und überwachen müssen, ob es ihrem Kind gut geht, als dies bei Reifgeborenen der Fall ist.

In unserem Beispiel waren die interaktionellen Schwierigkeiten zwischen den Eltern und Nana sowie Nicole nicht so groß, dass sich hieraus bereits eine Störung entwickelt hätte. Die Ansätze zu einer Störungsentwicklung waren aber da, sodass ich sehr froh war, dass sich die Eltern rechtzeitig mit der Bitte um Hilfe an mich gewandt hatten. Es war mit diesen grundsätzlich feinfühligen Eltern nicht sehr schwer, auf der interaktionellen Ebene mit Videofeedback zu arbeiten und sie auf eine feinfühlige Interaktion mit ihren Kindern einzustimmen. In den mit den Eltern durchgeführten Bindungsinterviews stellte sich heraus, dass sowohl die Mutter als auch der Vater die Frühgeburt noch nicht abschließend verarbeitet hatten. In wenigen Sitzungen arbeitete ich mit beiden Eltern mit EMDR, um die besonders traumatischen Bilder und Situationen, die sie von der Frühgeburt noch gespeichert hatten, einigermaßen zu verarbeiten. Nachdem dies erfolgt war, fiel es den Eltern auch wesentlich leichter, sich gegenüber den Kindern – sowohl beim Füttern als auch beim Spielen – entspannter zu verhalten. Das Spiel der Eltern mit ihren Frühgeborenen war von einer Leistungsorientierung und einem Willen zur Förderung geprägt, weil sie verinnerlicht hatten, dass ihre Kinder in ihrer Entwicklung zurück waren, weshalb sie ganz viel lernen sollten. Entspanntes Spiel, das nicht eine gezielte Intervention und nicht auf Förderung ausgerichtet, sondern einfach nur Spiel um des Spielens willen war, war den Eltern bislang eigentlich nicht möglich gewesen. Sie fühlten sich jetzt wesentlich entspannter, nachdem wir darüber gesprochen hatten, auch Phasen einzulegen, in denen sie einfach nur mit ihren Kindern gute Laune und Spaß haben könnten: vollkommen ohne Plan und ohne Ziel, um gemeinsam zu beobachten, was sich an Interaktion zwischen ihnen und den Kindern entwickelte. Die Eltern waren, als wir eine Spielinteraktion bei uns in der Klinik filmten, ganz erstaunt, dass es auch möglich war, mit den Kindern auf dem Boden zu sitzen und zu erleben, wie sich ganz ohne Spielzeug eine lebendige, fröhliche Interaktion entwickelte, die allen großen Spaß machte. So herumzutollen, herumzualbern, zu knuddeln und zu spielen – all dies war ihnen bisher gar nicht in den Sinn gekommen, weil sie jede freie Minute zur »Förderung« genutzt hatten.

Im weiteren Verlauf entwickelten sich Nana und Nicole sehr gut, sie holten jetzt immer mehr auf, obwohl die Eltern ihre Fördermaßnahmen und das Förderprogramm gar nicht intensiviert hatten. Als die Kinder eineinhalb Jahre alt waren, führten wir den Fremde-Situations-Test durch; wir stellten fest, dass beide Kinder erfreulicherweise an die Mutter sowie an den Vater sicher gebunden waren. Nana entwickelte zunehmend motorische Probleme mit Lähmungserscheinungen auf der linken Körperseite; es war noch nicht abschließend klar, ob sich daraus eine Zerebralparese entwickeln würde. Zusätzliche krankengymnastische Behandlungen zeigten Entwicklungsmöglichkeiten bei Nana.

Die Eltern waren schon darauf eingestellt, dass Nana in ihrer motorischen Entwicklung zusätzliche Hilfen benötigen könnte und die Entwicklung womöglich nicht normal verlaufen würde. Dennoch waren sie sehr darüber erfreut, dass Nana sich – trotz neurologischer Auffälligkeiten und einer drohenden Behinderung mit sichtbaren Einschränkungen – emotional sehr gut entwickelte. Die Mitteilung, dass beide Kinder sicher an sie gebunden seien, erfüllte die Eltern mit großem Glück und Stolz.

Beispiel: Beginnende Bindungsstörungen vom indifferent-promiskuitiven Typ bei Drillingen

Die Drillinge Simon, Jana und Leon waren als extrem kleine Frühgeborene in der 24. Schwangerschaftswoche zur Welt gekommen. Über Wochen hatten die Eltern in großer Angst gelebt, ob alle drei Kinder überleben würden. Jetzt waren sie bereits zwei Jahre alt und in ihrer Entwicklung verzögert. Sie hatten erst vor kurzem zu laufen begonnen und sprachen die ersten Worte. Die motorische Entwicklung war für das Alter noch unsicher; dennoch waren die Eltern sehr froh, dass sich die drei überhaupt so gut entwickelt hatten, denn es hatte während der intensivmedizinischen Behandlung erhebliche Komplikationen gegeben, die die Eltern immer wieder in Angst und Schrecken versetzt hatten. Allmählich waren die Eltern so weit, dass sie innerlich etwas entspannter waren. Auch die intensiven Pflegephasen waren nun vorüber. Die Eltern hatten begonnen, das Netzwerk ihrer Helfer zahlenmäßig etwas zu reduzieren. Während sie sich in der Anfangszeit mit den sehr kleinen Frühgeborenen, die zum Teil auch nach der Entlassung aus dem Krankenhaus noch mit Sauerstoff versorgt werden mussten, ständig maßlos überfordert gefühlt und nur durch gute Betreuung von Kinderkrankenschwestern und zusätzlichen Helfern und Helferinnen jeden Tag neu bewältigt und überstanden hatten, stellte sich ihnen jetzt die Frage, wie sich die »drei Goldschätze«, wie sie ihre Drillinge liebevoll nannten, gut entwickeln und wie sie gefördert werden könnten. Der Pädagogin, die zur Frühförderung ins Haus kam, war aufgefallen, dass die Frühgeborenen direkt, sehr distanzlos auf sie zugelaufen waren und mit ihr Kontakt aufgenommen hatten, als ob sie ihnen vertraut wäre. Sie machte sich daher Sorgen, wie die Bindungsentwicklung der drei Kinder einzuschätzen war, weshalb sie mich per E-Mail um Rat fragte. Ich bot ihr daraufhin an, mit den Eltern zu sprechen und diese zur Bindungsdiagnostik in unsere Klinik einzuladen. Die Eltern waren hierüber sehr erfreut und ganz damit einverstanden, sich jetzt auch bezüglich der emotionalen Entwicklung ihrer Kinder beraten zu lassen.

Bei der Durchführung des Fremde-Situations-Tests zeigte sich, dass alle drei Kinder freundlich auf ihre Mutter, aber ebenso auch auf die Fremde reagierten und dass sie sich auch von dieser problemlos auf den Arm nehmen und mit Körperkontakt trösten ließen. Das heißt, sie erfuhren sowohl durch die Mutter als auch durch die Fremde Trost, was angesichts der frühen Betreuungssituation nicht verwunderlich war. Die Mutter berichtete auch, dass sie am Anfang so viele Helferinnen und Helfer hatte, dass sie gar nicht wusste, wer alles an einem Tag bei ihr in der Wohnung war, um sie zu entlasten. Die Geburt der Drillinge hatte in dem kleinen ländlichen Ort, in dem die Eltern wohnten, eine wahre Hilfswelle auf den Weg gebracht; nicht nur Nachbarinnen und Nachbarn, sondern das gesamte dörfliche soziale Netzwerk war aktiviert und versorgte die Familie sehr gut. Das hatte die Eltern sehr entlastet und ihnen geholfen, sich ganz auf die körperliche Versorgung der Drillinge einzulassen; gleichzeitig hatte die Mutter aber manchmal das Gefühl, nicht mehr Herrin im eigenen Haus zu sein. Die Eltern wollten aber nicht unhöflich sein und brauchten ja auch die Hilfe, sodass sie, wie gesagt, erst jetzt, als die Kinder zwei Jahre alt waren, das Netzwerk der Helfer etwas »ausgedünnt« hatten. Offensichtlich waren die Drillinge aber immer wieder von vielen verschiedenen Leuten versorgt worden, was die Mutter uns auch bestätigte. Entsprechend zeigten sie jetzt beim Fremde-Situations-Test ein Bindungsmuster mit beginnender indifferenter, promiskuitiver Bindungsstörung, d. h. sie ließen sich von jedem auf den Arm nehmen, von jedem trösten, beruhigten sich bei der Fremden genauso schnell wie bei der Mutter. Dieses Verhalten war bei allen drei Kindern sehr eindrücklich und auffällig. Die Mutter meinte, aufgrund ihrer Erfahrungen könne man sich kaum vorstellen, wie jemand in der Lage sein sollte, Fünflinge zu versorgen – dann müsse das Helfernetzwerk ja noch größer sein! Und die Kinder müssten sich von jedem versorgen, wickeln und auch füttern lassen, um zu überleben.

Die Bindungsstörungsproblematik wurde mit den Eltern besprochen und wir überlegten, wie ab sofort eine sehr bindungsorientierte, spezifische Betreuung und Versorgung der Kinder gewährleistet werden könnte. Die Mutter hatte noch vormittags und nachmittags Hilfen im Haus. Es wurde jetzt vereinbart, dass immer dann, wenn die Drillinge weinten und in Not waren, nur noch sie, die Mutter, zu ihnen gehen sollte, um sie zu trösten und auf den Arm zu nehmen, dass sie zur Not auch zwei oder alle drei Kinder gleichzeitig zu sich auf den Schoß nehmen sollte. Die gleiche Abmachung galt auch für den Vater, wenn er abends nach Hause kam und die Drillinge Unterstützung brauchten. Hatten sie Angst, Schmerzen oder waren sie müde, sprich: war ihr Bindungssystem aktiviert, so sollte nur der Vater hierauf reagieren und die Kinder trösten. Auf diese Weise versuchten wir das Bindungssystem spezifischer auf die Eltern zu fokussieren, was erst im Laufe der nächsten Monate langsam besser gelang. Ein halbes Jahr später führte ich erneut eine Diagnostik der Bindungsqualität mit dem Fremde-Situations-Test durch und konnte feststellen, dass die Kinder jetzt teilweise eine vermeidende, teilweise auch eine ambivalente Bindung an die Eltern entwickelt hatten. Zwei der Kinder waren bindungsambivalent an die Mutter gebunden, das dritte Kind zeigte noch deutliche Verhaltensweisen einer indifferenten Bindungsstörung, aber auch schon erste Anzeichen einer bindungsambivalenten Bindung. Zwei der

Kinder waren vermeidend an den Vater gebunden, das dritte ambivalent. Die Eltern waren insgesamt etwas enttäuscht über dieses Ergebnis, konnten von uns aber beruhigt werden. Dass sich die Kinder von einer beginnenden Bindungsstörung in Richtung eines organisierten Bindungsmusters entwickelt hatten, sahen wir als großen Erfolg, auch wenn das Muster noch unsicher-vermeidend oder bindungsambivalent war. Die Eltern freuten sich, als wir ihnen erklärten, dass sie auf dem eingeschlagenen Weg weitergehen sollten und vielleicht hier und da die Bindungssignale der Kinder – wenn möglich – noch spezifischer beantworten könnten.

Als wir die Eltern weiter kontinuierlich berieten, wurde deren differenzierte Feinfühligkeit für die Signale des jeweiligen Kindes immer besser. Wir gaben den Eltern zu ihren Interaktionen mit den Kindern, die wir gefilmt hatten, sehr gezielte Rückmeldungen in Bezug darauf, wie sie die Signale ihrer Kinder noch differenzierter sehen und prompter reagieren könnten. Auch die Verarbeitung der Frühgeburt ihrer Kinder – mit allen Ängsten und Sorgen um die Entwicklung der Drillinge – war immer wieder Inhalt der Gespräche. Die Themen »Frühgeburt« und »Entwicklung der Drillinge« lösten zum Teil bei den Eltern noch Angst aus; die Mutter berichtete von wiederkehrenden Alpträumen, in denen sie die Kinder auf der Intensivstation besuchte und einen Inkubator leer fand; sie erzählte, wie sie schweißgebadet aus dem Traum aufschreckte mit dem panischen Gefühl, eines ihrer Kinder sei gestorben. Der Vater hatte Alpträume, dass er seine Frau verlor – diese hatte nach der Geburt noch für einige Zeit auf der Intensivstation behandelt werden müssen.

So konnte ich mit den Eltern auch an ihren spezifischen traumatischen Erfahrungen arbeiten und sie durch eine bindungsorientierte Beratung beim Aufbau der Bindung zu ihren Kindern unterstützen.

Als die Kinder drei Jahre alt waren, führten wir nochmals den Test der »Fremden Situation« durch. Jetzt zeigte sich, dass zwei der Kinder an die Mutter sicher, ein Kind noch ambivalent gebunden war. Beim Vater verhielt sich das Muster ähnlich: An ihn war ein Kind bindungssicher und waren zwei Kinder bindungsambivalent gebunden. Diese Verteilung der Bindungsqualitäten unterschied sich aber von denen der Mutter-Kind-Bindungsmuster, d.h., dasselbe Kind konnte an die Mutter sicher, an den Vater aber ambivalent gebunden sein, und umgekehrt. Die Eltern waren über unsere Mitteilung, dass das Bindungssystem in seiner Entwicklung »im Fluss« sei und auf positive Signale auch mit Veränderungen reagieren würde, sehr erfreut. Sie fanden bestätigt, dass sich ihre intensive Beschäftigung mit den Kindern – besonders in den Phasen von Stress und Not, wenn sie weinten, müde waren, ihr Bindungssystem aktiviert war – somit gelohnt hatte. Dass sie trotz aller Einschränkungen und noch bestehender Entwicklungsverzögerungen dabei waren, eine emotional sichere Bindung zu ihren Kindern aufzubauen, freute die Eltern sehr.

TEIL 4

Primäre Prävention durch »SAFE® – Sichere Ausbildung für Eltern«*

Das Programm »SAFE® – Sichere Ausbildung für Eltern« hat eine primäre Prävention zur Förderung einer sicheren Bindungsentwicklung zwischen Eltern und Kind zum Ziel. Das Programm für werdende Eltern wurde bereits ausführlich beschrieben (Brisch 2010 b).

Inzwischen wurden vom Autor verschiedene Abwandlungen des Programms entwickelt, die sich an spezielle Zielgruppen richten.

Spezialvarianten des SAFE®-Programms

Neben dem allgemeinen SAFE-Kurs, der bereits in der Schwangerschaft beginnt und bis zum Ende des ersten Lebensjahres fortgeführt wird, haben sich inzwischen verschiedene SAFE-Spezialkurse entwickelt. Hierzu gehört auch der SAFE-Spezialkurs mit Beginn nach der Geburt. Manche Eltern erfahren erst nach der Geburt von dem SAFE-Kurs und dem Programm zur Bindungsförderung. Sie suchen daher einen Kurs auf, der erst nach der Geburt startet und ihnen die Inhalte des SAFE-Programms im Laufe des ersten Lebensjahres ihres Kindes vermittelt.

* Dieser Teil ist eine durchgesehene und auf den neuesten Stand gebrachte Fassung der SAFE® betreffenden Passagen aus meinem Aufsatz »Prävention durch prä- und postnatale Psychotherapie«, in: K.H. Brisch & T. Hellbrügge (Hrsg.), *Die Anfänge der Eltern-Kind-Bindung*, Stuttgart: Klett-Cotta 2007, S. 271–303.

SAFE®-Spezial Krippe

Eine besondere Variante des SAFE-Kurses ist für die Krippenerzieherinnen und die Eltern mit Krippenkindern entwickelt worden. In diesem Spezialprogramm werden die Krippenerzieherinnen und ebenso die Eltern in Feinfühligkeit geschult. Mit den Erzieherinnen – sowie auch mit den Eltern – werden Bindungsinterviews durchgeführt; das Ziel der beiden Schulungen ist, dass die Kinder sich über eine bindungsorientierte, feinfühlige Eingewöhnung sicher an die Krippenerzieherinnen als weitere Bindungspersonen binden und zudem eventuell das Bindungsmuster der Kinder mit ihren Eltern in Richtung Bindungssicherheit verbessert wird, falls dies notwendig sein sollte. In einer großen randomisierten SAFE-Krippenstudie hat sich gezeigt, dass es möglich ist, sowohl die Bindungshaltung der Erzieherinnen als auch die der Mutter in Richtung Bindungssicherheit positiv zu verändern (Brisch et al. 2013). Wenn dies gelingt, hat das Kind nach der Eingewöhnung in die Krippe mindestens zwei sichere Bindungspersonen und somit ein kleines Netzwerk von Bindungssicherheit – eine optimale Voraussetzung für eine gesunde Entwicklung.

SAFE®-Spezial für Eltern mit Frühgeborenen

Wenn Eltern – oftmals ganz unerwartet – ein frühgeborenes Kind zur Welt bringen, ist dies nicht selten eine traumatische Erfahrung, wie auch das Fallbeispiel im Buch zeigt. Solche Eltern brauchen besondere Hilfestellung und Unterstützung. Das SAFE-Spezialprogramm für die Eltern Frühgeborener ist genau auf diese Thematik abgestimmt und vermittelt ihnen unter Berücksichtigung der Besonderheiten der Intensivstation und auch der angstvollen Belastungen nach der Entlassung des Kindes, wie sie mit diesem eine bindungsorientierte Entwicklung gestalten können.

SAFE®-Spezial im Mutter-Kind-Heim

Wenn Mütter psychisch krank, extrem belastet sind oder auch anderweitig ihre Lebensbedingungen von großem Stress gekennzeichnet sind, werden sie manchmal mit ihrem Säugling in ein Mutter-Kind-Heim aufgenommen. Solche Heime sind speziell darauf ausgerichtet, Mütter mit Säuglingen und Kleinkindern zu unterstützen und zu begleiten. Das spezielle SAFE-Programm für diese Gruppe hilft den Fachkräften, die Mütter im Sinne einer sicheren Bindungsentwicklung für die Signale ihrer Kinder zu sensibilisieren und sie damit darin zu unterstützen, dass sie eine sichere Bindung aufbauen.

SAFE®-Spezial für Eltern mit psychischen Erkrankungen

Manche Eltern wissen bereits um ihre psychische Erkrankung, die vielleicht schon seit vielen Jahren besteht. Auch diese Eltern wünschen sich ein Baby. Manche Schwangerschaft ist auch ungeplant. Da die Schwangerschaft als solche mit vielfältigen Belastungen einhergeht, verschlechtert sich oft auch die psychische Erkrankung der Eltern. Besonders nach der Geburt bestehen Risiken, dass die Mutter-Kind-Interaktion nicht so gelingt, wie dies für eine gesunde, sichere Bindungsentwicklung erforderlich wäre. Aus diesem Grund haben wir ein Spezialprogramm entwickelt, das diesen Eltern – Müttern wie Vätern, denn die Väter können ebenso psychisch erkrankt sein– hilft, mit ihren Kindern eine sichere Bindungsentwicklung zu erfahren.

SAFE®-Spezial für Adoptiv- und Pflegeeltern

Wenn Eltern ein Adoptiv- oder Pflegekind aufnehmen wollen, können sie mit dem SAFE-Programm in einer spezifischen Variante auf die Besonderheiten des Adoptiv- und Pflegekindes vorbereitet werden. Die Inhalte des SAFE-Programms sind entsprechend modifiziert und auf die spezifischen Themen dieser Zielgruppe abgestimmt. Die Eltern werden dann weiter in einer Gruppe begleitet, wenn ihr Adoptiv- oder Pflegekind bei ihnen ist. In diesen Gruppen sind natürlich die Fragen von Traumatisierung und früher Vernachlässigung ganz besonders zu beachten, weil gerade Adoptiv- und Pflegeeltern damit konfrontiert werden, wenn sie ein Kind aufnehmen, das wegen Gewalterfahrungen in seiner Ursprungsfamilie in Obhut genommen wurde. Es gibt bereits Jugendämter in größeren Städten, die Adoptiv- und Pflegeeltern gezielt in SAFE-Spezialgruppen auf ihre neue Aufgabe vorbereiten. Besonders wichtig ist, dass mit den Adoptiv- und Pflegeeltern bereits vor der Adoption und der Übernahme einer Pflegschaft auch ein Bindungsinterview durchgeführt wird. Zeigen sich hier schwerwiegende, unverarbeitete Traumatisierungen bei den potentiellen sozialen Eltern, so wird ihnen geraten, zunächst eine ambulante Psychotherapie aufzusuchen, um ihre eigene Kindheitsgeschichte möglichst gut zu verarbeiten, bevor sie sich auf die Pflege eines womöglich traumatisierten Kindes einlassen.

TEIL 5

Zusammenfassung und Ausblick

Die Bindungsentwicklung ist während der ersten drei Lebensjahre sehr störanfällig und durch viele Stressoren leicht zu irritieren. Jegliche Form von äußerer und innerer emotionaler Sicherheit, welche die Eltern nach der Geburt ihres Kindes und in dessen ersten Jahren erfahren, fördert die Entwicklung einer sicheren Bindung zu ihm. Durch vielfältige Symptome des Kindes kann Angst das vorherrschende Gefühl werden, das die Mutter bzw. den Vater bestimmt. Wenn aber die Eltern große Angst erleben, wird ihr eigenes Bindungsbedürfnis aktiviert. Ängstliche Eltern können in der Bindungsentwicklung zu ihrem Kind überängstlich, gehemmt oder hilflos reagieren. Oft können sie nur eingeschränkt die Signale ihres Kindes wahrnehmen, richtig interpretieren und angemessen und prompt darauf reagieren. Es besteht die Gefahr, dass die Eltern eigene, ungelöste Affekte auf ihr Kind projizieren, besonders wenn traumatische ungelöste Situationen aus ihrer eigenen Kindheit durch das Verhalten ihres Kindes wieder wachgerufen werden.

Die theoretischen Überlegungen sowie die Ausführungen zur Bindungstherapie und die Fallbeispiele in diesem Buch zeigen, welch große Bedeutung dem Bereich der Bindung zukommt. Gerade in der Zeit der ersten Lebensjahre kann eine Fülle von Problemen und Fragen im Zusammenhang mit Bindung auftauchen – verschiedenste Entwicklungen, Komplikationen, Schwierigkeiten, die für die Bindung zwischen Eltern und Kind und für das künftige Leben beider große Bedeutung haben. Hierzu gehören alte negative Bindungserfahrungen der Eltern, die durch das Verhalten des Säuglings und Kleinkindes »getriggert« werden können.

Nur so ist es verständlich, dass bereits in dieser frühen Entwicklungszeit viele Bindungsprozesse »schieflaufen«. Das heißt, es kommt zu dissoziativen Prozessen, frühere negative Erfahrungen mit Bindung, Gewalt, Bedrohung werden abgespalten oder so reaktiviert, dass die Eltern von Stress überflutet werden. Unter diesen stressvollen Umständen ist es schwieriger, dass die Eltern zu ihrem Baby eine gesunde, sichere Bindung aufbauen.

Auf diesem Hintergrund wurde an den Therapiebeispielen dargestellt, wie frühzeitige Interventionen den Eltern beim Bindungsaufbau helfen können. Trotz widriger Umstände und früherer emotionaler Verletzungen und Traumatisierungen können Eltern so mit ihrem Baby erfahren, wie feinfühlige Interventionen ihnen helfen können, eine sichere Bindung zu ihm zu entwickeln.

Es besteht kein Zweifel, dass Eltern in dieser frühen Phase der psychotherapeutischen Intervention von einer Bindungsperspektive profitieren können; jetzt werden die Weichen gestellt, denn eigene Traumatisierungen stoßen transgenerationale Prozesse an, in denen die Babys und Kleinkinder im schlechtesten Fall von den traumatischen Erfahrungen der Eltern quasi bindungsunsicher »geprägt« werden. Alternativ können Symptome des Kindes und die dabei entstehenden stressvollen Bedingungen – einschließlich der Reaktivierung von Traumatisierungen der Eltern aus früherer Zeit – genutzt werden, um in einer Beratung und Psychotherapie Verarbeitungsprozesse auf den Weg zu bringen; aus dem Risiko und der Belastung wird also eine Chance, die ergriffen wird.

Die Fallbeispiele dieses Buchs sollten zeigen, wann und wo Bindungsperspektiven eine Rolle spielen und für eine Veränderung fruchtbar gemacht werden können, sowie welche Haltung und welche Perspektive einer therapeutischen Verarbeitung nützlich sind. Alle Fallbeispiele zeigen, dass Eltern von dieser Art des bindungsorientierten Zugangs profitieren konnten und so sehr früh die Weichen für eine mögliche weitere positive Bindungsentwicklung gestellt werden können.

Ansätze einer bindungsorientierten Prävention für werdende Eltern, wie sie durch das Programm »SAFE® – Sichere Ausbildung für Eltern« bereits realisiert sind, könnten für viele Eltern in diesen ersten Lebensjahren ihres Kindes beim Aufbau einer sicheren Bindung zu ihm sehr hilfreich sein. Manche Elterngruppen benötigen eine sehr spezifische präventive Unterstützung, weil ihre Situation und/oder ihr Kind »besonders« sind. Wir haben bereits mit SAFE®-Spezial-Kursen, die verschiedene, an die jeweilige Zielgruppe inhaltlich angepasste Versionen des SAFE-Kurses anbieten, sehr positive Erfahrungen gemacht. Die Möglichkeiten und Zielgruppen können in Zukunft sicherlich noch weiter differenziert werden.

Aus der Teilnahme an einem SAFE®-Kurs könnte sich für manche Eltern auch eine Beratung und Begleitung in der Anfangszeit entwickeln, der bei Bedarf Intervallbehandlungen zu späteren Zeitpunkten im Laufe des ersten und zweiten Lebensjahres ihres Kindes folgen könnten.

Es wäre ein wünschenswertes Ziel, dass solche präventiven psychotherapeutischen Interventionen dazu führten, dass Eltern kompetent werden und für die Bedürfnisse und Signale ihrer Kinder emotional verfügbar sind: Eltern, die über ihre eigenen inneren Befindlichkeiten sowie Affekte und Spannungen selbstreflexiv nachdenken können und die möglichst eigene traumatische Erfahrungen aus der Zeit vor der Schwangerschaft gut verarbeitet haben. Falls dieses Ziel durch Präventionsgruppen nicht oder nicht ausreichend erreicht wird, könnten die Eltern begleitet und könnte durch Beratung sowie Psychotherapie ihre Angst abgebaut werden – mit dem großen Ziel, möglichst viele Kinder trotz Anfangsschwierigkeiten langfristig auf den Weg einer sicheren Bindungsentwicklung mit ihren Eltern zu führen.

Literatur

Bowlby, J. (1995): *Elternbindung und Persönlichkeitsentwicklung. Therapeutische Aspekte der Bindungstheorie.* Heidelberg: Dexter.

Brisch, K.H. (2000): Schutz- und Risikofaktoren für die Bindungsfähigkeit von Frühgeborenen – Grundlagen und präventive Psychotherapie. In: Koch-Kneidl, L. & J. Wiesse (Hrsg.), *Frühkindliche Interaktion und Psychoanalyse.* Göttingen: Vandenhoeck & Ruprecht, S. 91–106.

Brisch, K.H. (2004): Bindungs- und Traumabearbeitung mit der Screentechnik. Wiss. Symposium, Ludwig-Maximilians-Universität, München, 15.–16. November 2004.

Brisch, K.H. (2007): Diagnostik und Intervention bei frühen Bindungsstörungen. In: Opp, G. & M. Fingerle (Hrsg.), *Was Kinder stärkt. Erziehung zwischen Risiko und Resilienz.* 2. Aufl. München: Ernst Reinhardt, S. 136–157.

Brisch, K.H. (2010a): *Bindungsstörungen. Von der Bindungstheorie zur Therapie.* 11., vollst. überarb. u. erw. Aufl. Stuttgart: Klett-Cotta.

Brisch, K.H. (2010b): *SAFE® – Sichere Ausbildung für Eltern: Sichere Bindung zwischen Eltern und Kind.* Stuttgart: Klett-Cotta.

Brisch, K.H. (2012): Intergenerationale Bindungen, Trauma und Dissoziation: Ursachen, Therapie und Prävention. In: Huber, M. & R. Plassmann (Hrsg.), *Transgenerationale Traumatisierung.* Paderborn: Junfermann, S. 99–126.

Brisch, K.H. (2013a): Die Weitergabe von traumatischen Erfahrungen von Bindungspersonen an die Kinder. In: Rauwald, M. (Hrsg.), *Vererbte Wunden. Transgenerationale Weitergabe traumatischer Erfahrungen.* Weinheim: Beltz, S. 38–46.

Brisch, K.H. (2013b): EMDR in der Behandlung von Bindungsstörungen. Vortrag auf dem EMDRIA-Tag vom 3.–4. Mai 2013, Dresden.

Brisch, K.H. (2013c): *Schwangerschaft und Geburt. Bindungspsychotherapie – Bindungsbasierte Beratung und Psychotherapie.* Stuttgart: Klett-Cotta.

Brisch, K.H. (2013d): Wege der transgenerationalen Dynamik: Bedeutung für Therapie und Prävention. Vortrag, Lindauer Psychotherapiewochen 2013, Lindau, 14. bis 19. April.

Brisch, K.H. (Hrsg.) (2014): *Bindung und Jugend.* Stuttgart: Klett-Cotta.

Brisch, K.H., J. Quehenberger, A. Budke, B. Forstner, C. Kern & V. Menken (2013): SAFE®-Spezial in Kinderkrippen zur Förderung einer sicheren Bindungsentwicklung von Säuglingen und Kleinkindern. In: Pedrina, F. & S. Hauser (Hrsg.), *Babys und Kleinkinder. Praxis und Forschung im Dialog.* Frankfurt a. M.: Brandes & Apsel, S. 302–317.

Dammasch, F. & H.-G. Metzger (Hrsg.) (2006): *Die Bedeutung des Vaters.* Frankfurt a. M.: Brandes & Apsel.

Fonagy, P. (2002): Ist Bindungssicherheit angeboren? Befunde aus der Zwillingsforschung. In: Brisch, K.H., K.E. Grossmann, K. Grossmann & L. Köhler (Hrsg.), *Bindung und seelische Entwicklungswege – Grundlagen, Prävention und klinische Praxis.* Stuttgart: Klett-Cotta, S. 277–303.

Garstick, E. (2012): Vom Elternwerden zur Elternschaft: Über Identitätskrisen bei

Eltern. In: Brisch, K.H. (Hrsg.), *Bindungen – Paare, Sexualität und Kinder*. Stuttgart: Klett-Cotta, S.158–176.

Garstick, E. (2013): *Junge Väter in seelischen Krisen. Wege zur Stärkung der männlichen Identität*. Stuttgart: Klett-Cotta.

Grossmann, K. & K.E. Grossmann (2012): *Bindungen – das Gefüge psychischer Sicherheit*. 5., vollst. überarb. Aufl. Stuttgart: Klett-Cotta.

Grossmann, K., K.E. Grossmann, E. Fremmer-Bombik, H. Kindler, H. Scheurer-Englisch & P. Zimmermann (2002): The uniqueness of the child-father attachment relationship: Fathers' sensitive and challenging play as a pivotal variable in a 16-year longitudinal study. *Social Development*, 11, S. 307–331.

Haarer, J. (1934): *Die deutsche Mutter und ihr erstes Kind*. München: Lehmann. [Weitere Auflagen unter diesem Titel.]

Haarer, J. (1949): *Die Mutter und ihr erstes Kind*. Nürnberg: Lätare Verlag. [Ab 1958: München: Gerber; zuletzt 1987.]

Hofmann, A. (2014): *EMDR in der Therapie psychotraumatischer Belastungssyndrome*. 5. Aufl. Stuttgart: Thieme.

Hofmann, A. & L.-U. Besser (2003): Psychotraumatologie bei Kindern und Jugendlichen. Grundlagen und Behandlungsmethoden. In: Brisch, K.H. & T. Hellbrügge (Hrsg.), *Bindung und Trauma. Risiken und Schutzfaktoren für die Entwicklung von Kindern*. Stuttgart: Klett-Cotta, S.172–202.

Hopf, H. (2008): Die unruhigen Jungen – Externalisierende Störungen, Philobatismus und Männlichkeit. In: Dammasch, F. (Hrsg.), *Jungen in der Krise*. Frankfurt a.M.: Brandes & Apsel, S.39–60.

Hopf, H. (2014): *Die Psychoanalyse des Jungen*. Stuttgart: Klett-Cotta.

Kachler, R. (2012): Paare nach dem Verlust eines Kindes. In: Brisch, K.H. (Hrsg.), *Bindungen – Paare, Sexualität und Kinder*. Stuttgart: Klett-Cotta, S.177–194.

Mahler, M.S., F. Pine & A. Bergman (1978): *Die psychische Geburt des Menschen*. Frankfurt a.M.: Fischer.

Main, M. (1995): Recent studies in attachment: Overview, with selected implications for clinical work. In: Goldberg, S., R. Muir & J. Kerr (Hrsg.), *Attachment theory: Social, development, and clinical perspectives*. Hillsdale, NJ: Analytic Press, S.407–474.

Main, M., R. Goldwyn & E. Hesse (2003): The Adult Attachment Interview: Scoring and classification system, Version 7.2. Berkely: University of California.

Opp, G. & M. Fingerle (Hrsg.) (2007): *Was Kinder stärkt. Erziehung zwischen Risiko und Resilienz*. 2. Aufl., München, Basel: Ernst Reinhardt.

Parens, H. (1993): Neuformulierungen der psychoanalytischen Aggressionstheorie und Folgerungen für die klinische Situation. *Forum der Psychoanalyse*, 9, S.107–121.

Parens, H., E. Scattergood, W. Singletary & A. Duff (1995): *Kindliche Aggressionen*. München: Kösel.

Pedrina, F. (2007): Verarbeitung postpartaler Krisen in der Gruppenpsychotherapie. In: Brisch, K. H. & T. Hellbrügge (Hrsg.), *Die Anfänge der Eltern-Kind-Bindung*. Stuttgart: Klett-Cotta, S.228–236.

Rauwald, M., S. Becke, L. Hartmann & K. H. Brisch (2013): Prävention transgenerationaler Weitergabe von Traumatisierungen – SAFE®-Kurse für traumatisierte Mütter. In: Rauwald, M. (Hrsg.), *Vererbte Wunden. Transgenerationale Weitergabe traumatischer Erfahrungen*. Weinheim: Beltz, S. 149–157.

Teicher, M. H. (2011): Frühe Misshandlungs- und Missbrauchserfahrungen: Gene, Gehirn, Zeit und Pathologie. In: Brisch, K. H. (Hrsg.), *Bindung und frühe Störungen der Entwicklung*. Stuttgart: Klett-Cotta, S. 105–135.

Über den Autor

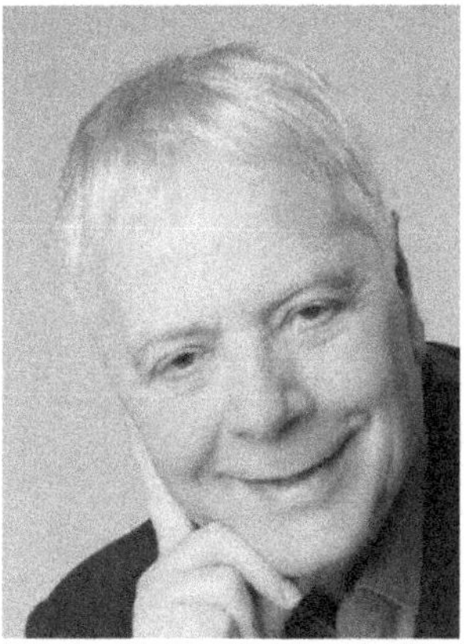

Karl Heinz Brisch,
Dr. med. habil., ist Facharzt für Kinder- und Jugendpsychiatrie, Psychiatrie und Psychosomatische Medizin und Psychotherapie sowie Neurologie; Psychoanalytiker für Kinder, Jugendliche, Erwachsene und Gruppen; Ausbildung in spezieller Psychotraumatologie für Kinder, Jugendliche und Erwachsene. Er war Vorstand des weltweit ersten Lehrstuhls für Early Life Care und leitete das gleichnamige Forschungsinstitut an der PMU in Salzburg.

Seine klinische Tätigkeit und sein Forschungsschwerpunkt umfassen den Bereich der frühkindlichen Entwicklung und der Psychotherapie von bindungstraumatisierten Menschen in allen Altersgruppen.

Brisch leitete über viele Jahre die Abteilung für Pädiatrische Psychosomatik und Psychotherapie am Dr. von Haunerschen Kinderspital der Universität München und entwickelte dort das MOSES®-Therapiemodell zur erfolgreichen Intensiv-Psychotherapie von früh traumatisierten Kindern und Jugendlichen.

Brisch entwickelte die Präventionsprogramme »SAFE® – Sichere Ausbildung für Eltern« und »B.A.S.E® – Babywatching«, die inzwischen in vielen Ländern Europas, aber etwa auch in Australien, Neuseeland und Russland Verbreitung gefunden haben.

Er ist Gründungsmitglied der »Gesellschaft für Seelische Gesundheit in der Frühen Kindheit« (GAIMH e. V. – German-Speaking Association for Infant Mental Health) und war dort viele Jahre lang im Vorstand. Die GAIMH ist eine Tochtergesellschaft der WAIMH – World Association for Infant Mental Health.

Seit 2000 organisiert er die jährlich stattfindende renommierte Internationale Bindungskonferenz (www.bindungskonferenz.de) so wie seit 2018 die Internationale Early Life Care Konferenz in Salzburg (www.earlylifecare.at).

Brisch verbreitet die Inhalte und Ergebnisse der Bindungs- und Traumaforschung und -psychotherapie auch durch viele Publikationen, Vorträge und die Teilnahme an zahlreichen Radio- und Fernsehsendungen (www.khbrisch.de).

www.klett-cotta.de/fachbuch

Karl Heinz Brisch bei Klett-Cotta
Reihe »Bindungspsychotherapie – Bindungsbasierte Beratung und Therapie«

Band 3
Kindergartenalter

211 Seiten, gebunden. ISBN 978-3-608-94830-1

Viele therapeutisch relevante Störungsbilder haben ihren Ursprung in der frühen Kindheit. Brisch beschreibt – auf der Grundlage der Bindungstheorie und mit ausführlichen Therapiebeispielen – die Möglichkeiten rechtzeitiger Hilfe und bindungsorientierter Interventionen im Kindergartenalter.

»Wenn der Autor weiter solche praxisnahen, inzwischen weit verbreiteten, anschaulichen und theoretisch fundierten, nützlichen Bücher schreibt, wird man ihn bald als bescheidenen Helfer der Menschlichkeit bezeichnen dürfen. Sie richten sich an Laien, Eltern sowie an alle mit Kindern Beschäftigten ... Auch in seinem neuen Buch findet sich eine Fülle von kommentierten Fallbeispielen, die er anrührend formuliert, mit einem tiefen Ernst vor den Kinderschicksalen, aber auch vor den Schicksalen der Eltern in Not.«
Tilmann Moser, Deutsches Ärzteblatt für Psychologische Psychotherapeuten und Kinder- und Jugendlichenpsychotherapeuten

Fachbuch
Klett-Cotta